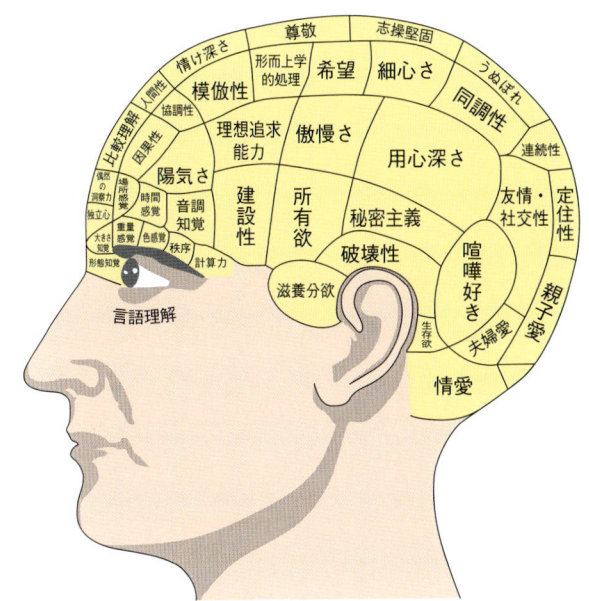

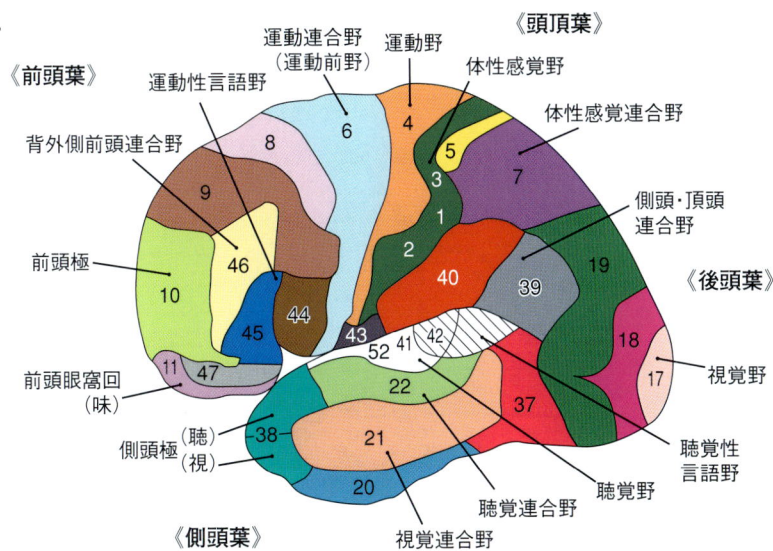

1●ガルの脳地図（A）（Gall, 1810）とブロードマンの脳地図（B）
（Brodmann, 1909）

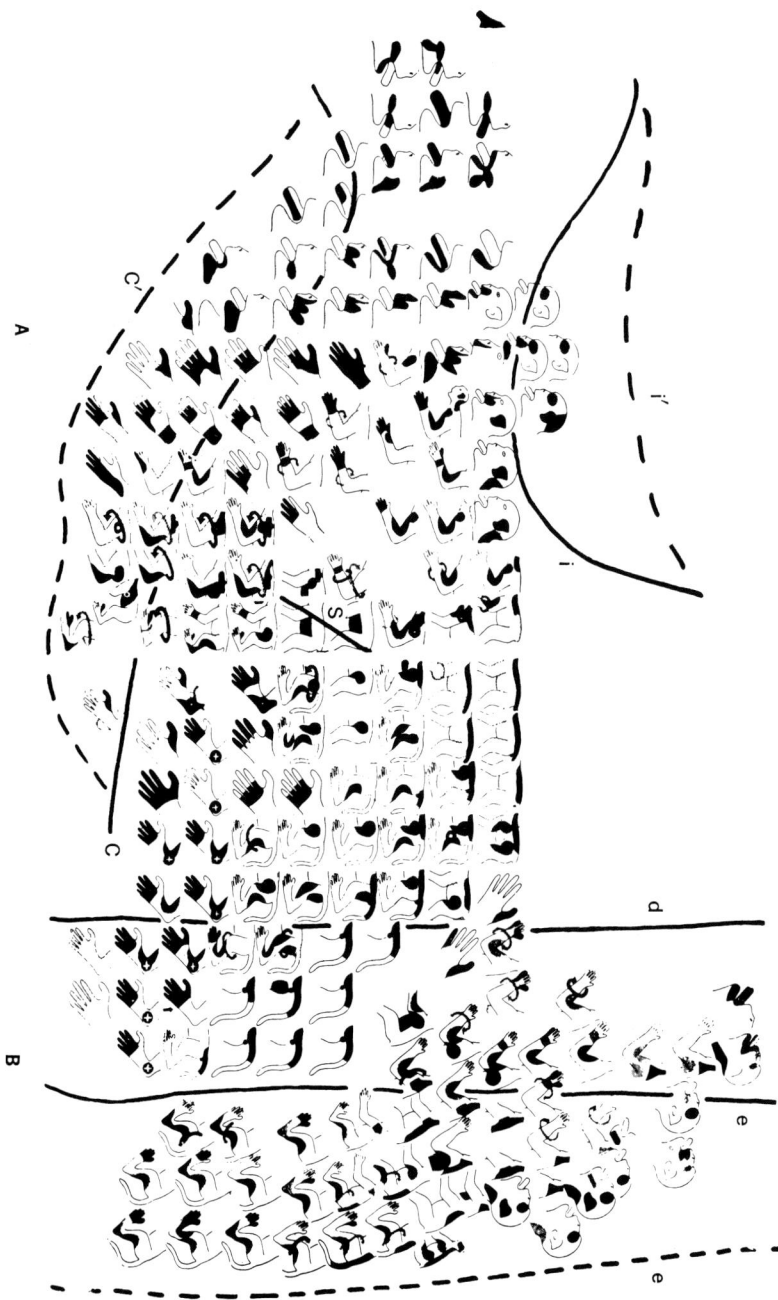

2●アカゲザルの左運動野再現地図 (Woolsey, 1958)

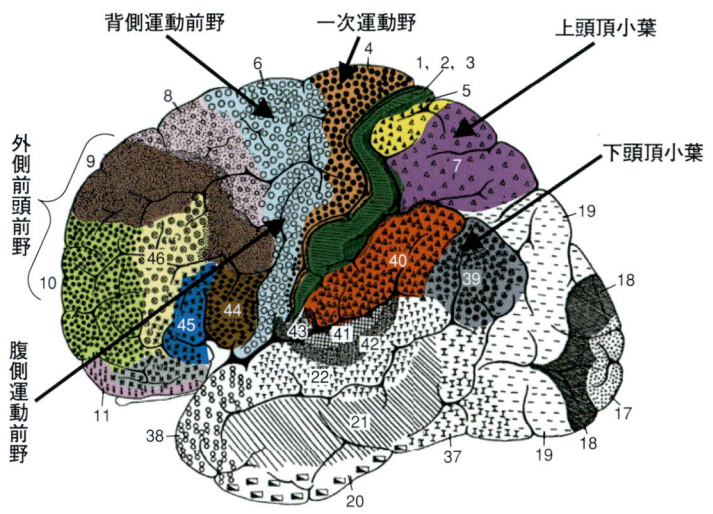
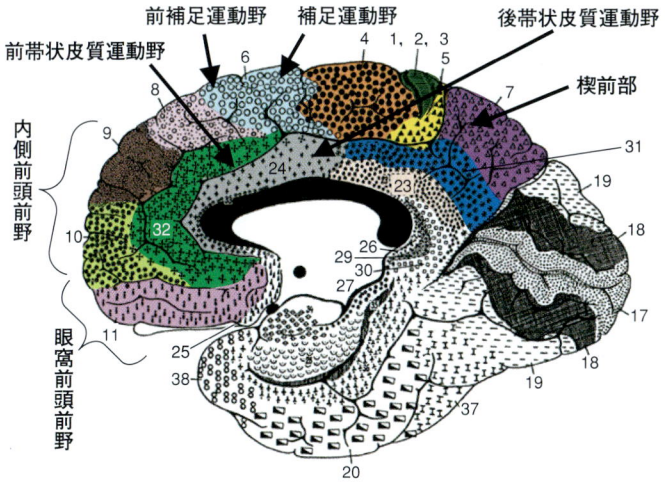

3●大脳皮質の領野（外側面と内側面）（Brodmann，1909に筆者が加筆）
大脳皮質の外側面と内側面，名称とブロードマンの分類の数字が書かれている。

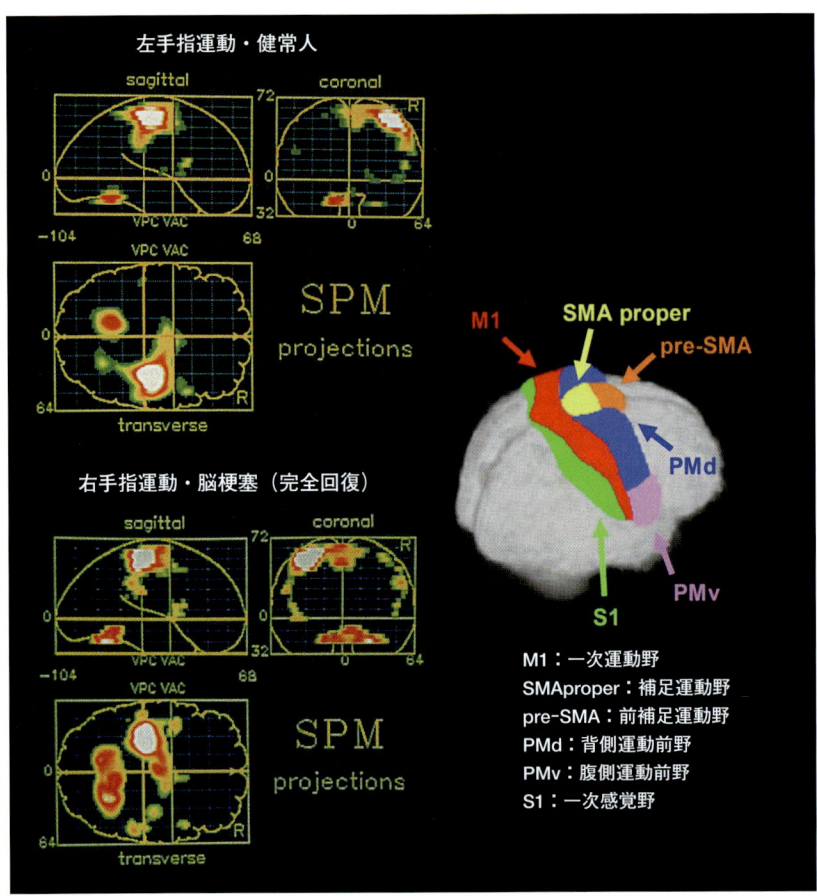

4● 上肢機能回復と中枢神経系の機能的再構成(Weiller et al., 1992；Weiller et al., 1993)

健常者の左手の母指対立運動時(上図)には，右半球の一次感覚運動野と左小脳を中心に賦活がみられる。運動前野，補足運動野や頭頂葉の活動もみられる。上図は脳卒中から回復した患者が麻痺のあった右手で同様の運動を行ったときの脳賦活である。左一次感覚運動野に加えて右一次運動野も活動している。また小脳や運動前野の活動も両側にみられ，補足運動野の活動も増加している。

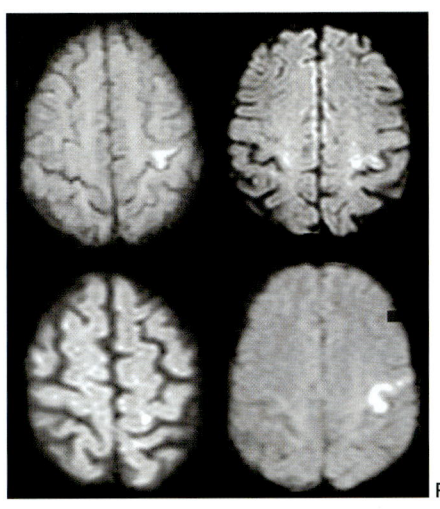

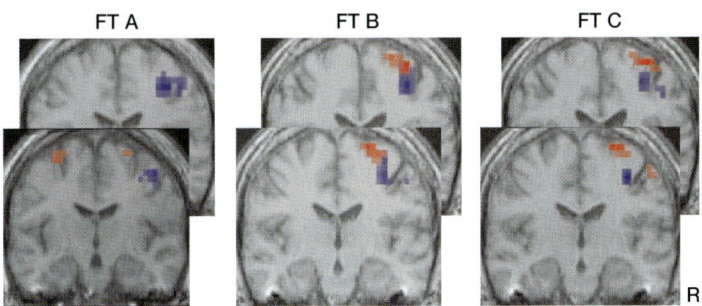

5●右一次運動野内に限局的な梗塞巣をもつ4例(上)の麻痺側の手指タッピング(FT)時の脳賦活部位(下) FT(Jaillard et al., 2005)

FT Aは発症後10日,FT Bは発症後4カ月,FT Cは発症後2年。赤が患者,青が対照の左手指タッピング時の有意なボクセル($p<0.05$,多重比較補正あり)。患者では,FT Aで両側性の活動がみられるが,FT B,FT Cで対側性の活動が中心となり,背側運動前野および一次運動野の背側部分が活動している。

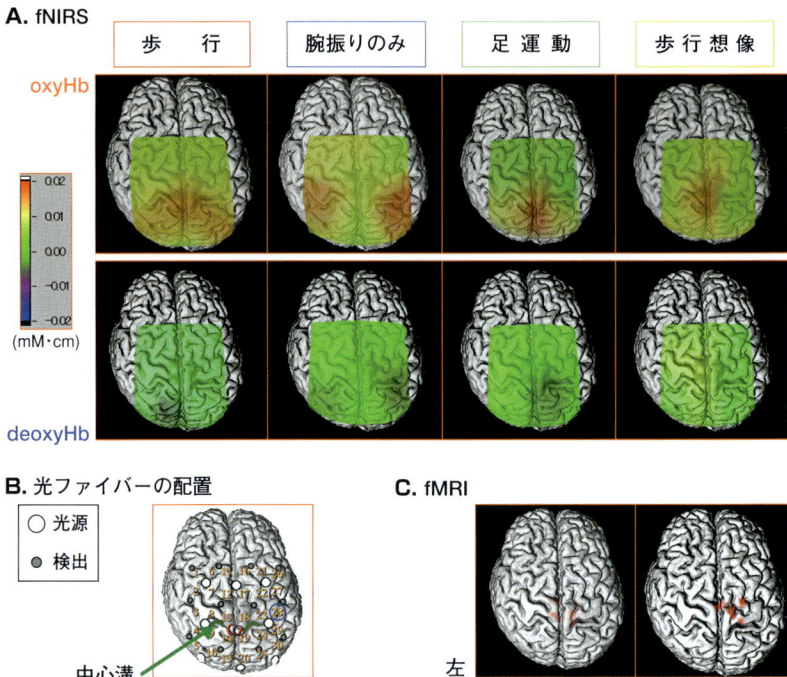

6 ● fNIRSによる健常者の歩行時の脳賦活動定（Miyai et al., 2001）
A. 歩行時，内側一次運動感覚野と補足運動野中心に対称的にoxyHb増加を指標とした賦活がみられる。deoxyHbの変化は少ない。歩行せずに腕振りのみ行うと賦活は外側のみにみられる。足関節運動（座位）では内側一次運動感覚野に歩行に比較して限局して，歩行の想像（座位）では歩行より吻側の補足運動野中心に賦活がみられた。B. 照射用光ファイバーと検出用の光ファイバーの配置。頭部の光ファイバー接触位置に脂肪を成分とするマーカーを貼りつけてMRI構造画像を撮像し3次元レンダリングした図である。照射と検出の間隔は3cmで，この例では9本の照射と12本の検出との組合せで30チャンネルの計測を行っている。中央の照射ファイバーをCzに配置した。C. 同一被験者で臥位で足運動と歩行想像を課題としたfMRIではfNIRSと同様の部位の活動がみられた。

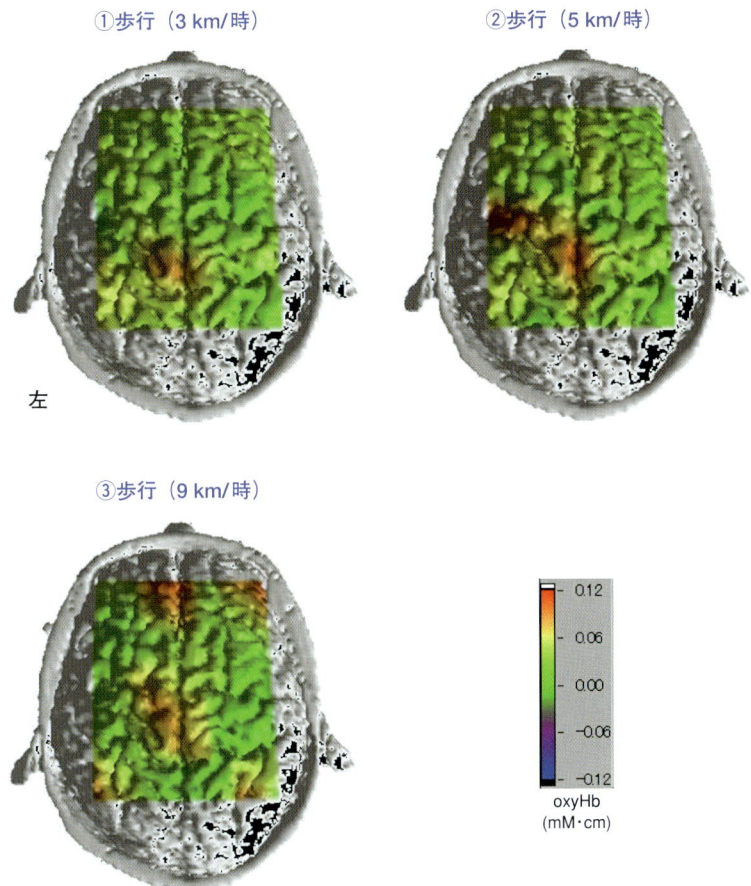

7 ● 歩行・走行速度による脳賦活の変化（Suzuki et al., 2004）
課題としてトレッドミル歩行3km/時，5km/時および走行9km/時を実施した。それぞれ課題前休憩30秒，課題90秒，課題後休憩30秒を3回繰り返した。歩行や走行が定常状態になるまでのoxyHb増加にもとづくマッピングである（42チャンネルの測定）。3km/時歩行では感覚運動野（下肢の領域）が主に活動し，5km/時では左側の運動前野の賦活もみられる。9km/時走行ではさらに前頭連合野の賦活もみられる。感覚運動野の活動は必ずしも歩行速度の増加に伴って増加しない。

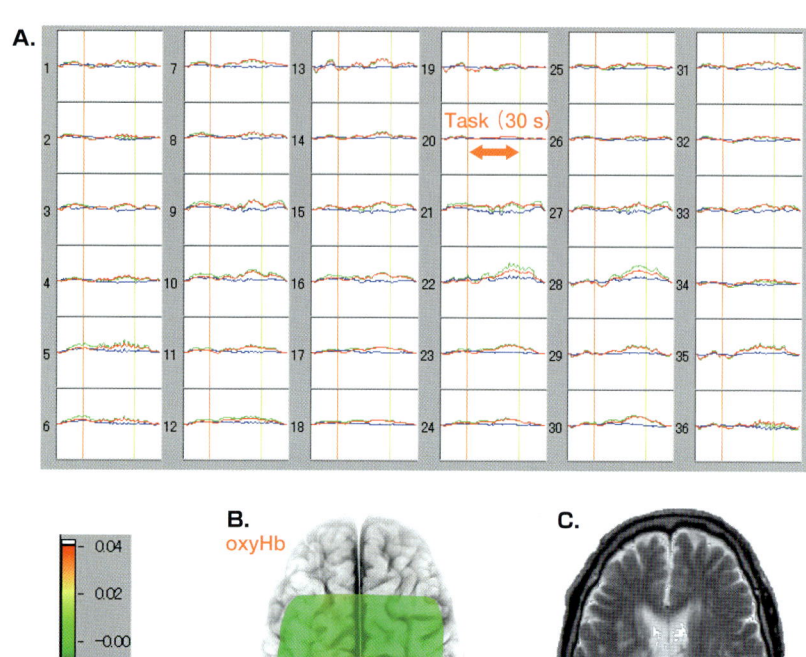

8●脳卒中患者の片麻痺歩行時の脳賦活例①(Miyai et al., 2002)
53歳右利き男性,発症後53日の左放線冠の脳梗塞(C,矢印)による右片麻痺例のトレッドミル歩行(0.2km/時)時の脳賦活。Aは30秒の歩行(赤矢印)と休憩(歩行前後に15秒ずつ)のHb変化を5回加算平均したもの。Bは36チャンネルのoxyHb変化を線形補間して得られたマッピング。病変半球運動感覚野の賦活が減少している。

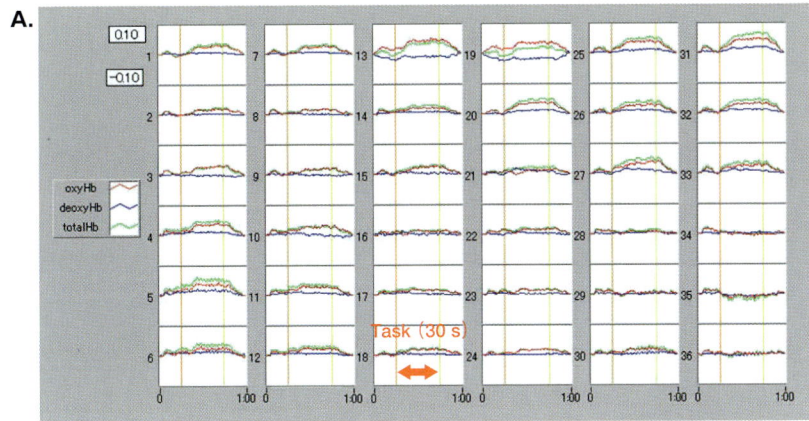

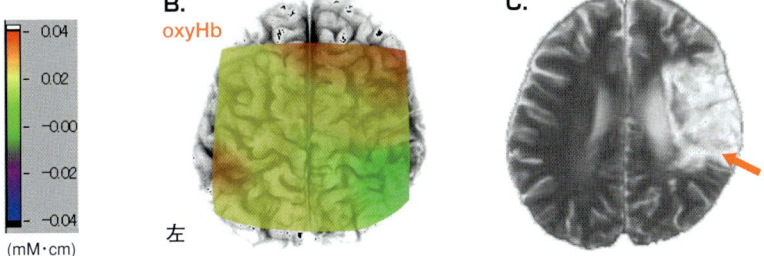

9●脳卒中患者の片麻痺歩行時の脳賦活例②(Miyai et al., 2002)
58歳右利き男性，右中大脳動脈領域の皮質・皮質下の広範な脳梗塞（C，矢印）による左片麻痺例の発症後102日のトレッドミル歩行（0.2km/時）時の脳賦活。Aは30秒の歩行（赤矢印）と休憩（歩行前後に15秒ずつ）のHb変化を5回加算平均したもの。Bは36チャンネルのoxyHb変化を線形補間して得られたマッピング。病変半球では病変のある運動感覚野の賦活がみられず，運動前野の活動が増加している。

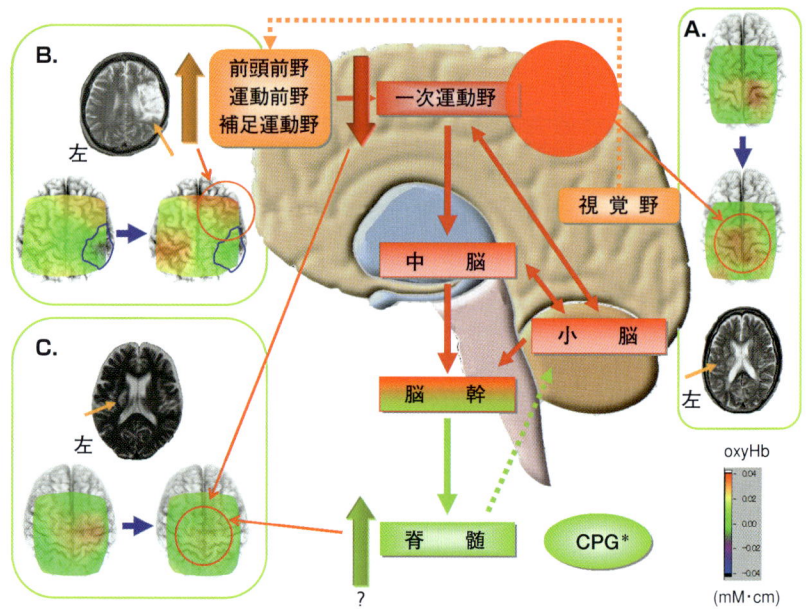

10●脳卒中後の歩行機能回復とリハビリテーション介入効果に関連する脳内機構（Miyai et al., 2002）

リハビリテーション後の歩行機能改善に伴う歩行時の脳活動の変化をfNIRS（oxyHb増加）で評価した。主な変化部位を赤丸で囲んでいる。MRI画像内の矢印は病変部位を示す。A．皮質下の梗塞などある程度錐体路も保存されている場合は，歩行機能改善に伴い，感覚運動野の活動が対称的になる。B．中大脳動脈領域の広範な脳梗塞では，歩行機能改善に伴い，運動前野の活動が増加した。C．体重免荷やトレッドミル速度の段階的増加により，自動的な歩行が可能になると感覚運動野の活動はむしろ低下した。

*CPG : putative Central Pattern Generator

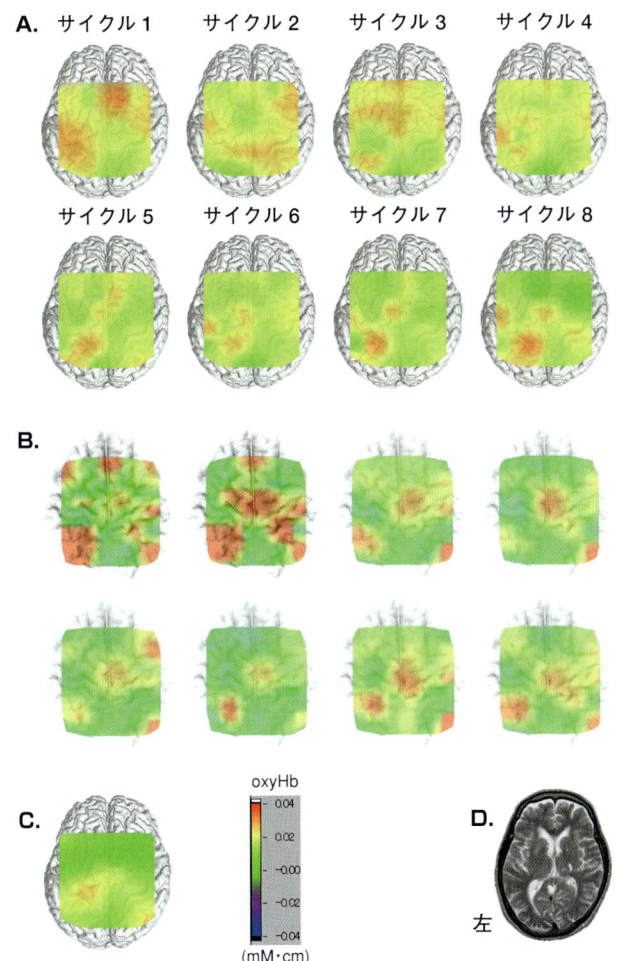

11●回転板課題の運動学習における脳活動の経時的変化(Hatakenaka et al., 2007)
A. 対照(右上肢で施行)は成績の向上に伴い,酸素化ヘモグロビン(oxyHb)増加を指標とした脳活動中心が,前補足運動野から補足運動野付近へシフトした。左感覚運度野の活動には有意な変化はみられなかった。
B. 脳卒中患者(右内包梗塞による左片麻痺73歳,右利き男性,発症後68日);D)の非麻痺手による施行では,前頭前野,前補足運動野における活動が遷延してみられた。C. 対照の右上肢運動(回転板上で指標を追跡せずに動かした)中の脳活動,左感覚運動や中心に活動がみられる(回転板課題は図4-19参照)。

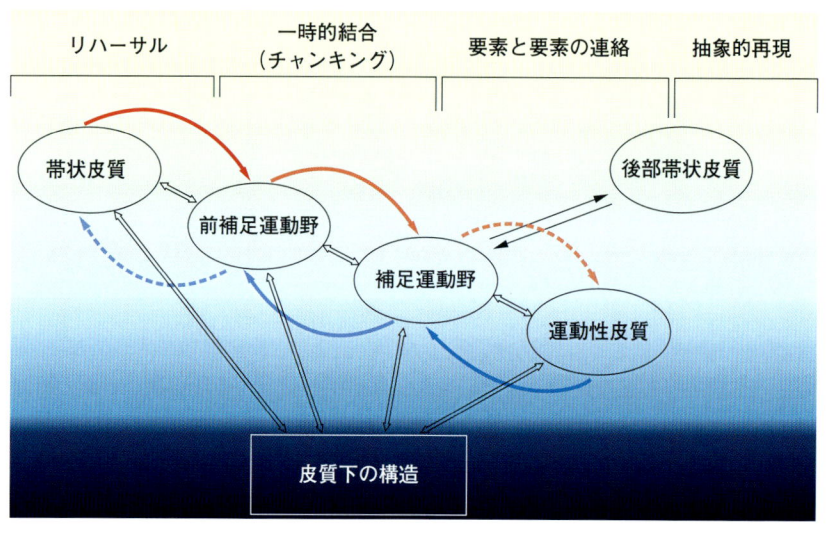
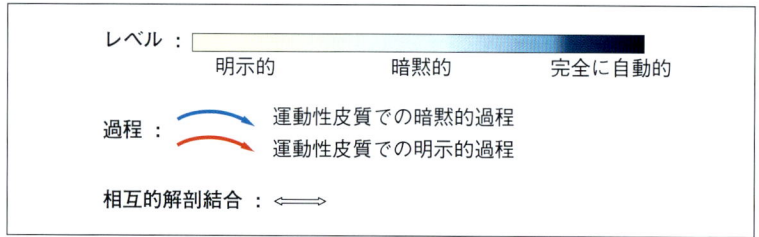

12●順序運動をするときの前頭葉の諸領域（アッシュモデル）（Ashe et al., 2006 より改変）
順序運動の制御に関する皮質構造。学習しようと意図すると、まず前頭前野が働く。意識に上がる運動（explicit）ではまず前頭前野が働き、ついで運動前野が働く。意識に上がらない運動（implicit）では、まず運動野が働き、ついで運動前野が働く。運動を繰り返すことで、時間的結合ができる。

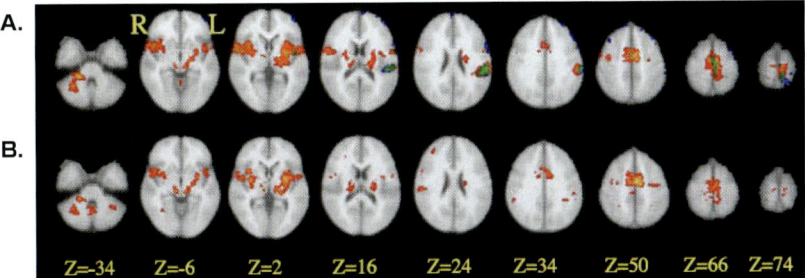
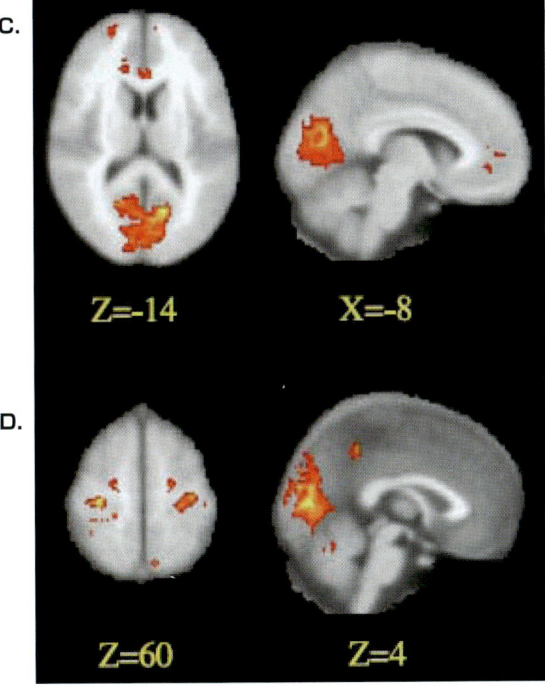

R：右半球
L：左反球
Z：脳座標のZ軸（mm）

13● 足の屈曲・伸展のときに働く前頭前野（Sahyoun et al., 2004）
A．消極運動（緑）—積極運動（赤）。B．積極運動—消極運動。C．運動の準備—積極運動。D．運動の予期—消極運動。

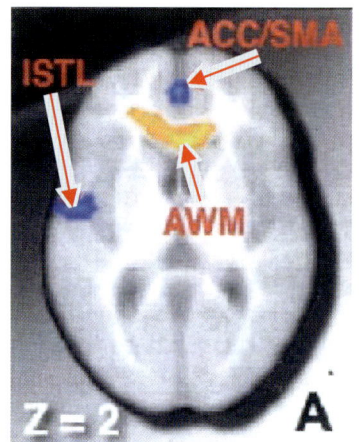
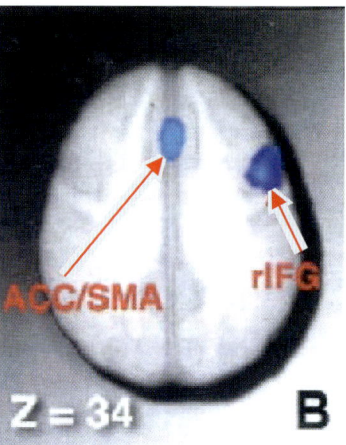
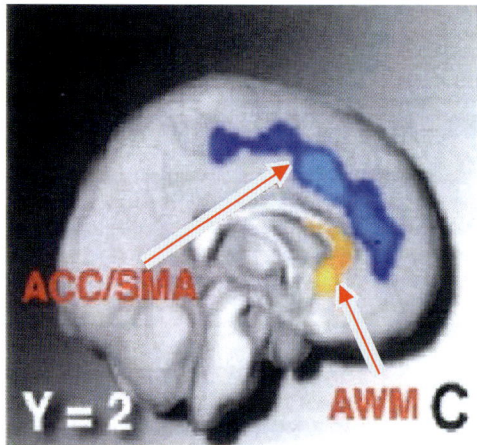

■：灰白質　■：白質
前白質経路（AWM）
1. 前（部）帯状回（ACC），
   補足運動野（SMA），
   中前頭回（MFG）
2. 右下前頭回と中前頭回
   後部（rIFG）
3. 左上側頭葉（ISTL）

14●半年の歩行訓練で脳容量が増えた領域（Colcombe et al., 2006）
エアロビック訓練群で脳容量が容易に増大した領域（3カ所）。

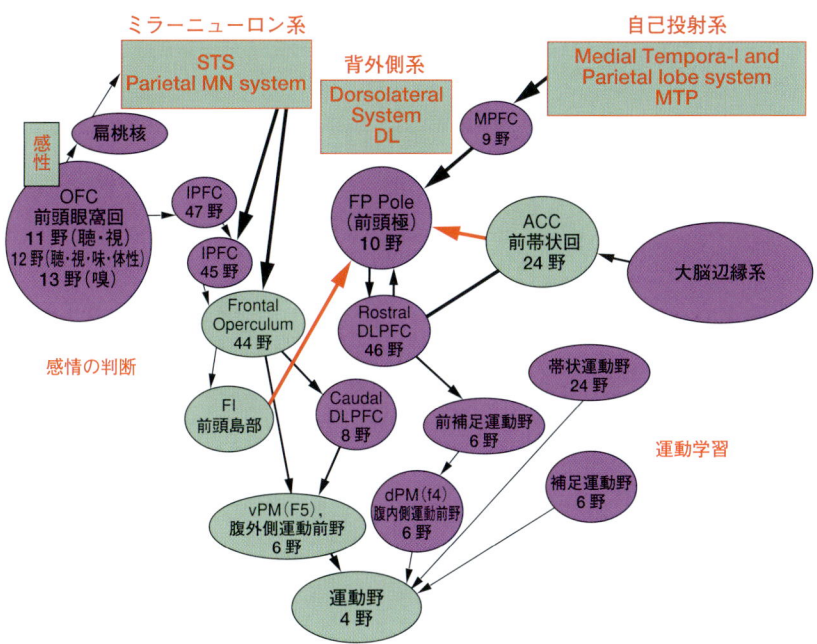

15●前頭葉の運動と行動の階層支配（久保田のモデル）

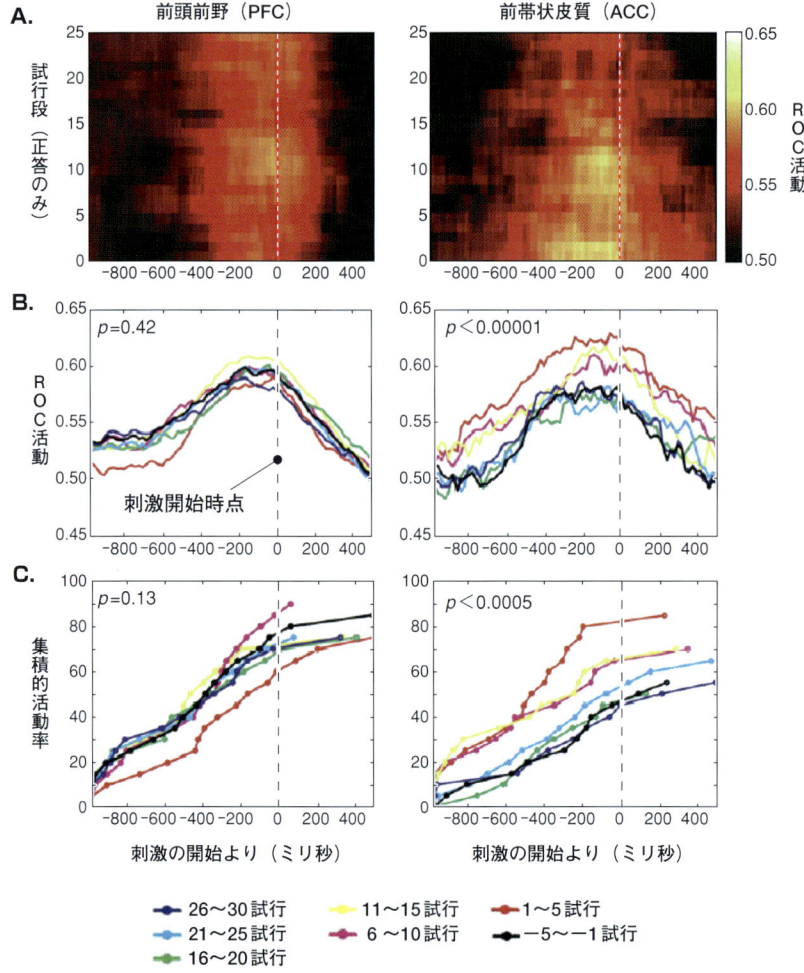

16●課題スイッチと前頭前野と前帯状皮質のニューロン活動(Johnston & Everling, 2006)
A．左は前頭前野の活動，右は前帯状皮質の活動で，課題がスイッチされてからの正答数を色で表す．B．左は前頭前野の活動，右は前帯状皮質の活動で，課題がスイッチされてからの反応選択性を表す．C．スイッチされてからの反応選択性の開始時の活動を集積的（cumulative）に示す．51個の前頭前野（左）と46個の前帯状皮質ニューロン（右）．

ROC活動：ニューロン活動の変化を示す指標

ライブラリ脳の世紀：心のメカニズムを探る 6

久保田 競・酒田 英夫・松村 道一 編集

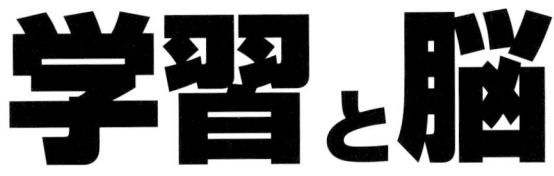

器用さを獲得する脳

久保田 競 編著
虫明 元・宮井 一郎 共著

サイエンス社

「ライブラリ 脳の世紀：心のメカニズムを探る」の発刊を祝う

　新しい世紀，21世紀を迎えつつある今，「ライブラリ脳の世紀：心のメカニズムを探る」を発刊できることを心から喜ぶものである．

　500万年前，動物を捕って食べるようになった私たちの祖先は，脳の存在を知っていたに違いない．なぜなら，化石などに動物の脳を食用にした形跡が残っているからである．しかし，そのことが，歴史に残るようになったのは，石器時代になってからで，脳という漢字が作られてから，古代エジプトでパピルスに脳を意味する象形文字が見られるようになってから，である（西暦前17世紀）．脳という字の右側は頭蓋骨の上に頭髪が3本ある様子を示している．古代中国の脳という字では頭蓋骨の上部に突起（前頭稜，高等霊長類にみられる）がある．

　ギリシャ，ローマ時代には動物の脳の解剖が行われた記録がある．人の脳の解剖はルネッサンス期になってからで，近代的な解剖学としての脳の記載は，ヴェザリウスに始まる．引続き脳の形態の研究が行われ，色々な場所に名前がつけられ，神経解剖学が誕生した．同じころ，生理学が医学，生物学の一分野となった．

　19世紀中ごろに神経細胞の顕微鏡による記載が行われるようになった．19世紀末になるとニューロンという言葉がつくられ，脳の働きの科学的研究も行われるようになり，大脳生理学が生まれて生理学の一分野となった．しかし，「心」に関しては哲学，心理学の問題とされ，脳研究から切り離されることが多かった．

　20世紀になると脳の働きを神経などの電気活動で調べる，神経生理学が誕生した．20世紀の半ばになって，分子生物学が生まれたことがきっかけとなり，神経解剖学，神経生理学その他の研究方法と合わせて脳を研究し，「心」をニューロン，分子のレベルで理解しようという試みが始まり，それらを総合した神経科学が誕生した．今日では動物にも心があることを誰もが認め，高次の精神機能を単一ニューロンレベルで分析しヒトの脳の機能的画像と照らし合わせて知・情・意の働きを実験的に研究することができるようになった．

　本ライブラリは，このような人類による脳研究の急速な進歩を解りやすく解説して21世紀への展望を開くことを目的に編集された．

　脳についての知識を自分の生き方に役立てて頂ければ幸いである．

久保田　競
酒田　英夫
松村　道一

まえがき

　学習とは，記憶や行動を獲得して発達させることである。この獲得・発達をうまくする技術もまた学習されるものである。

　1980年頃の教育学の教科書を見ると，主にヒトや動物に何をどう学習させるかという教育の歴史が書かれている。心理学の教科書を見ると，オペラント学習や経験学習といった，学習と記憶・行動との関係を説明する学習理論が書かれている。生理学の教科書には学習のことはほとんど書かれておらず，行動や記憶が脳のどこで処理されているか，またそのとき，神経細胞が働いていることは少しは書かれているが，具体的に何をしているかについてまでは書かれていない。

　しかし，そのころから，サルで行動や記憶に関する神経細胞が調べられ，学習に依存して神経細胞の活動が変わることが報告されるようになり，1990年代半ば頃になると，シナプス結合が形態学的，生理学的，生化学的に変わることで，学習が可塑的に行われることがはっきりしてきた。他方，この頃からヒトで脳の局所の酸素消費や血液循環を調べて脳の働きを調べる視覚映像化技術が生まれ，認知神経科学が発達し，ヒトでの学習のメカニズムがわかってきた。

　1996年になって，学習の脳研究においてまったく予想もされない革命的なことが起こった。ヌード（Nudo, R. J.）が，リスザルの一次運動野に人為的に小さな脳梗塞（脳のダメージ）を起こし，リスザルは片麻痺を起こしたが，リハビリテーション訓練の結果，梗塞部に近接する神経細胞が働いて麻痺が回復することを示したのである。これは，行動においては指を動かす機能が回復したように見えるが，実はそれまでと違った働きをしていた運動野の神経細胞が新しく指を動かす運動を学習したために，麻痺が回復したのである（代行作用；vicariation）。また，同じことがヒトでも起こることが2005年に示された。最近では，脳に損傷を負った人を効果的に治療するために，解剖学や生理学の知識だけでなく，心理学や教育学の知識も必須とな

ってきた．ヌードの研究は，運動野の機能の神経生理学における基礎的な研究であったが，それがいま，リハビリテーション医学の治療法を創造しつつある．これは，基礎的な研究が重要な治療法を生み出すようになった，医学・医療の歴史では稀有のことである．

　さて本書は，そのような「学習と脳」についての最近の研究成果を紹介するものである．本書の扱う内容そのものを大学・大学院や専門学校で教えられる先生は，今のところ少ないかもしれない．しかし，本書の内容を知れば，優れたスポーツ選手，教育者，研究者，治療者（医師，理学療法士，作業療法士，言語聴覚士など）に大いに役立つと，私は確信している．

　本書では，「学習と脳」の分野で先駆的で優れた業績を挙げてこられ，また今後も挙げられるであろう二人に執筆をお願いした．虫明は，1991年に丹治　順教授の研究室で研究・発表した論文の中で，補足運動野と運動前野，一次運動野の機能的差異を明らかにし，さらに同年，過剰訓練をすると補足運動野の神経細胞の活動する数が減るが，一次運動野を壊すと，再び数が増えるようになることを示した．宮井は，2002年，2003年にヒトで一次運動野が壊れて下肢の麻痺があっても，代わりに運動前野が働くようになり，やがて歩けるようになること（遠隔代行作用）を示した．また，2007年に，運動学習の初期には健常者でも脳卒中患者でも前補足運動野が重要であることを示した．

　このような業績は，もちろん過去の研究成果を基礎として生まれてきているものである．今後，本書を読んで学習する人が増えることで優れた脳科学者が生まれてくることを期待したい．

　2007年6月

久保田　競

目　次

まえがき ……………………………………………………………………ⅰ

1　運動学習研究のはじまり　　1
運動には意図がある ………………………………………………1
随意運動と慢性ニューロン活動の記録 …………………………2
運動野の発見──大脳生理学の誕生 ……………………………4
補足運動野・運動前野の発見 ……………………………………7
脳の可塑性と運動学習 ……………………………………………7
脳障害と可塑性 ……………………………………………………8

2　器用さの学習のメカニズム──ニューロン活動の働きから　13
はじめに ……………………………………………………………13
運動の空間性と時間性──座標変換の問題 ……………………15
座標表現と頭頂連合野 ……………………………………………17
運動の時間的系列化 ………………………………………………23
運動野の機能 ………………………………………………………24
一次運動野 …………………………………………………………25
運動前野 ……………………………………………………………28
補足運動野における順序処理過程 ………………………………35
補足眼野 ……………………………………………………………39
運動学習と機能回復と関連した補足運動野の細胞活動の再組織化
　……………………………………………………………………40
帯状皮質運動野 ……………………………………………………42
基底核による運動調節と学習機構 ………………………………44
基底核と強化学習 …………………………………………………49
小脳による運動学習 ………………………………………………50

前頭前野の機能 …………………………………………………54
　　外側前頭前野 ……………………………………………………55
　　内側前頭前野 ……………………………………………………60
　　前頭眼窩皮質 ……………………………………………………61
　　前頭前野の機能連関 ……………………………………………62
　　ま と め ………………………………………………………64

3　器用さの学習のメカニズム——ヒトでの研究でわかったこと　65

　　序　　論 …………………………………………………………65
　　運動制御と運動学習 ……………………………………………66
　　適応的運動学習 …………………………………………………66
　　連続的運動学習 …………………………………………………69
　　運動学習における暗黙的知識と明示的知識の移行 …………72
　　運動学習のステージ ……………………………………………73
　　運動学習に関与する大脳皮質領域 ……………………………76
　　一次運動野 ………………………………………………………76
　　運 動 前 野 ………………………………………………………78
　　補足運動野 ………………………………………………………81
　　帯状皮質運動野 …………………………………………………84
　　前 頭 前 野 ………………………………………………………88
　　後部頭頂連合野 …………………………………………………89
　　運動学習に関与する皮質下構造——小脳 ……………………91
　　基 底 核 …………………………………………………………94
　　皮質―皮質下ループによる運動学習——2つの皮質―皮質下シス
　　　テムによる運動学習モデル …………………………………96
　　運動学習早期の段階における大脳皮質，基底核系，小脳系の相互
　　　作用 ……………………………………………………………98
　　運動学習の自動化の段階における基底核系，小脳系の異なる役割
　　　 ………………………………………………………………100

大脳皮質および基底核系と小脳系による運動学習のまとめ …102
　　展　　望 ………………………………………………………103
　　結　　論 ………………………………………………………105

4　脳に障害のある場合の器用さの学習のメカニズム
　　──リハビリテーション医療への応用　　　　　　107

　　脳が損傷を受けたときになぜ運動に障害が起こるのか ………108
　　脳卒中後の機能回復の評価と特性 ………………………………108
　　リハビリテーションで何が良くなるか …………………………116
　　脳卒中に対するリハビリテーションの有効性のエビデンス …118
　　動物における脳損傷後の機能回復の神経基盤──使用に関連した
　　　可塑性（use-dependent plasticity）と機能代行（vicariation）…120
　　ヒトの脳卒中後の機能回復の神経基盤──脳卒中急性期における
　　　ペナンブラの改善 ……………………………………………122
　　ヒトの脳卒中後の機能回復の神経基盤──神経ネットワークの機
　　　能的再構築 ……………………………………………………126
　　横断的な脳機能画像研究 …………………………………………126
　　縦断的な脳機能画像研究 …………………………………………127
　　神経ネットワークの機能的再構成の意義 ………………………128
　　成人と小児における同側経路の役割の違い ……………………130
　　上肢機能回復に伴う一次運動野内の変化 ………………………131
　　脳卒中後の歩行機能回復の脳内機構──fNIRSによる健常者の歩
　　　行時の脳活動の評価 …………………………………………137
　　fNIRSによる脳卒中患者の歩行時の脳活動の横断的評価とリハビ
　　　リテーション介入の即時効果 ………………………………139
　　fNIRSによる脳卒中患者の歩行時の脳活動の縦断的評価 ……140
　　脳卒中後の運動機能回復と運動学習──日常生活における運動学
　　　習とは …………………………………………………………141
　　ドヨンとアンガーライダーの運動学習の修正モデル …………142

運動学習と機能回復に伴う脳活動の変化の類似性 ……………142
運動機能回復に運動学習が関連するか ……………………………144
脳卒中患者の運動学習能力 …………………………………………145
運動学習を考えたリハビリテーションとは ……………………148
運動の想像による練習（mental practice）………………………150
学習した運動を定着させる …………………………………………151
運動機能回復や運動学習の促進 ……………………………………152
ま　と　め ………………………………………………………………156

5　運動学習と前頭前野　　159

運動には意図がある …………………………………………………159
運動の繰返しは前頭葉を強くする …………………………………161
行動と前頭葉 ……………………………………………………………163
行動の間違いはどのように修正されるのか ………………………164
アストン・ジョーンズらのACC―LC―NA仮説――青斑核―ノ
　ルアドレナリン系によるパフォーマンスの適応的利得制御
　………………………………………………………………………………165
前帯状皮質の構造と機能について …………………………………167
ジョンストンらの報告 ………………………………………………168
ま　と　め ………………………………………………………………170

引 用 文 献 ………………………………………………………………171
人 名 索 引 ………………………………………………………………190
事 項 索 引 ………………………………………………………………192
執筆者紹介 ………………………………………………………………198

1 運動学習研究のはじまり

　運動は骨格筋が収縮して起こる。普通の運動は，自分の意志で行う随意運動で，目的（目標）がある。運動は，すべて器用に行われなければ，目的を達しない。そしてすべての運動は，学習してできるようになる。本書は単なる「運動生理学」の教科書ではなく，器用な運動の学習がどのように行われるか，運動のメカニズムを，最近の脳研究の成果から述べたものである。正常な運動のメカニズムだけでなく，脳が損傷を受けて学習して回復するまでの病的な運動のメカニズムについても言及している。

　巧みな運動のメカニズムを知って訓練すれば，わずかの練習量でうまく運動できる（うまく運動学習ができる）ようになるし，脳に損傷を受けたとき，その後リハビリテーション治療をする場合にも役に立つ。本書はその教科書である。

▶ 運動には意図がある

　随意的に行う運動には，目的を満たすために運動をするという意図がある。

　たとえば，手で目の前にあるボールをつかって，標的に投げる場合を考えてみる。標的に投げて，当てることが目的である。まずボールを見てどこにあるかを認識し，そこへ手を伸ばしてつかもうと意図したとき，その目的を実行するため，以下のような動作を順番に行う。手を伸ばすとき，指，前腕，上腕の伸ばす筋群が収縮して，手をボールへ近づける。ボールのすぐ上に手がくると，ボールをつかむために，指，前腕，上腕を曲げる筋群が収縮して，

ボールをつかむ。

　運動を意図すると，まず前頭前野（PFC）と前補足運動野（pre-SMA）が働く。前頭前野が運動執行系を働かせ，ついで，運動性皮質（運動前野（PMA），補足運動野（SMA）と一次運動野（M1））が働き，実際の運動になる。運動の順序は前補足運動野に再現されている（「represent」とは生理学用語で，実現する，言い表している，という意味で，哲学，心理学で「表象」といわれている術語に対応）。多くの運動は，暗黙的（implicit）に行われるが，繰返し行っていると明示的（explicit）になる。運動の学習を始めたときは，運動の記憶は，頭頂連合皮質，ついで，運動性皮質，最後に前頭前皮質に再現されていく。また運動の学習を始めるときは，前補足運動野がとくによく働く。運動によって，異なった領域が，いくつも働くことになる。これらの領域の間には，神経連絡がある。ある領域が働くというのは，そこのニューロンが働いて，結合している別の領域のニューロンを働かせることである。運動は，筋肉細胞が収縮して起こるが，それを駆動させるのは，脳幹と脊髄にある運動細胞（motor neuron, motoneuron）で，運動細胞を直接的（直にシナプス結合して），間接的（別の神経細胞を経由して）に運動性皮質の錐体細胞が駆動する。

　われわれの外の世界への働きかけは，目標に向かって，筋肉の収縮で行われる。どの筋肉がどのように動くかが決まっている場合が運動で，決まっていない場合が行動である。運動・行動の開始は，前頭前皮質（前頭前野）が働いて始まり，運動性皮質が働いて実現される。単純な運動では，運動性皮質だけが働いて可能となるが，繰返し行動では，前頭前皮質と運動性皮質の両方が働いて可能となる。

▶ 随意運動と慢性ニューロン活動の記録

　随意運動のメカニズムを知るには，運動しているときに働いている脳領域で，運動と関連して働くニューロン（neuron）の活動を知らなければならない。そのためには脳内ニューロンのつながり，つまり神経連絡（神経回

路）を知らなければならない。

　実際に運動しているときのニューロンの活動が記録できるようになったのは1964年で，エヴァーツ（Evarts, E. V.）が，アカゲザルの運動野に微小電極を刺入して単一の錐体路細胞（延髄錐体で電気刺激を行い，ニューロンが活動電位を出す，錐体路を下降する錐体型のニューロンのこと）の活動を記録したことから始まっている。サルに，ランプがついたら手首の屈曲か伸展することを学習（オペラント学習）させて行わせ，手の運動野の錐体ニューロン（錐体路を下降する細胞）が，働くことを報告したのである（Evarts, 1965）。ここでは，サルが出した力の大きさに比例して，錐体路ニューロンの発射頻度が変わった。実際に運動をしているときの単一のニューロンの活動を記録するのには，頭部を動かないようにして，同じ運動を繰返しするようにしなければならず，また特別な微少電極（白金・イリジウム針金を細くして，ガラスで封入したもの）を使わなければならなかった。

　エヴァーツによる錐体路細胞活動の関係の報告以後，脳内で脳と運動との関係を調べることができるようになった。それまでの運動機能の研究は麻酔をした状態での研究なので，運動の研究というには憚られるようなものであった。それ以後の40年にわたって，手を器用に動かすメカニズムがかなりよくわかってきたといえるが，一方で，足を器用に動かすメカニズムの研究はさほど進んでいない。

　玉川大学脳科学センターの丹治　順教授は，アメリカ合衆国の国立健康研究所（National Institute of Health）のエヴァーツの研究室で，サルの運動野のニューロンが，運動の準備をするときに働くことを報告し（1976年），引きつづき東北大学医学部で，運動野，補足運動野，前補足運動野のニューロン活動と運動との関係を研究を続けていて，いまも「運動と脳」の研究の第一線で活躍している。2章執筆の虫明　元は，1991年以来，丹治教授と共同して，サルの運動野，運動前野，補足運動野，前補足運動野，運動前野や前頭前野のニューロンの働きを研究してきた，国際的に活躍している第一級の神経科学者である。

▶ 運動野の発見──大脳生理学の誕生

運動の生理学的な研究は，1870年にフリッチュ（Fritsch, E.）とヒツィッヒ（Hitzig, E.）が，エーテル麻酔したイヌの脳表面を誘導電流で刺激して，わずかの電流で，筋収縮を起こすことに成功したことから始まる（Fritsch & Hitzig, 1870）。実験は，フリッチュの自宅の台所で，当時医学部学生であったヒツィッヒと行った。脳の特定の場所の刺激が，刺激した脳の側と反対側の体の特定の筋肉の収縮を起こしたことから，脳が刺激で制御される興奮性（excitable）の器官であり，反対側の身体を支配していることを示したのである。ガルバーニ（Galvani, L.）によって，神経と筋肉が電気を発生し，興奮性の器官であることが1791年に示されたように，18世紀末になると脳表面の電気刺激が行われた。オーストリアの解剖学者ガル（Gall, F. J.）とスプルツハイム（Spurzheim, J.）は，運動，器用さなどの機能が脳の働きで，頭蓋骨の出っ張りに反映するという骨相学（phrenology；精神（phrenos）は場所よって違う＝機能局在の考え）を出したが，それを科学的に裏づけようとしたのである。しかし，フリッチュとヒツィッヒの報告がでるまで，誰も大脳や小脳の表面の電気刺激に成功した者はいなかった。脳は，場所によって働きが違うという機能局在説（functional localization hypothesis）と，脳は全体として働いているという等価説（equipotentiality hypothesis）が共存していた。フリッチュとヒツィッヒが刺激に成功したのは，イヌの頭蓋骨を大きく取って脳を広く露出させて，すべての領域を刺激したからである。

論文の発表当時，フリッチュは若い無名の大学生理学教授，ヒツィッヒは医学部の学生であったため，彼らの重大な研究成果は専門家からは信頼されなかった。イギリスの内科医フェリエ（Ferrier, D.）は，彼らの研究を確かめるための実験をして，10種類以上の脊椎動物で運動野のあることを確認した。そして，研究の内容を一般に紹介する啓蒙書『*The function of the brain*（脳の機能）』を発行した（1876年）。これは，世界で最初の脳の解説書になった。フリッチュとヒツィッヒの研究発表を契機として，脳の研究が行われるようになり，大脳生理学が成立したのである（「*The Brain*（脳）」

という脳の専門誌も誕生した（1879年，第1巻発行））。研究のやり方としては，脳表面に電気刺激をして効果を見る，脳を局所破壊（lesion, ablation）して，脱落症状を観察する，というようなことが行われた。また，運動野（motor area）という生理学用語がつくられた。チンパンジーやオランウータン，ゴリラなどの運動野の刺激実験も行われ（Leyton & Sherrington, 1917），1937年には，ヒトの運動野の場所もわかってきた（Penfield & Boldrey, 1937）。筋肉や運動が運動野に再現されているが，刺激した脳の部位と刺激される体の筋肉を見ると一定の関係が成立していた。刺激される領域は中心溝の前にあり，外側から，内側に向かって，顔，手，上腕，体幹，下肢，尻尾と並んでいた。つまり，体部位局在（somatotopic organization）があった。そして，運動野には運動野地図（motor map），運動再現地図（motor representation map）があるといわれるようになった。刺激して起こる運動と刺激場所の関係の対応がわかってくると，運動野地図が描かれるようになった。

他方，1870年ごろから，ニューロンを染めてその形を見ることができるようになり（ゴルジ染色，ニッスル染色など），大脳皮質の領域分けが行われた。ブロードマン（Brodmann, K.）やフォクト夫妻（Vogt, C., & Vogt, E.）が，細胞構築地図，髄鞘構築地図を作った。口絵1にガルの書いた脳地図（A）とブロードマンの脳地図（B）の模式図を示す。ガルの図は根拠のない脳地図であるが，ブロードマンの図はニューロンの形，軸索の走行などで区分けしたものである。ブロードマンは，脳を52の領野（area）に分け，それぞれに番号をつけた。20世紀末になって脳の局所血流量を調べて，脳の働きを調べる研究（neuroimaging）が行われるようになったが，領野を呼ぶのに，ブロードマンの領野番号が常用されるようになった。彼は大脳皮質を領域（region），領野（area）に分けた。

ブロードマンの4野は運動野に一致することが1970年頃はっきりした。ヒトだけでなく，調べられたすべての動物でである。4野は外顆粒層のない5層構造で，第V層に巨大錐体細胞（大脳皮質で最大のニューロン）がある。軸索は錐体路を下降し，反対側の運動細胞に直接か，または，介在ニューロ

ンを介してシナプス結合する。

　口絵2はアカゲザルの左運動野再現地図である（Woolsey, 1958）。右部が前で，下部が中心線である。運動野の表面に体の一部を，表面で2 mmおきに描いた地図は彼のアイデアである。黒い部分が閾値が低い。ウールシーは，運動野だけでなく，1940年代から，体性感覚野，聴覚野と視覚野の感覚受容を調べ，運動と感覚の再現の基本的な性質を明らかにした神経科学者である。感覚運動再現機構の研究（領域の決定と，ニューロンの活動の解析と神経結合の決定）は，19世紀の機能局在の決定に続く，20世紀の神経科学の最大の成果の一つに挙げられる。

　筆者は，京都大学霊長類研究所の神経生理研究部門が1967年（昭和42年）に創設されて研究を始めたが，同年末ウィスコンシンの霊長類研究所を訪れ，そのときにウィスコンシン大学のウールシーの研究室を訪ねた。彼の教授室でサルの再現地図の話を聞いたのだが，自分の仕事を「立て板に水」といえるように，的確にはっきりと，自分の論文のプリントを棚から取り出して2時間ほど説明してくれた。棚は，郵便局にある手紙を分類して入れるようなもので，約200個ほど並べられ，そこに論文のプリントが並んでいた。特定の論文を，すぐに取り出して見せてくれる（自分の書いた論文がどの棚にあるか覚えているので出せる）ので，ただただ，感心して聞いていた記憶がある。別のところへ車で移動しているとき，ある建物の3階の窓を指して，「あそこがエランガーとガッサーがノーベル賞をもらった，単一神経線維の活動電位をオッシロスコープに記録した部屋だよ」と教えてくれた。ウィスコンシンではもう一人，著名な神経科学者のローズ（Rose, J.）に会った。彼はLINC8という実験室用のDEC社のコンピュータでテープを動かしながら，リスザルの聴覚野のニューロン活動を半日かけて解析処理するのを見せてくれた。感心した筆者は，DEC社のPDP12コンピュータをサルでの研究に使う決心をして，1971年（昭和46年）に科学研究費約2,000万円で購入した（その後，コンピュータを新品のものに取り換えるまでに約2万時間費やすことになった）。

▶ 補足運動野・運動前野の発見

　口絵2の左運動野の内側部分（下側）に，顔面が右で，尻尾が左になった，右を向いた運動野，補足運動野の部分がある。この場所を電気刺激すると，同側の体の筋肉が収縮する。この部分が補足運動野（Supplementary Motor Area；SMA）である。これを見つけたのは，ペンフィールドで，名づけたのも彼である（Penfield, 1951）。丹治らは1977年，サルで補足運動野の単一ニューロン活動と運動の関係を調べた最初の報告をしている。同年，久保田と浜田が，運動前野が外側部分で単一神経活動と視覚性運動の活動を報告し，その部分が運動のコントロールに関係のあることを初めて示した（運動前野の発見；久保田・浜田，1978）。その後，運動前野は背側運動前野（PMd）と腹側運動前野（PMv）が区別され，内側部に前補足運動野（pre-SMA）が，内側面の帯状回のニューロンが運動に関係することが報告された（帯状運動野；CMA）。

▶ 脳の可塑性と運動学習

　経験によってニューロンの活動性が変わることをはっきりと示したのは，1963年ヒューベル（Hubel, D.）とウィーゼル（Wiesel, T.）によるネコのまぶた閉じの実験である。ネコのまぶたを閉じて視覚入力を断つと，一次視覚野のニューロンの反応の仕方が変わった。同時にニューロンに形態的変化があることも示された。運動学習のときの変化は，1970年頃から調べられ，運動を起こす前に活動が出現してくることが報告された（例：ウッディ（Woody, C.）らは，ネコの眉間をたたいてまぶたが閉じる反射を利用して，風を吹きつける刺激を条件刺激にして，条件反射を学習させた）。

　1980年代の始めになると，経験や学習で運動が変わるのは，シナプスに「変わる性質」（可塑性）があるため，つまりシナプスに生理学的，形態学的変化が起こるからであることが明確となった（これをまとめた総説としては，トンプソンら（Thompson et at., 1983）の「*Cellular processes of learning and memory in the mammalian CNS. Annual Review of Neuroscience*, **6**, 447-947」

がよい)。シナプスでの変化を起こしやすくする機構としては，短期間に神経活動が連続発火すると起こりやすい（長期増強（LTP）と長期減弱（LTD））。運動学習のモデルとして最新で一般的なものは，ドヨン（Doyon, J.）とベナリ（Benali, H.）のものである（Doyon & Benali, 2005）。これは，ドヨンとアンガーライダーのモデルを変えたもので，3章に詳しい解説があるので参照されたい。

▶ **脳障害と可塑性**

　脳に障害があるときにはシナプスの可塑性はどうなるだろうか。1970年頃は，神経科学者の誰も説明できなかった。脳が損傷を受けた部位に新しいシナプスができるということを最初に示したのは，ライスマン（Raisman, G.）で，成体のネズミの中隔核から海馬へいく線維，海馬采（fimbria hippocampi）を切断すると，海馬采からの中隔核ニューロンへのシナプスは，大部分変性するが，数日以上経過してから電子顕微鏡で見ると二重シナプス（double synapse）が観察された。これが新しく生成されたシナプスと考えたのである（Raisman, 1969）。**図1-1**は，彼が当時の研究体験の回顧録を書いたものから引用した（Raisman, 2006）。**A**はシナプス接触（矢印）をしていて，シナプス小胞の見える軸索終止の電子顕微鏡写真，**B**は馬蹄形をしたシナプス（二重シナプス）終末である。2カ所（矢印）で接触し，シナプス後性の肥厚部がみられる。**C**は二重シナプスができるメカニズムを説明するための図で，aは切断された軸索で，bは隣接した健全軸索である。**D**は，健全軸索が伸び（芽生し）て（矢印），空白になった空間にシナプス接触を作ることを示している。

　これらの写真は，ライスマンがロンドン大学の神経学教室で研究を始めて以来初めて作った電子顕微鏡写真である。彼はこれらを学生に見せて，「これは，記憶の基礎になっているのではないか」と言ったのである。ライスマンは写真を解剖の専門家に見せたが，シナプスの新生については信じてもらえなかった。その後，自分でも自信がもてないままルグロクラーク（LeGros

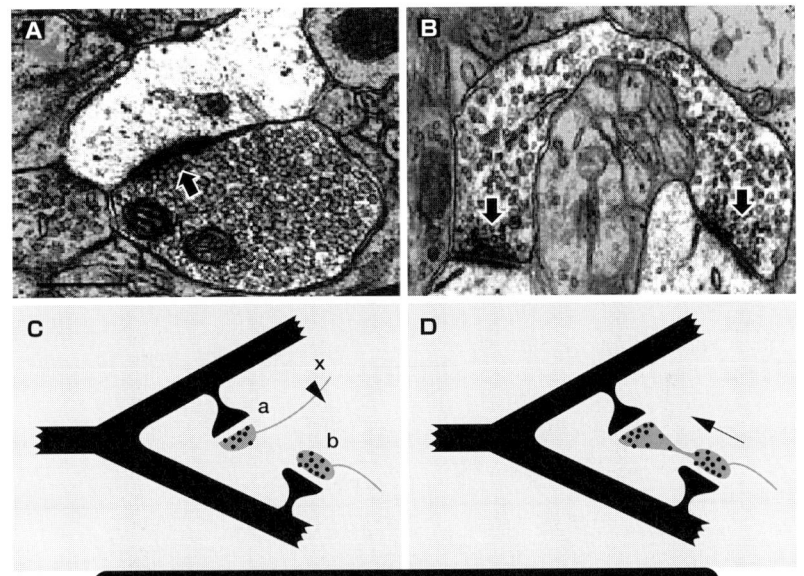

図1-1 シナプスの可塑性――ライスマンの実験（Raisman, 2006）

Clark, W.) 名誉教授に話したところ，"A person who never makes a mistake never makes a discovery."（ミスを犯さない人は決して発見をすることはない）とだけ答えられた。この答えを聞いて，ライスマンは論文を出すことにしたそうである。彼は自分でも，可塑性の証拠を得たという自信はもっていなかったのだが，その後の研究は彼の考えが正しかったことを示した。

　脳が障害されても機能が回復するのは，別のところが働くようになるからだろうと最初に考えたのは，ムンクである（Munk, 1881）。図1-2は，彼の本から引用した。イヌでA_1の領域を左右とも除去して，3〜5日たって，炎症が治まると，視覚だけがおかしくなる。物体を見ているが，視覚の記憶がなくなってしまうのである（精神盲）。見たものが何かわかっていないので，生まれたばかりの仔イヌと同じようになるが，2週間もたつともとに戻る。ムンクは視覚記憶の回復することを，代行作用（restitution）と呼んだ。つまり，残っている別の脳領域，おそらくCの領域が代わりに働いたためだろうと考えたのである。片側のA_1だけを除去すると，除去と反対側の眼から

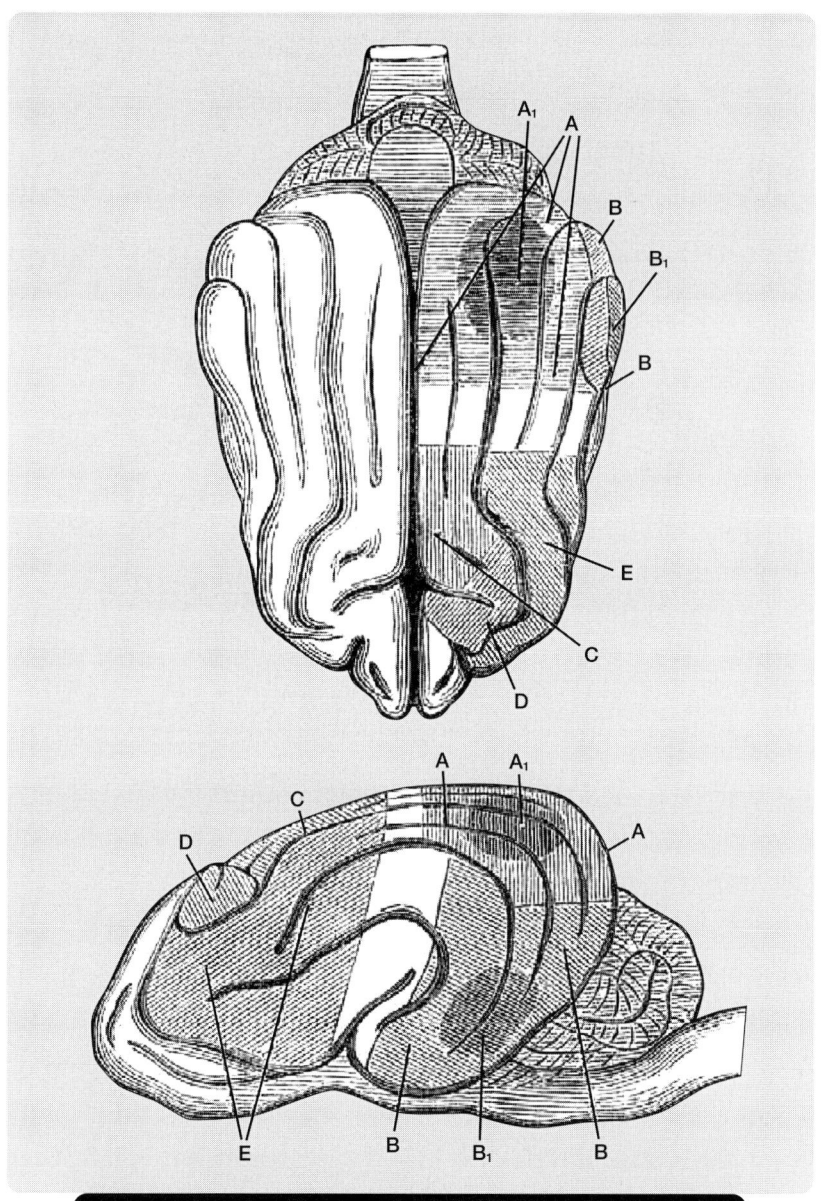

図1-2 脳機能回復の例 —— ムンクの視覚記憶回復の（代行作用）実験
(Munk, 1881)

の記憶がなくなる。聴覚でも，左右のB_1の領域を除去すると，音はしているが，音は理解していない状態（精神聾）になるが，時間がたつと，A_1除去のときと同様に回復する。

1996年になり，ヌード（Nudo, R. J.）がリスザルの運動野に人工的な乏血性梗塞をつくり，手指の麻痺を起こして，指を動かす訓練をしたところ，指が動くようになった。梗塞を起こす前に運動野の再現地図を皮質内微少刺激（ICMS）で行って，麻痺回復後にどう変わるかを調べた。すると，手指運動野ではニューロンが死んでいるが，周りにある領域の皮質内微少刺激で指が動くようになり，手指を動かす領域が広くなっていた。つまり，隣接する別の領域が指を動かすようになったのである。ヌードらは，ニューロンの結合の再構成（reorganization）が行われたと考えた。ムンクが回復のメカニズムとして考えた代行作用が，実験的に裏づけられたのである。英語では，「vicariation」といわれている。生理学用語としての「vicarious」の意味は，「Noting or pertaining to a situation in which one organ performs part of the functions normally performed by another.」（Random House Dictionary 2nd Ed.）である（1630～1640年頃，どのようないきさつで使われたのかはわからない）。

一方，ヒトではどうだろうか。4章執筆の宮井一郎は，下肢麻痺を起こして，運動野に損傷のある脳梗塞患者が歩行訓練をすると，運動前野が働いて，歩けるようになったことを示した（Miyai et al., 2001；2003）。ヒトの代行作用でリハビリテーション治療が起こることを初めて示したのである。運動野の損傷で起こる運動野の代行作用は，近接代行で，運動前野による代行は，遠隔代行として区別される。別のニューロンが，新しい運動を行うようになるのであるから，代行作用は，新しい運動の学習である。4章で，ヒトでの遠隔代行を実証した，宮井が，実際の研究と治療を詳しく説明する。

2 器用さの学習のメカニズム
――ニューロン活動の働きから

　器用さは，単に動作の巧緻性ばかりでなく，認知的な融通性も含めて考える必要がある。そのような器用さを支えるのは，身体であり脳である。脳は多数の領域に分かれており，全体を一つのシステムとしてとらえる必要がある。脳と身体は互いの特殊性と他の領域との協調によって器用さを支えている。本章では，動物の行動中の細胞活動を調べた研究を中心に，筆者の研究を含めて関連する仕事を紹介しながら述べる。

▶ はじめに

　行動制御を考えるときに，しばしば，脳により身体が制御されるという言い方をする。このとき，脳と身体を分けて考えている。心と身体の問題が，脳と身体の問題となったかのようである。脳が身体の一部であるという自明の事実をもう一度確認していきたい。身体には，その隅々まで末梢神経が分布しており，神経支配の様子をみれば，一大ネットワークのような形状をなしているのがわかる。その神経は，感覚神経，運動神経，自律神経，内臓を支配する神経などに分類される。これらは，脊髄から出てきており，脊髄は，大脳，小脳，脳幹などとともに中枢神経を形成する。身体は，感覚器としての側面をもっている。感覚器には，視覚，聴覚，皮膚感覚，味覚，嗅覚などの化学受容器などがあり，このような感覚器は，外界のさまざまな刺激を，その特別な細胞により，受容して感覚受容器の電位に変化させ，その後活動電位に変換して中枢に伝える。また，内臓を支配する神経なら内部環境の情

報を伝える。一方，身体を別な視点で見ると，全身に筋肉が分布し，手の関節，体幹，眼球など，さまざまな身体部位は運動器としての側面をもつ。運動するとき，筋肉は神経からの信号を受けて活動する。その神経筋接合部で，神経の活動電位を機械的な張力へと変換する。筋肉は，関節などの骨格系に作用して運動が起こる。関節の運動は，重力の下で起こっており，その複雑な剛体の相互作用の物理法則を知らなくても，神経系はきわめて巧みに運動系を調節していることがわかるだろう。身体は感覚系と運動系を含み，脳神経系は身体内に埋め込まれているといえる。このように身体と神経系の関係を，バラバラにせずにとらえることが運動制御ではとくに大切である。

外界の物体，感覚，運動も，それぞれには，座標系（coordinate）が定義される。神経系は，感覚，運動に関する座標内の自由度（degree of freedom）を階層的に組み上げることで，そこから情報を抽出または生成して，より高い行動調節をするように適応している。一方では，運動は，時間軸上で起こり，順序やタイミングなどの時間的な調節が必要である。運動学習は，座標間の変換と，時系列的な制御の両面から考えていく必要がある。

学習により知識が生じるが，知識には大きく分けて明示的知識（あるいは宣言的知識）と暗黙的知識（あるいは手続き的知識）がある（図2-1）。さまざまな運動学習は，手続き的な知識に属する。運動学習は一般に繰り返して学習され，小脳と基底核に依存しているが，それは大脳皮質と回路をなして，結局大脳皮質が暗黙的知識にとって重要である。また，明示的知識はエピソードや事実の知識に分けられるが，このタイプは海馬に依存しており，この知識も大脳皮質との関わりに依存する。暗黙的知識に関わっているのは，小脳と基底核だが，運動学習では一般的に，最初の学習開始時には注意の必要な過程があり，次第に注意のおよばない自動化された運動過程へと変換される。さらに自動化では，明示的知識から暗示的知識への移行と考えられる。一方では，最初に行っていた運動学習から，次第に分節化が起こり明示的知識になるというとらえ方もできる。または，獲得したスキルを発達とともに記述しなおして，より上位のスキルのモジュールにしていく考え方もある。

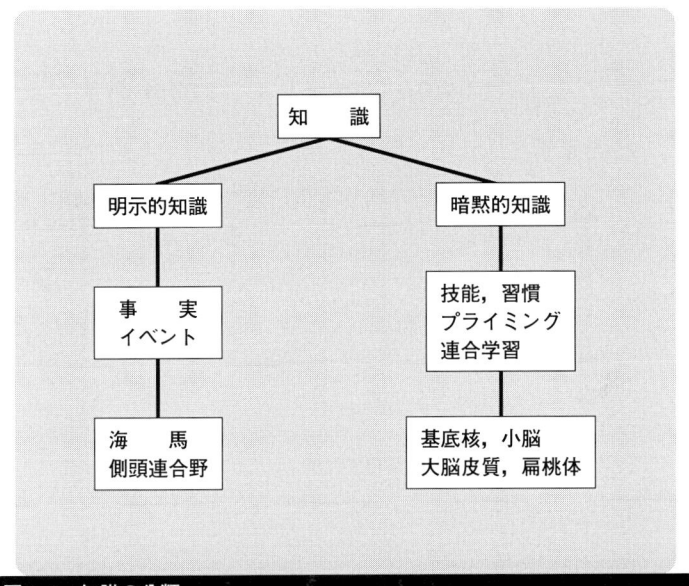

図2-1 知識の分類
知識の分類を大きく，明示的知識と暗黙的知識に分けてその例と依存する解剖的部位を示した。

これはむしろ次第に意識化する方向に向かっているともいえる。最近では，言語学習に認められるような生得的な獲得機構があり，そのパラメータを学習するという考え方もある。どのような対象のどのような知識の獲得を扱うかで学習機構は多様である可能性がある。

▶ 運動の空間性と時間性——座標変換の問題

身体運動は，多関節の運動であり，そのための空間的な関係を記述する学問を運動学キネマティクス，また力学的な関係を扱う学問を動力学ダイナミクスという。さらにそれらは，双方向の変換が考えられる（**図2-2**）。これを，到達運動を例にすると，肩と肘関節，手首関節を決めると手先の空間的位置が定まる。これを順運動学という。また，手先の位置を決めて，関節角度を求める関係を逆運動学という。また，関節を駆動する力を決めると手の

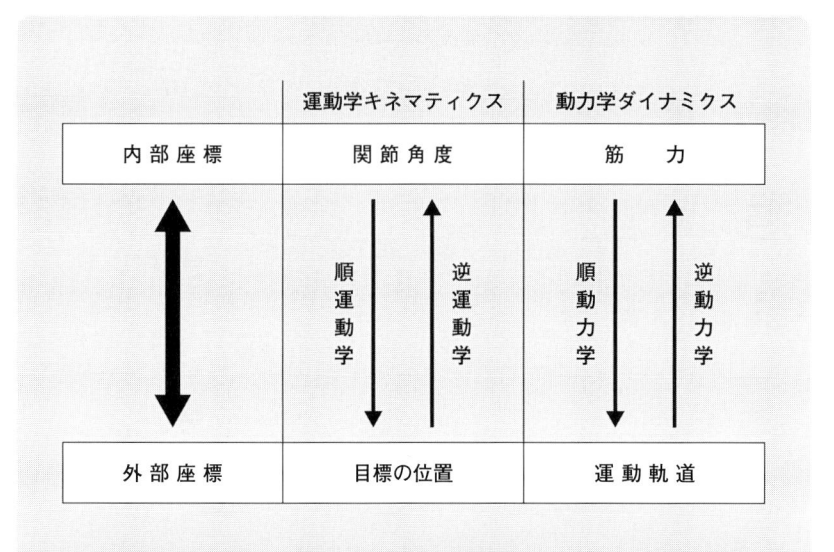

	運動学キネマティクス	動力学ダイナミクス
内 部 座 標	関 節 角 度	筋 力
↕	順運動学 ↓　逆運動学 ↑	順動力学 ↓　逆動力学 ↑
外 部 座 標	目標の位置	運 動 軌 道

図2-2　運動学と動力学における順逆問題

運動学と動力学の分類。内部座標と外部座標の変換を考えるときに、内部座標から外部座標へは順方向ととらえ、外部座標から内部座標へは逆方向としてとらえられる。運動学は、距離や角度を扱い、動力学は力を対象とする。

運動が求まるが、これを順動力学といい、手の運動を決めて、そのための駆動力を求めるのを逆動力学という。手を伸ばすと時には、ターゲットの位置から関節の位置が定まり、そのための運動軌道をさらに決めてそのための駆動力が求まると、実際にその動作に必要な力を筋肉が生成する。われわれはこれらの過程をほとんど意識することはないが、運動系の適応的学習では、基本となるプロセスである。この運動の解析には異なる2つの座標が関与する。一つは、外部座標であり、ターゲットやそれまでの運動軌跡は一般的に身体外部の座標で表現できる。もう一つは内部座標であり、関節角度やその駆動力、具体的には筋肉が生成する力などの身体内部の関係である。手の到達運動では、異なった座標間で変換するとみなすことができる（Wolpert et al., 1995；2000；Kawato, 1999；川人，1996）。運動関連の領野が外部座標を表現しているか、内部座標を表現しているかは重要な問題である。座標系は

表2-1 身体部位を基準とした空間座標と運動

空間座標	基準部位	運動
網膜中心座標	眼	眼球運動
頭部中心座標	頭部	頭部の運動
手中心座標	手	手の運動
肩中心座標	肩	腕の到達運動
体幹中心座標	体幹	体幹の運動
オブジェクト中心座標	オブジェクト	オブジェクトの運動操作

基準となる部位と関連する空間座標，運動の対応を示した。これ以外にも，聴覚，前庭などを含めることができる。それぞれの感覚器，身体部位に関して，座標が考えられるという概念を表す。どれも基準部位からの局所の座標なので，世界座標のような絶対的な外部座標が必要かどうか，また存在するとするとどのように構成されるかが問題になる。局所の座標同士での相互変換，または擬似的にマクロな座標を生成する機構が問題となる。

さらに運動器，感覚器ごとに定義できる。網膜では，その固視している点を中心にした座標であり，それは網膜上の黄斑部を中心にした座標に対応する。網膜中心座標は，眼球が頭部に含まれているので，頭部の位置方向に依存している。また体幹，肩，腕というように，それを基準にした座標を想定できる（表2-1）。実際には，体幹，頭部が外界に固定されている場合が多く，真の外部座標と頭部座標をまたは体幹中心座標を区別するのは難しい場合がある。

▶ 座標表現と頭頂連合野

頭頂葉に関しては，総説的な記述は，岩村吉晃著『タッチ』（医学書院，2001年）や酒田英夫著『頭頂葉』（医学書院，2006年）など他の書籍を参照されたいが，ここでは，運動と関連する座標表現に限って記述する。頭頂連合野は，運動野を含む前頭連合野と結びつきが強く，**図2-3**で示すように，両者はともに相互作用をして運動学習に関わっている（Rizzolatti et al., 1998；Rizzolatti & Lappino, 2001）。頭頂連合野は，視覚系の情報処理の中では，背側路の到達する部位でもある。側頭連合野へ向かう視覚腹側路が視覚

運動野		頭頂連合野	頭頂連合野
一次運動野	F1	PE	SI
補足運動野	F3	PEci	PE-PFG, SII, SI
前補足運動野	F6		PFG
腹側運動前野（後）	F4	VIP	PF, PEip, SII
腹側運動前野（前）	F5	AIP, PF	PFG, SII
背側運動前野（後）	F2	PEc, PEip, MIP	V6a, PFG, CGp
背側運動前野（前）	F7	PGm	V6a-PG, CGp
補足眼野（SEF）	F7		LIP

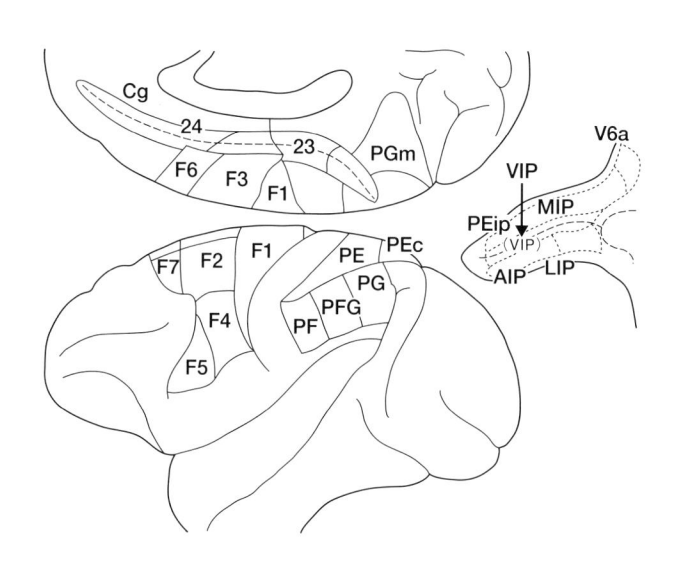

図2-3 頭頂―前頭野投射関係（Rizzolatti et al., 1998より改変）
各運動野と連絡のある頭頂連合野を主なもの，そうでないものに分けて記載した。

オブジェクトの知覚に関わる「what経路」と呼ばれるのと対照的に，頭頂連合野へ向かう背側路は空間的知覚に関わるので「where経路」と呼ばれる。したがって，体性感覚，視覚などの複数の感覚種からの入力が集まってきており，多種感覚統合にも関与する。とくに視覚と体性感覚の両方をもつ細胞をバイモーダル細胞と呼ぶ。サルでは，頭頂間溝より内側に5野，外側に7野がある。ヒトでは，頭頂間溝を挟んで上頭頂小葉が5野，7野を含み，下頭頂小葉が，39野，40野である。ここでは，動物に関する知見に従って述べていく。

　5野に関しては，体性感覚野のすぐ後ろで，複数の関節の動きや，皮膚感覚と関節の体性感覚の組合せに応答するなど，複雑な組合せだが，自然な動作で起こる体性感覚の刺激にパターンでもっともよく反応を示す細胞が多い。つまり，自然な身体図式を構成しているといえる。また，一部に多感覚に応じる細胞もある。7野の後方の7a野には視覚細胞が多くあり，注視をしているときに活動を示す細胞，奥行きに選択性を示す細胞活動が見出されている。また到達運動時に細胞活動がある。7野でも前方は7b野と呼ばれ，体性感覚情報も入力している（Andersen et al., 1997；Andersen & Christopher, 2002）。

　VIPと呼ばれる領野は，頭頂間溝底部に位置し，体性感覚に応答する細胞と視覚に応答する細胞，さらに両方に応じる細胞がある。このような細胞をバイモーダル細胞と呼び，これらは多種感覚応答細胞である。体性感覚受容野は，頭部にあることが多い。視覚受容野をもつ細胞では，その視覚応答性には特徴的なものが見つかっている。ある細胞群は，視覚対象物が体に接近したときにのみ活動する。またある細胞群は，視覚対象物がどのような軌跡で体に接近するかに依存して，特定の体部位に近づいてくるような刺激に応じる。この場合は，視線方向には依存しない。したがって，頭部中心座標と呼べる。また方向選択性のある細胞には，視覚刺激の方向と，対応する身体部位での体性感覚の適刺激の方向選択性が一致している細胞もある。視野中心に受容野をもつ細胞は，しばしば口元に体性感覚の受容野をもつ。この領域は，運動前野へ投射する部位でもあるので眼，手，口の協調運動に関与す

る可能性が示唆されている。つまり，視覚受容野が基準となる身体部位，すなわち頭部座標の近傍空間を受容野としてもち，身体の比較的近傍空間への運動に関わる調節に関与する領域であると考えられる（Colby & Duhamel, 1996 ; Colby & Goldberg, 1999）。

　AIPと呼ばれる領域は，頭頂間溝の中でも前方に位置し，手の運動時に活動し，視覚応答性と運動応答性の細胞が含まれる。オブジェクトを見たときに応じる細胞があり，物体操作に必要な情報を含んでいるとされる。この部位は，オブジェクトの把握などの運動に関わり，投射先の運動前野とともに特定のオブジェクトへの視覚応答，そのときの運動に関連した活動を示す。

　MIPと呼ばれる領野は頭頂間溝の内側の壁に位置し，浅いところでは体性感覚に応じる細胞が多く，到達運動で活動する細胞があるという報告がある（Kalaska & Crammond, 1992）。この領野は運動前野に投射している。また，深く進むと視覚にも応じる多種感覚細胞が増えてくる。到達運動時にも活動が増える細胞が存在する。視覚応答は，到達運動の範囲内で強く視覚刺激に反応するので，身体から少し離れた近接空間への運動を調節するなどのよい情報を表現している。視覚と体性感覚応答は，とくに能動的に手で到達運動をするときに見られることが多い。また視覚応答をする細胞もMIPの深くにある。最近の研究では，MIPで道具使用に関与すると考えられるような細胞活動を見出している（入來，2004）。

　LIPと呼ばれる領野は頭頂間溝の外側の壁に位置し，視覚応答性があり，眼球運動に関連しても活動する。視覚応答性は，課題によってその応答の強さが修飾され文脈依存性が強い。また遅延期間があるような課題では，記憶または準備に関連する持続的な細胞活動が認められる。また眼位に関連した細胞活動も認められる。その視覚関連の細胞活動は，眼球中心座標に従うとされる。眼球中心座標によってとらえられた対象は，眼球運動によって位置を変えることになるが，LIPの細胞活動は，眼球運動によって起こる受容野の位置の変化を予測してマップしなおすことが知られている。いわゆるリマッピングと呼ばれる現象である（Colby & Duhamel, 1996 ; Colby & Goldberg,

1999)。LIPは，絶対空間座標で位置を表現するのでなく，基本的には網膜中心座標で表現しつつ，眼球運動によって随時更新しながらダイナミックに表現している。LIPの細胞活動には，課題文脈に依存する活動があり，これが何を意味するかに関しては，注意，運動意図，さらには認知的な意思決定に関わるという報告もある。前頭葉との機能的に関連して行動を制御することに関わることが考えられる。

頭頂連合野には，到達運動関連細胞が多数見つかるPRRと呼ばれる領域が報告されている（Andersen et al., 1997；Andersen & Christopher, 2002）。しかもPRRは，手の運動を眼球中心座標で表現している。すなわち，手の運動の座標系は注視点を基準にした座標系であることがわかった。手の運動に関わりながら，眼位に依存した座標系で表現する細胞は，実は後に述べるように運動前野でも見つかっている。頭頂連合野のLIPでは，眼球運動に関して注視点を基準にした座標系であったように，PRRでは，手の運動に関しても，眼球が固視している位置から到達対象へ差分としての手の到達運動を表現している。このような差分ベクトルとして到達対象の座標表現をし，また周辺視野への到達運動に関与している可能性がある。頭頂連合野には，運動に関わる空間的情報処理を司っていると思われる部位が複数知られている（図2-4）。

このように，頭頂連合野には，視覚，体性感覚，その他聴覚，前庭などの感覚入力からの情報が集まってきており，その情報にもとづいて，眼球中心座標，聴覚座標，頭部中心座標，身体中心座標などのそれぞれの感覚に特有の座標が存在し，それらの座標表現は互いに関連し合っている。さまざまな局所の座標情報を大きな座標に統合する仕方としては，大きな空間の中でゲインフィールドというものを考えて，局所座標とゲインフィールドの組合せで，外部座標を構成するモデルが提案されている（Andersen et al., 1997；Andersen & Christopher, 2002）。網膜を中心とした局所座標のマップを，運動によって更新させるリマッピングというメカニズムも，グローバルな座標でなくローカルな座標とそのダイナミックな更新によって外部座標に適応し

A.

眼位情報
頸部位置情報
前庭情報
身体中心座標
聴覚情報視覚情報

→ 頭頂連合野 →

網膜中心座標
頭部中心座標
身体中心座標
外部空間座標

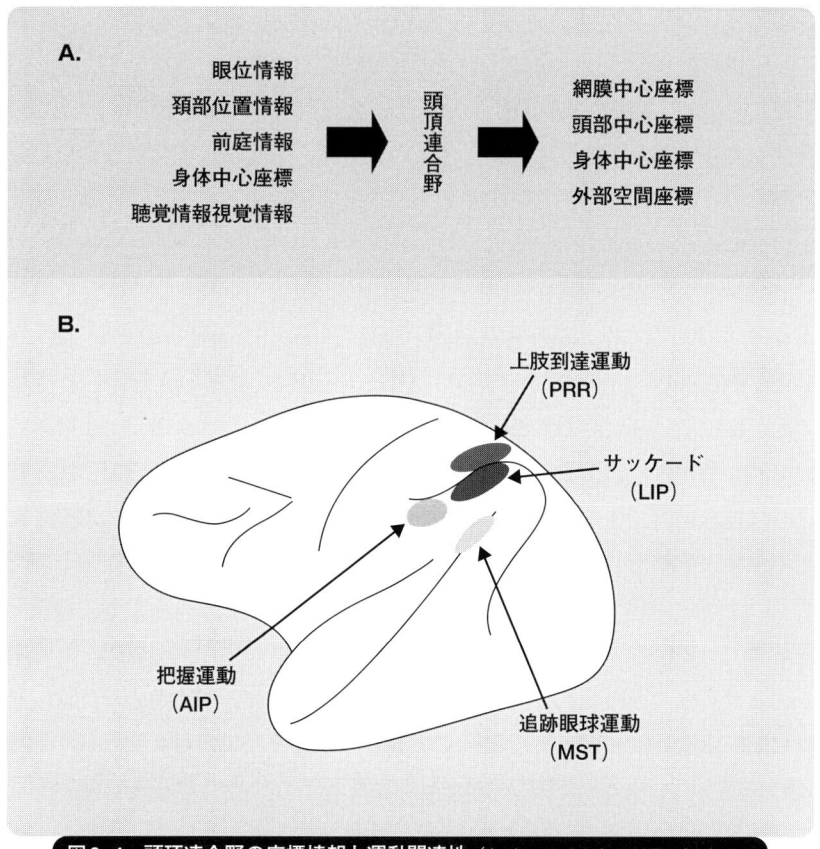

B.

上肢到達運動（PRR）
サッケード（LIP）
把握運動（AIP）
追跡眼球運動（MST）

図2-4 頭頂連合野の座標情報と運動関連性（Andersen et al., 1997；Andersen & Christopher, 2002より改変）
Aは頭頂連合野を座標変換の場としてとらえた図式。Bは頭頂葉の中でとくに関連ある運動を領域ごとに示した図。

ている神経機構とも考えることができる（Colby & Duhamel, 1996）。このように情報表現は，感覚信号から運動制御まで，その運動の文脈によって，さまざまな座標変換を経る。感覚情報を運動司令に従って予測的に更新するという過程は，その運動司令情報が必要であるが，この情報は随伴発射として頭頂連合野に運動野から入力してくる可能性がある。その更新過程は内部モ

デルにより結果を推定する順モデルとしてもとらえられる。到達運動では，与えられた感覚座標から運動座標に従った活動を生成する必要があるが，運動意図として可能な運動司令の生成に関わる可能性も示唆されている。一方では，頭頂連合内で，知覚判断，意思決定に関連した細胞活動があるとの報告もあり，運動学習のときの役割も認知的な側面から注目される。

▶ 運動の時間的系列化

　手の運動は，文字を書いたりするとき，ピアノを弾くときなど，さまざまな時間順序で行われる。このような時間的な系列を生成する機構に関し歴史的にはラッシュレイが運動の系列化問題として指摘し，その機構の可能性を議論した（Lashley, 1951）。刺激反応連合で運動制御をとらえる当時の考え方では，順序動作も「刺激―動作―刺激―動作」の連鎖と考えるのが自然な考え方であった。しかし，このような連続動作では，早い動作や，多くの組合せを生成するのは困難である。実際に感覚入力を仮定しなくても順序動作は行える。ラッシュレイは，刺激反応連合とは異なるモデルを仮説として提案した。彼は，順序動作はすべての要素が事前に準備されており，それらが系列的に実行されるという仮説を唱えた。このような機構があれば，次の動作もすべて事前に準備するのですばやく行うことができる。さらに将来の系列の内容を事前に準備しておくことを可能にするには，時間的な系列情報を空間的に表現しなおして，それを後に時間的に再生するというような機構の可能性も考察していた。

　このような仮説は，神経生理学の技術がまだ不十分であった当時では検証は困難であったが，現在の神経科学では，後に述べるように順序動作を事前に準備している細胞活動も見つかっており，実験的に検証できるようになってきた。一方，当時議論されていた言語に見られるような統語的な構造や普遍文法のようなレベルではまだ生理学的に説明できない点も多い。個別の順序構造として表層構造を考え，一方で人工文法のようなある規則や，それによって生成された順序の共通のパターンを深層構造として分けて，その神経

機構を探るなどの研究がされてきている。順序動作の問題は，運動ばかりでなく，認知的行動などのさまざまな階層性の中で，その脳の機構が検討される必要がある。

▶ 運動野の機能

大脳皮質の中心溝の前方に位置する中心前回の一次運動野と，それより前方の皮質外側面を占める運動前野，そして内側面を占める補足運動野が運動領野として知られている。解剖学者ブロードマンの脳地図に従えば，一次運動野は4野，それより前方の運動前野は6野外側，そして補足運動野は6野内側を占める。運動前野はさらに，背側と腹側に分けられる。補足運動野は，さらにその前方にもう一つの領野，すなわち前補足運動野の存在が明らかにされている。前頭葉内側面に関しては，補足運動野のさらに腹側で，帯状溝内に帯状皮質運動野が定義され，さらに吻側と尾側に分けられ，それぞれブロードマンの24野と23野に相当する。したがって現在の大脳皮質の運動関連領野は，少なくとも7つ（またはそれ以上）から構成され，それぞれ手の運動制御に関与する（図2-5）。

これらの領域の高次運動野は，運動を単に物理的な運動として調節しているのではなく，実はさまざまな文脈の運動を識別して調節しているのである。またその文脈には，さまざまな状況の情報，目標に関する情報も含まれ，たとえば食べ物が欲しくて運動をするのか，何かの記憶にもとづいて運動を行うのか，目の前の刺激に応じて運動を行うのなどでもその調節機構は異なっている。そのような文脈の多様さが，運動野が多数存在する理由の一つであろうと考えられる。どのよう意図で行うかもその運動の調節には大切である。意図は，何かを実現しようとする心的な状態であるが，物理的には同じ運動であってもその意図が異なれば，脳の活動は異なるのである。その点で，運動野は，意図と運動の間のインタフェースとしての側面があるといえる。そのインタフェースの機能が複数に分かれていることが，一つの動作に単純な物理的な運動以上の意味を付与できる理由であると思われる。運動学習によ

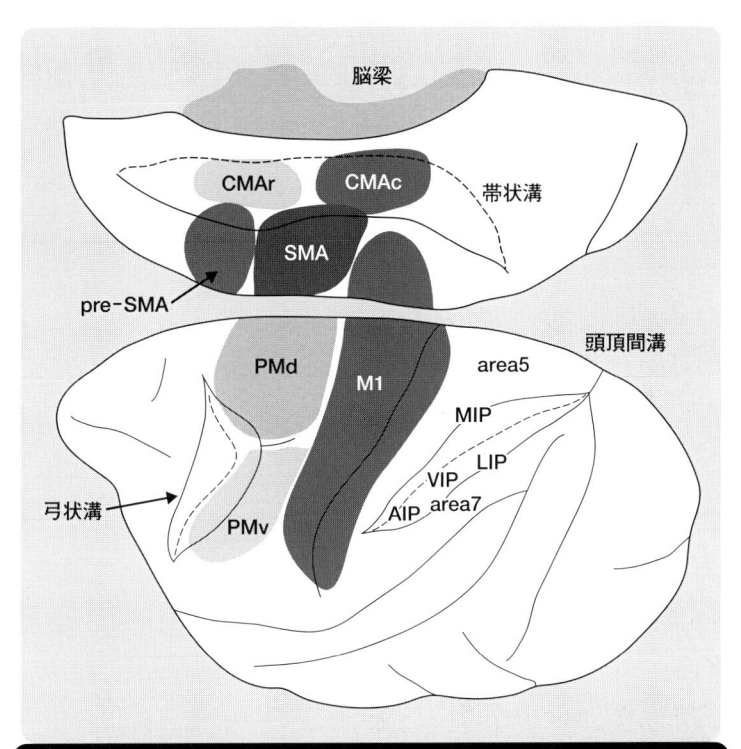

図2-5 サルにおける運動関連領野（丹治，1999より改変）
CMAr：帯状皮質運動野前方部，CMAc：帯状皮質運動野後方部，SMA：補足運動野，pre-SMA：前補足運動野，PMd：背側運動前野，PMv：腹側運動前野，M1：一次運動野。

り，さまざまな意図と運動を結びつけて，合目的的な運動，すなわち随意運動ができるようになる。さらに，どのような学習が，それぞれの運動野において起こるかは，その部位の働きを調べることで明らかになるであろう。運動野の障害は，このような意図と運動のインタフェースが障害されて，意図と動作が乖離することになるのでやっかいな問題となる。

▶ 一次運動野

一次運動野は大脳皮質の中心溝の前方に位置する中心前回の領野である。

前方には運動前野，後方は，一次体性感覚野（SⅠ）がある。ここには明確な体部位局在性が古くから知られている。ブロードマンの脳地図では4野にあたる。体部位局在から，一次運動野の背内側が足，腹外側が顔の部位の運動を表現している。逆立ちしたホムンクルス（小人）を描いて示されることもある。その小人の体部位の大きさは，運動野の相当領域の広さに対応して大きさを変えると，口，手，指などがとくに大きく表現されていることがわかる。しかし実際の脳内の表現が，ヒトの形になっているということではない。同じ筋肉に関する表現が複数の箇所で見つかることや，1カ所の部位が，複数の筋肉の調節に関わっていることから，一次運動野の機能単位は，筋肉の組合せを表現して，興奮と抑制により空間的，時間的に運動調節していると考えられる（**図2-6**）。運動単位の間の関係は，脊髄レベルでもある程度表現されているが，一次運動野は，さらに精度の高い，複雑な組合せを可能にしているのである。さまざまな運動学習によりチューニングが上がり，また新たに獲得されて，動的に表現されていると考えられる証拠がある。最近の研究では，長期にわたる連続運動学習により，一次運動野の細胞が，行った連続運動に選択的に活動することを見出しており，その変化は，学習に伴う運動パラメータの変化では説明できない学習依存性の変化が含まれることを示唆している（Matsuzaka et al., 2007）。このようなことからも，たとえばピアニストが，学習の結果ピアノを奏でて指を時間空間的に運動させるときに，その要素となる運動の表現は，選択性の高い関連細胞の活動が，効率的に組み合わさって空間的，時間的に組織化されていると考えられる。

　このような組合せが，ある方向に手を動かすときに，協調的に関連筋肉を活動させることを可能にしている。運動野の各身体部位はその運動制御の状態に依存してダイナミックに大きさを維持していると考えられる。一次運動野への入力は，後に述べる高次運動野であり，また体性感覚情報を受けている。関節，筋肉からの入力は，より前方の一次運動野，皮膚感覚はより後ろ側の一次運動野であることがわかっている。一次運動野のから脊髄への出力としては，錐体路として，脊髄下行路を形成する。その他に高次運動野や体

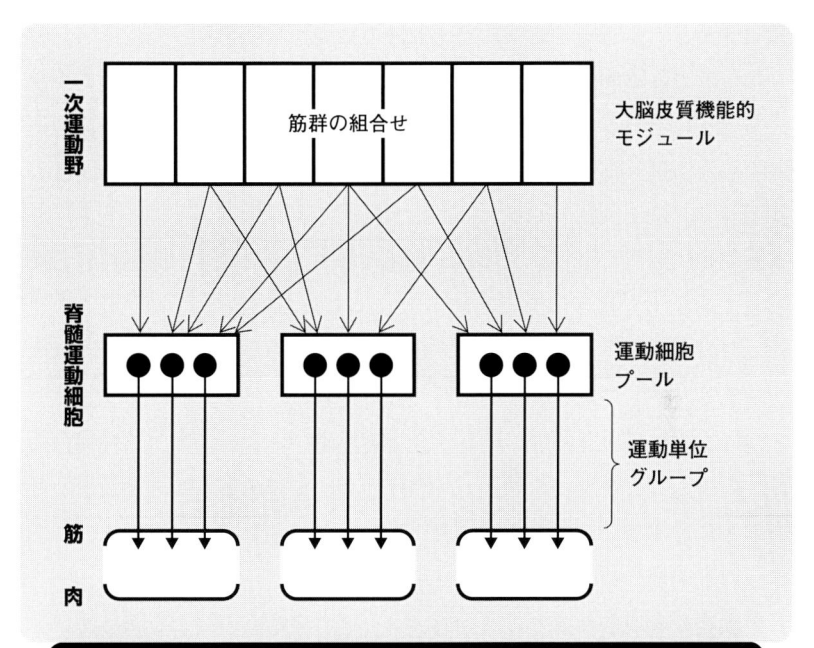

図2-6 一次運動野のモジュールと脊髄運動細胞，筋肉群との関係
一次運動野のモジュールが，さまざまな運動細胞プールの組合せ表現をしている概念を表す。それぞれの組合せが並列的に存在している。したがって，一つの運動には，複数の機能的モジュールが関わっている。どのような運動パラメータや情報を表しうるかは，力，運動方向，タイミングなどの情報が知られている。

性感覚野へ向かうし，基底核，脳幹へも出力し，小脳へも連絡がある。それは大部分が反対側に行くが，一部は腹側を同側性に脊髄を下降する。脳の下行路が半側傷害されると，この同側性の経路が代償に関わる可能性が示唆されている。

　一次運動野で表現されている情報の一つとしては，運動に伴うトルク，または力を表現する細胞が知られている（Evarts, 1968）。また一次運動野には，運動方向に関与した細胞活動が認められる。方向選択性は，一つの細胞はある方向への選択性の範囲は広いが細胞集団としては正確にある方向に出力できるようになっている（Georgopoulos et al., 1982）。ジョージョポラスらは，

その機構として，さまざまな方向選択性の細胞が集団となってある方向性を符号化することで運動の精度を上げるという細胞集団による符号化の仮説を唱えている。このような集団による符号化という原理は，他の領野にも適応可能であり，単一細胞のもつそれぞれの情報を，集団としては統合することで，よりマクロな行動のパラメータに密接に関連づけることができる。

　座標表現に関しては，外部座標と内部座標と2つに大きく分けられる。すなわち，運動方向は，関節などにより決められる関節座標で表現できるし，筋肉に着目すると，筋肉座標でも表現できる。このような座標は身体の内部座標である。一方では，最終的に行われる運動は，外部空間内で動きとしても表現できる。一次運動野の細胞活動は運動を，身体の関節，筋肉座標などの内部座標として表現するのか，外部座標として表現するのかは重要な問題である。到達運動などでは，外界のターゲットへ運動を行う場合には外部座標から内部空間への変換が必要である（Kalaska et al., 1997）。また，一次運動野の細胞で表現されている運動パラメータの座標系の問題を扱った研究がある。一次運動野を，内部座標に近い座標系で運動方向が表現されているとする報告と一次運動野は，外部座標に近い座標系もかなり含まれているとする報告があるが，座標系が区別できる課題で調べることが大切である。複数の座標を区別して，一次運動野の活動を調べると，外部座標で運動を表現する細胞と内部座標で運動を表現する細胞の2種類の細胞が見出されている（Kakei et al., 1999）。実際に行う運動の文脈（コンテキスト）が，座標変換過程のどの段階に関与するかを調べる場合に大切である。

▶ 運動前野

　運動前野は前頭葉の外側面に位置し，後ろには一次運動野があり，前方には前頭前野がある。ブロードマンの脳地図では6野になり，その外側を占める。運動前野は背側部と腹側部に分かれている。それぞれ，頭頂葉の異なる部位から入力を受けている。背側運動前野は，頭頂葉の5野や，MIPなどより頭頂葉の背側から入力を受ける。腹側運動前野は，VIPや7野などの頭頂

葉のより腹側の領域から入力を受ける。この領域には，感覚応答を示す細胞，遅延期間に活動するセット活動，運動活動などの細胞があることが知られている（Wise et al., 1997）。頭頂葉とは密接な連絡があり，それぞれ部位により異なる領域からの連絡を受けていることが知られている。また前頭前野との解剖学的な連絡もありその入力先が異なることがわかっている。視覚，体性感覚などの感覚情報を統合して運動を導くのに関わる。運動前野には，感覚応答，運動関連，準備活動を示す細胞が見つかっている。背側と腹側での機能的な違いは，その解剖的な入出力が異なることも違った側面の運動制御に関わると考えられている。蔵田らは，背側運動前野では，ある刺激が与えられたときにどのような動作と連合するかという条件付き連合動作の連合する側面に関与し，腹側運動前野は視覚的に動作を誘導し実行する座標変換の側面に関与するという報告している（Kurata & Hoffman, 1994）。とくに腹側運動前野は，プリズム適応学習における座標変換に関与することを明らかにした（Kurata & Hoshi, 2002）。また背側運動前野では，到達運動をする場合の身体に関する情報や外部のターゲットの情報を個別に与えるとき，これらの情報を統合して運動する場合に重要な働きをしていることも見出されている（Hoshi & Tanji, 2000）。また，運動というより，むしろその運動を行う文脈としての行動規則，ルールなどを符号化しているという報告もある（Wallis & Miller, 2003）。高次運動野は，運動自身より，その文脈により選択性があるといえる。腹側運動前野では，オブジェクト操作の課題で活動する細胞も見出されており，密接に結合のある頭頂連合野でもオブジェクトの形状などに関する情報が表現されていることから，道具使用に関わる可能性が示唆されている（Murata et al., 1997）。このような運動前野の機能に関して，筆者の経験した運動前野の2つの研究結果を以下に紹介する。

　最初の実験では，固視を課した到達運動課題から見出された細胞活動を紹介する（図2-7）。この課題では，動物は2点のどちらかを固視した条件で，周辺のオブジェクトの指示された位置へ到達運動をする。ターゲットの空間位置から，手の運動方向を決定する必要がある。この際に，運動前野の運動

固視条件付き遅延性到達運動課題と細胞活動の例

左固視時 / 右固視時

同じターゲットへ到達運動

500 ミリ秒
運動開始

基準点（関心点）からの差異ベクトルとしての運動表現

ターゲットTへ向かう
運動ベクトル OT

基準点 R への
運動ベクトル OR

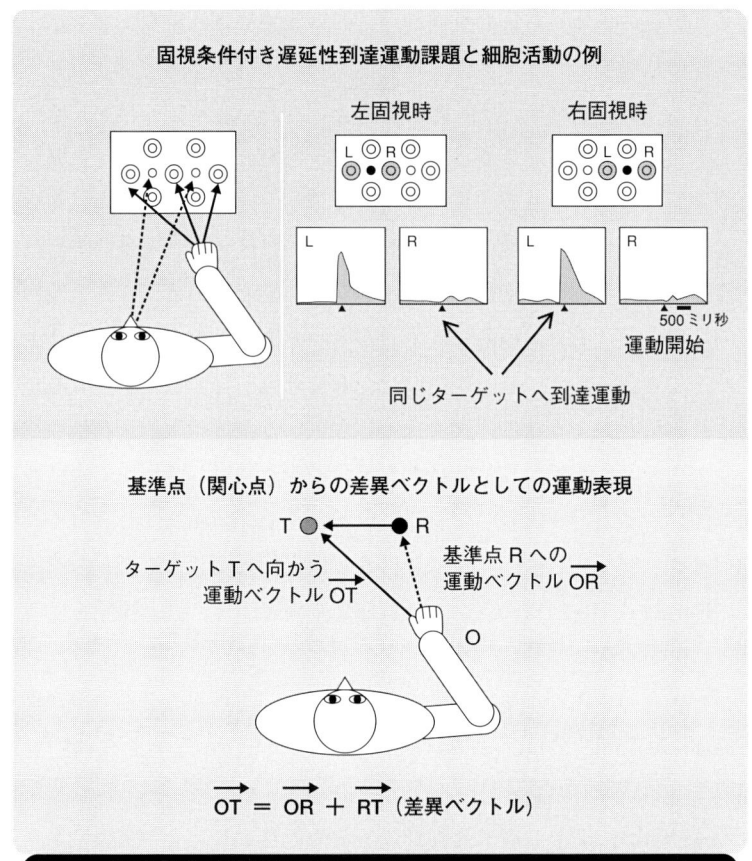

$$\vec{OT} = \vec{OR} + \vec{RT}\ (差異ベクトル)$$

図 2-7　運動前野の到達運動課題関連細胞（Mushiake et al., 1997 を改変）

運動前野の細胞は，現在の固視点（基準点）の左へ手を伸ばすときに活動する。中央のターゲットは，左固視ではその右に，右固視ではその左になるために，手の運動は同じでも，活動がまったく異なる。その説明としては，この細胞が，基準点からの差異を符号化していると考えると理解できる。すなわち下の式のベクトル RT を表していると考えると，基準点 R が右か左かで，同じ運動 OT が異なったベクトル表現で表される。

関連細胞の中に，同じ到達点であっても，どちらの点を固視するかに依存して，細胞活動が異なる細胞が存在した（Mushiake et al., 1997）。

この細胞の運動関連活動で表現される座標系は，手の内部座標としては同

じ表現となる空間位置への到達運動でも細胞活動が異なり，固視点中心座標，またはオブジェクト中心座標と解釈された。しかしむしろ，この課題の到達運動では，固視点を含む外部に基準点を考え，この基準点への到達運動があらかじめデフォルトとして用意されていると考えると，実際に行う手の運動ベクトルは，このデフォルトのベクトルを基準点とターゲットの差分の分だけ変位させるようにして到達運動を符号化していると考えると理解できる。すなわち，実際必要な手の運動のベクトル＝基準点までの手のベクトル＋基準点とターゲットの差のベクトルで表せる。運動前野がこのような基準点との差異とで運動を符号化している可能性が示唆される。基準点をある座標系で任意に定めてその基準点からの差異ベクトルとして符号化することは，さまざまな状況に対応するのに便利な機構である。すなわち，他の適応的な運動学習時にも基準点となる位置からの望ましい差異を実際の手の運動に変換すればよい。このようにすれば，あらためて感覚運動変換過程を構成する負担より，すでにある変換機構に差異の分の調整をすることで適応できる。運動前野はこのような適応的規準座標を運動のさまざまな文脈で学習することに関わると考えられる。多くの運動障害でも，固視点などへの基準点の運動は障害されにくいが，基準点からずれた周辺の到達運動で障害が顕著になる場合が多い。

　次の実験では，仮想空間内で手の視覚像を操作するときに，運動前野は，実際の手と仮想空間内の手の視覚像とどちらの運動に関与するかを調べた（**図2-8**）。このような問題に答える課題として，手をカメラで撮影してディスプレイ上に表示し，実際の手を見ないでディスプレイ上の手の視覚像だけを見ながら，視覚像の指示された部位をターゲットへ移動する課題を工夫して動物を訓練した。このような状況下で動物は，自らの手を見ずに，視覚像の手を視覚目標に正確に移動させることができた。さらに，ディスプレイ上の像を左右反転させて，実際の手の運動と視覚像の手の運動が，異なる方向に移動するようにしても，数回の試行で適応できるように訓練できた。このような視覚像移動課題を遂行中の動物の運動前野から細胞活動を記録，解析

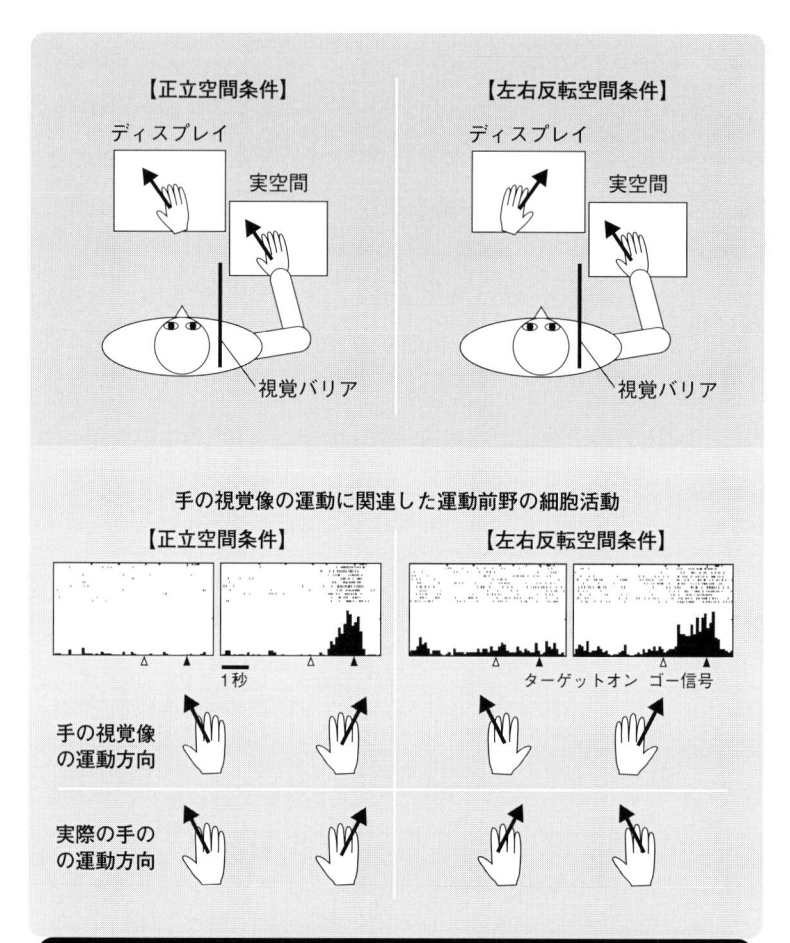

図2-8 運動前野の仮想空間での到達運動課題（Ochiai et al., 2002を改変）
ディスプレイ上の手の視覚像をターゲットに動かすように到達運動を行う。実際の手の画像を撮影しながら、画像処理をして、正立、または左右反転してディスプレイに提示する。左右反転条件では、実空間上の手を左に動かすと、ディスプレイ上では、逆に右に動くことに注意すること。運動前野の細胞は、この例では、将来に行うディスプレイ上の手の視覚像の右への動きの方向を反映しており、実際の手の運動方向には依存しない。

した。運動前野の細胞活動は，運動開始前の遅延期間に活動を示し，しかもその活動は，将来行う実際の手の運動でなく，手の運動の結果として起こる将来の視覚像の移動に関する情報を反映していた。実際の手の運動企画に関与すものも存在したが少数であった。さらに，その運動は，視覚像のどの部位を動かすかという，視覚像というオブジェクト内の位置関係に依存した。これらの結果は，運動前野は，運動を身体中心的（エゴセントリック）な座標で運動表現よりむしろ，運動対象としての視覚オブジェクトの座標（アロセントリック）で運動を表現するということである（**図2-9**）。通常の環境では，実際の手と，視覚像の手は一致するので，この違いはあまり問題にならないかもしれない。しかし，道具を使う運動，コンピュータなどの仮想的

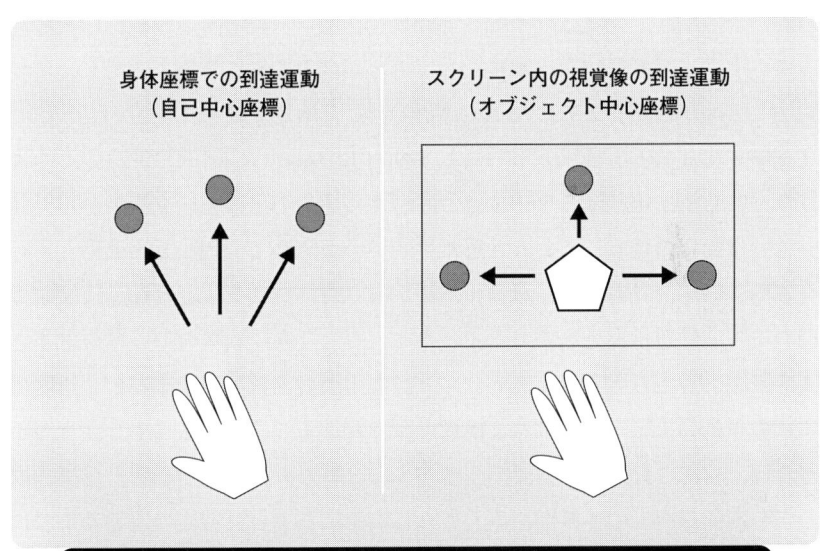

図2-9 運動の自己中心座標とオブジェクト座標表現
運動を手の現在位置からターゲットに動かすとしてとらえる自己中心的な座標表現（左図）と，任意の操作対象となるオブジェクトの運動方向を表すとするオブジェクト中心の座標表現（右図）がある。このようなオブジェクト表現は，手の運動に依存されないので，さまざまな状況に適応できる。運動前野のこのような運動表現は，身体の運動と，その操作対象までを含む運動表現ともとらえられる。

な空間での運動ではこのような状況が起こる。オブジェクト座標での運動表現は，身体固有の座標で運動を制御する場合に比べ，さまざまな外部のものを操作するのに適応できる座標表現である。たとえば道具使用などは，手の運動として学習すると大変であるが，すでに自分の操作対象の運動を符号化する運動前野の機構があれば，運動の基準を現在使用する運動対象の道具に対して適応させればよいのである。操作対象となる視覚オブジェクトの運動情報というのは，着目しているオブジェクトの移動結果を，現在の自分の運動司令から予測するという順モデルの過程と，またそのときに必要な運動司令の生成としては逆モデルの過程が必要となる。運動前野は，視覚や他の感覚から与えられる空間情報，オブジェクト情報，動作空間の間の課題適応的にさまざまな変換過程に関わっていることが強く示唆される。

　運動前野では，視覚性の応答と運動実行に関する応答を示す細胞は多数あるが，その中でも興味深い細胞としては，実験者の動作を見て活動し，かつ自分が同様の動作をするときに活動を示す細胞があることがわかった（Gallese et al., 1996；Rizzolatti et al., 1996；Rizzolatti & Arbib, 1998）。このような応答を示す細胞はミラー細胞と呼ばれる。このような研究成果から，運動前野は動作の認識に関わると解釈されている。つまり観察した運動と，行う運動の対応を考えると，運動の内的シミュレーションないしは動作模倣に関わる可能性が示唆されている。しかし，ひとくちに模倣といってもさまざまな階層が考えられる。たとえば手，肘などの関節角度を目標などと無関係にその運動効果器の形をまねる模倣の階層がある。また，もう少し高次の階層では，目標と動作を合わせて模倣することになり，したがって，目標達成を含む動作レベルの模倣がある。さらに高次になると，特定の運動効果器には依存しないで，動作の内容は異なってもその動作の目標を模倣する階層が想定される。また，観察時と実行時に両方関わる細胞が運動前野の背側で見出されている。この場合は，必ずしも行為者を見る必要もなく，また運動も，自然な動作でなく，連合学習で獲得されたある視覚対象の運動であるが，観察によって動作を暗黙にリハーサルしているような可能性のある細胞も見出

されている（Cisek & Kalaska, 2004）。運動前野は運動の動作制御だけでなく，動作認知や，運動の内的なリハーサルに関与しており，観察と実行の間のさまざまな段階での情報処理の過程を細胞レベルでとらえている可能性がある。

▶ 補足運動野における順序処理過程

　補足運動野は，前頭葉の内側の面に位置している。ブロードマンの6野内側である（Picard & Strick, 1996）。電気刺激による効果から，一次運動野の効果より低く，誘発される運動は複合的な運動であることが多い。補足運動野の総論は，丹治　順著『脳と運動』（共立出版，1999年）やTanji（1996；2001）などに詳しいのでそちらを読まれることをすすめる。補足運動野は後方から前方への下肢，体幹，上肢，顔という体部位局在性も知られている。補足運動野の障害時の症状は臨床的に調べられてきた。この部位は，前頭葉内側面に位置する。この部位の障害からは，昔から自発性運動・発語消失，強制把握，「他人の手」徴候，道具の強迫的使用，右手の習熟行為の解放現象，運動の時間的調節などの障害が知られていた。とくに一連の手順を要する動作や同時進行動作さらに左右手の協調動作が傷害される。補足運動野では，両手，片手運動というような区別をしているような細胞があり，単に効果器の制御でなく，両手，片手というような行動の単位を表している（Tanji et al., 1987）。補足運動野には，連続動作の組合せに選択的な細胞活動が見出されている。補足運動野は，手の順序動作制御に関与する（Mushiake et al., 1990, 1991；Tanji & Shima, 1994；Shima et al., 1998）。補足運動野の可逆的な不活性化では，自発的な順序動作の開始は障害されるが，視覚指示信号にもとづいた順序動作は保たれる。

　一次運動野，運動前野と補足運動野を視覚手がかりと記憶にもとづいて行った連続運動課題での筆者の研究の結果を紹介する（図2-10）。動物の前方に4つのボタンが配置されている。最初は，視覚手がかりによって連続的に3個のターゲットに到達運動する。その後，同じ視覚手がかりが数回繰り返された後，視覚手がかりを消した状態でゴー信号が与えられ，記憶にもとづ

```
                視覚誘導性              記憶誘導性
                連続運動                連続運動

              適応学習                  順序学習
                  ↓                      ↓
              ┌────────┐            ┌────────┐
              │運動前野│←――――――→│補足運動野│
              └────────┘            └────────┘
                ↑    ↘              ↙    ↑
                │      ↘          ↙      │
          ┌──────┐    ┌────────┐    ┌──────┐
          │視床核│→→│一次運動野│←←│視床核│
          └──────┘    └────────┘    └──────┘
                ↑      課題非選択性      ↑
                │                        │
          ┌──────────┐            ┌──────────┐
          │小脳歯状核│            │基底核淡蒼球│
          └──────────┘            └──────────┘
```

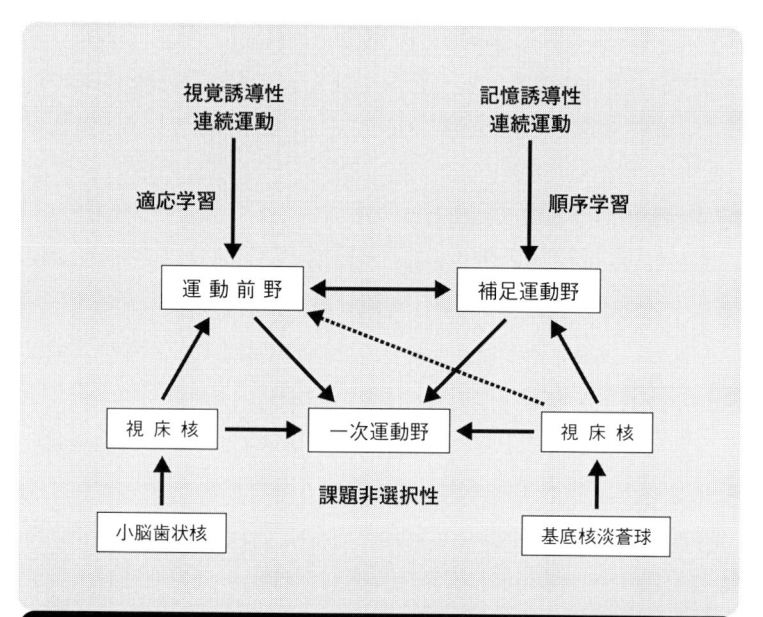

図2-10　連続運動課題中の運動野と基底核，小脳の課題選択性

視覚誘導性連続運動に選択性を示す細胞は，運動前野に多く，記憶誘導性連続運動に選択性を示す細胞は，補足運動野に多く存在した。これらのタイプの細胞は，基底核淡蒼球，小脳歯状核にも存在していた。一次運動野では，非選択性の細胞が多い。

いて連続動作をする。動物がこの連続課題を行っているときに，視覚手がかりありで連続動作を行っているときと，記憶情報によって連続動作を行っているときの，一次運動野，補足運動野，運動前野からの細胞活動を記録して比較した。すると，一次運動野は，同じ連続運動であれば，視覚手がかりにもとづいて運動しても，記憶情報にもとづいて運動してもほぼ同じ活動であった。それに対して，運動前野は，視覚手がかりにもとづいて行う連続運動で活動が高い細胞が多く，また逆に補足運動野は，記憶情報にもとづいて連続運動をするときに活動が高い細胞が多かった。この結果から，一次運動野は運動が同じであれば，運動の文脈依存性が低いのに対して，運動前野と補足運動野は，運動が同じであっても，文脈依存性が高いことを表している。

補足運動野における順序処理過程

すなわち補足運動野が，記憶のような内的な情報にもとづいて運動を行うときに関与し，運動前野は，視覚手がかりという外的な情報に依存する条件で運動を行うときに関与する（Mushiake et al., 1990；1991）。

サルでは前補足運動野がその後ろの補足運動野から解剖学的にも機能的にも分離できる（Matsuzaka et al., 1992；Tanji, 1996；2001）。前補足運動野は，視覚応答性があり，補足運動野では視覚応答性はほとんどなく，むしろ体性感覚応答性が認められる。一次運動野との関係は補足運動野で強いが，前補足運動野はむしろ前頭前野との結合が強い。順序動作課題に関しては動作に依存しないで，1番目の運動，2番目の運動，3番目の運動というように，順番選択的（ランク選択的）細胞活動が前補足運動野で多く見出された（図

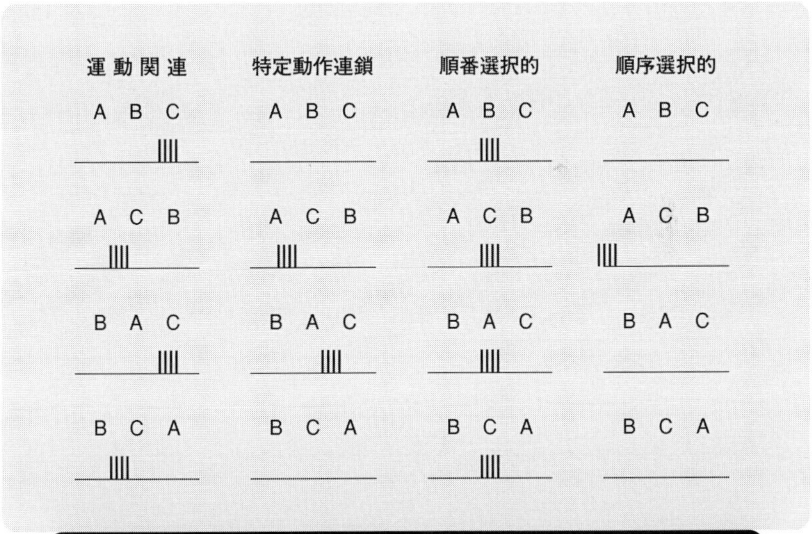

図2-11 順序動作課題における補足運動野および前補足運動野の細胞活動
（丹治，1999より改変）

運動関連細胞は，この例では，動作Cに選択的に活動している。特定動作の連鎖に関与する細胞は，たとえば動作A→動作Cの間で活動を示している。順番選択的な細胞は，動作の種類に関わらず1番目，2番目，3番目のいずれかで活動を示す。この場合は2番目で選択的に活動を示す。順序選択的な細胞活動は，特定の順序，この例では動作順序ACBでのみ活動を示す。

2-11）（Tanji & Shima, 1994；Shima et al., 1998）。さらに，前補足運動野には，繰返し行っていた順序動作を，視覚手がかりにもとづいて新しい順序動作に切り替えをするときに，一過性に活動を示す細胞も見出されている（図2-12）。

このような細胞は，以前に行っていた順序運動を破棄して更新するというようなアップデートに関与することが示唆され，補足運動野とは異なり高次の行動制御を行っていると考えられる（Shima et al., 1996）。運動プランの変更に関わる細胞活動が記録されている（Matsuzaka & Tanji, 1996）。手の動作以外に眼球課題で調べてみると，前補足運動野は，眼球でも手でも運動時に活動する細胞があり，効果器非依存性の運動関連活動が補足運動野に比べると高い傾向がある（Fujii et al., 2002）。また，眼球運動の順序課題でも，前補足運動野の一部の細胞が活動することが報告されている（Isoda & Tanji, 2004）。したがって前補足運動野は，効果器非依存的に身体部位の動作順序学習に関わっている可能性がある。

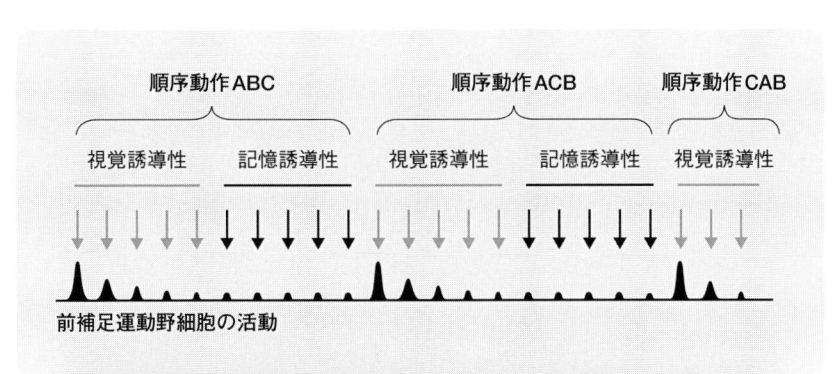

図2-12　順序動作切り替え時に一過性に認められる前補足運動野の細胞活動の例（Shima et al., 1996より改変）

動物は3つの運動からなる順序動作を各試行で行っている。最初は，視覚指示信号を与えて視覚誘導性で5試行させる。その後はゴー信号のみで記憶にもとづいて，同じ順序動作を行う。前補足運動野の細胞は，順序動作の切り替わりの最初の試行では大きな活動を示すが，試行を重ねるにつれ減弱する。このような細胞活動は，順序動作の更新に関与することを示唆する。

▶ 補足眼野

　補足眼野は，補足運動野前方外側，前補足運動野の外側で前頭葉背側の面に位置しており，視覚刺激で眼球運動が誘発される。またFEFやLIPなどと連絡があり，眼球運動系に含まれると考えられる。この部位での細胞活動は，任意の視覚刺激と運動方向を結びつける連合学習時にどのように細胞活動が変化するかを調べた研究がある。これを調べるには，新しい刺激に対応する正しい運動を見出せればよい。学習は最初チャンスレベルだが試行数とともに次第に正しい方向を学習して成績がよくなる。このような運動学習時に補足眼野に2つのタイプの細胞活動が認められた。一つは，成績がよくなっていく学習最中にもっとも活動が高いが，一過性で最終的に学習が成立すると活動が低下するタイプで学習選択的な細胞活動である。もう一つは，最初は活動が低いが，学習とともに活動が上昇してくる，学習依存的な細胞活動である（図2-13）（Chen & Wise, 1995a；1995b）。手の連合運動学習でも，同様のタイプの細胞が報告されている（Mitz et al., 1991）。

　補足眼野には，サッケードのベクトルがオブジェクト座標で符号化されているのではないかとする報告がある（Olson, 2003）。すなわち，同じ方向への目の動きでも，オブジェクトの右か左かで異なる活動を示し，逆に，異なる方向の目の動きでもオブジェクトにとって同じ関係であれば同じように活動を示す。またターゲットの提示された逆の方向へ眼を向けるアンチサッケードでとくに活動が高い細胞がある（Schlag-Rey et al., 1997）。前頭前野からの入力も多いので，補足眼野では，単純なサッケードの生成よりもより認知的な側面に関わる可能性を示唆している。補足眼野でも，上肢運動と，眼球運動の両方の課題を行っているときに細胞活動を解析した（Mushiake et al., 1996；Fujii et al., 2002）。この部位には，眼球運動と上肢運動で細胞も多く，眼球運動関連でも手の動作の有無で修飾される細胞もある。したがって，効果器への依存性は弱いが，効果器非依存性の細胞活動もあり，むしろ文脈依存性が高い。また，眼球運動の順序課題を訓練して調べると，眼球の順序に依存した活動を示す細胞が多数見つかった。また順番を符号化する細胞も

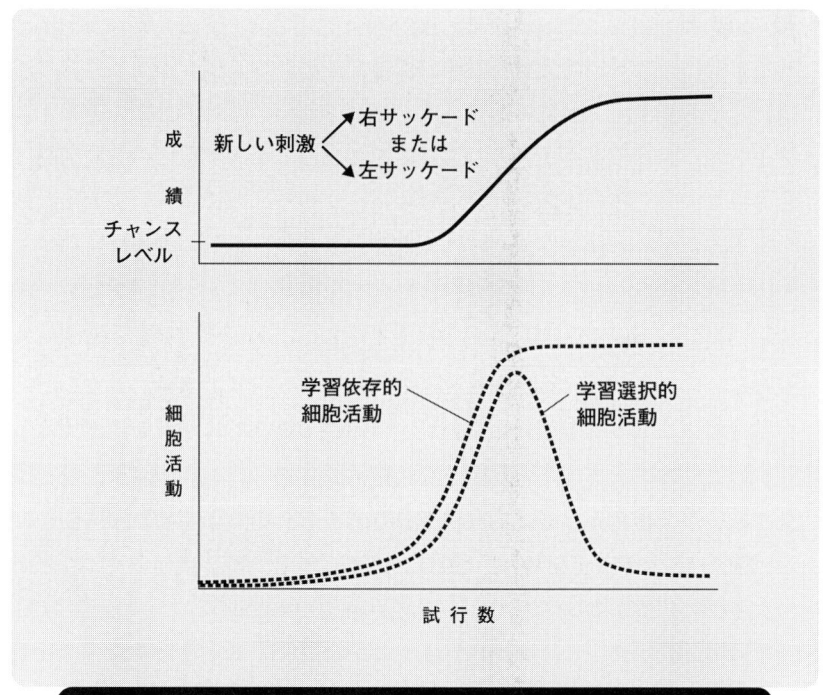

図2-13 補足眼野の連合学習関連活動（Chen & Wise，1995より改変）

この課題は視覚−運動連合学習で，新しい視覚刺激に対して正しいサッケード方向を学習する。最初はチャンスレベルだが次第に正しい選択をする。それに伴う，細胞活動は，成績の変化する学習時期にだけ認められる学習選択的な細胞活動と，学習に依存して活動が大きくなり，学習後も活動を維持する学習依存的な細胞活動が見出された。

見出されている（Isoda & Tanji, 2002）。

▶ 運動学習と機能回復と関連した補足運動野の細胞活動の再組織化

　過剰学習と一次運動野障害後の補足運動野の細胞活動の再組織化に関して，以前の研究で興味深い所見を得ているのでその論文を紹介する（図2-14）。動物に右手または左手を使う単純な反応課題を1年以上過剰訓練した後で，補足運動野から細胞活動を記録して，さらに一次運動野を破壊した後で再度

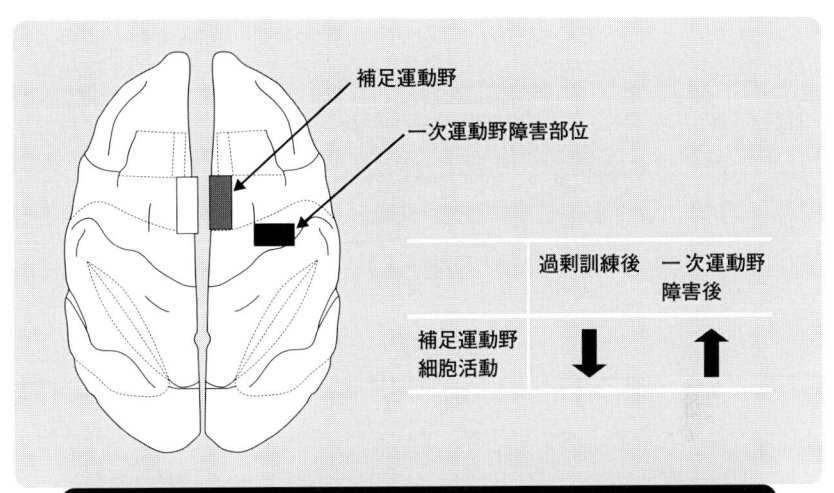

図2-14 一次運動野障害後の補足運動野の活動（Aizawa et al., 1991）
相澤ら（1991）からの結果のまとめで動物は簡単な選択反応課題を行っている。課題を訓練後1年以上過剰さらに過剰に訓練をした後，補足運動野から記録した。すると課題関連細胞数が激減していた。今度は一次運動野損傷の後に補足運動野から記録すると多くの課題間関連細胞が記録された。

補足運動野から細胞活動を記録した実験である。まず長い過剰訓練後の補足運動野から細胞活動記録をすると動作関連活動を示す細胞が非常に少なかった。これは過剰訓練による効率化により活動範囲が縮小化したことによると解釈できる。その後右一次運動野の手の領域を電気凝固した。一次運動野障害直後は，反応時間が延長したが，すぐ回復してきた。障害側の補足運動野から細胞活動を記録すると，多くの細胞活動が認められた。これは，障害によりその代償として関連細胞の新たな参加をしてきたと解釈できる。しかも，補足運動野に反対側の手の運動に関連する細胞が正常側より高い頻度で見出された。これは，代償作用は，その障害に応じて以前の活動とは違って，新たな状況に代償的適応した結果と認められた。この結果から補足運動野は，過剰訓練後は単純な運動にはそれほど関わらないが，ひとたび一次運動野が破壊されると破壊された一次運動野と同じ側の補足運動野が代償的に運動に関わることが示された（Aizawa et al., 1991）。

一般的に，学習初期では，脳のさまざまな細胞が学習期選択的に活動を示すが，繰返しの学習により次第に細胞の選択性は高まるが，一方で関連する細胞数は減り，効率的符号化になっているように見える。学習後は比較的限定された部位で学習依存性の細胞活動が見出せるようになる。しかし，脳の障害などにより，一部の領域の機能が失われると再学習が必要となる。その場合には，関連する新たな部位が参加して代償機能に関わる。ヌードらも，一次運動野の障害後に，障害部位の周辺と運動前野，一次体性感覚野の再組織化を報告している。脳には可塑性があり，多様な自己修復機能により，すでにある神経回路を再利用するか，または新たな結合を生成して再組織化する能力をもっている。練習や学習によって，運動機能などの手続き的な知識は繰返しにより神経回路のシナプス効率が上がり（または下がり），脳のマップは活動経験に依存して動的に組織化される。また障害の後には，障害を受けなかった関連細胞は，すでにある回路で代償的に活動が高まり，可塑的な変化を生じる。このような障害後の再編成は再学習と呼ぶこともできるだろう。代償過程には短期的な過程と長期的な過程が想定される。しかし代償作用によって，機能的には同じように回復したように見えても，実際の脳の活動は異なっている可能性がある（Nudo, 2006；久保田・宮井，2005）。

▶ 帯状皮質運動野

　帯状皮質運動野は帯状溝の腹側と背側脳皮質にあることが知られている。この部位は，他の運動関連皮質，皮質下の運動関連の部位とも結合があり，刺激によって運動も誘発できる。ブロードマンの脳地図ではおおよそ24野，23野に対応する。そのそばには帯状回と呼ばれる部位が脳梁との間にあるが，これは，運動関連領域と解剖学的な結合がなく，むしろ情動に関与すると考えられている。帯状皮質運動野はさらに前後に分かれる。前方を吻側帯状皮質運動野と呼び，24野に対応する。後方の尾側帯状皮質運動野は，背側部と腹側部に分かれるとされ，6野の一部と23野に対応する。体部位局在は，手と足の領域が分かれることが知られているが，さらに眼球運動の領域にも

あたる可能性も議論されている。

　実際の運動では，視覚，体性感覚，聴覚に反応して行う運動と自分で開始する運動課題で比較して，前方の吻側帯状皮質運動野との後方の尾側帯状皮質運動野の細胞活動に差が見出されている。すなわち尾側帯状皮質運動野は，視覚，聴覚，体性感覚などの信号に反応して運動を行う場合でも自分で開始する運動でも同様の活動を示す細胞が多いが，吻側帯状皮質運動野は，自分で開始するときによりはっきりとした活動が認められる細胞が多かった。このような，応答性の違いから吻側帯状皮質運動野は，尾側帯状皮質運動野より高次な運動調節に関わる可能性が示唆された（Shima et al., 1991）。

　吻側帯状皮質運動野に関しては，遅延反応課題の遅延期間の活動に特徴があった（Niki & Watanabe, 1976）。また，連続運動課題で繰返し行った学習された（ルーチン）行動から課題で普段行わない新しい行動（ノンルーチン）を行うときに活動するなどの研究がある（Procyk et al., 2000）。報酬予測やエラーに関連するという報告もある（Amiez et al., 2005）。ここでは，内

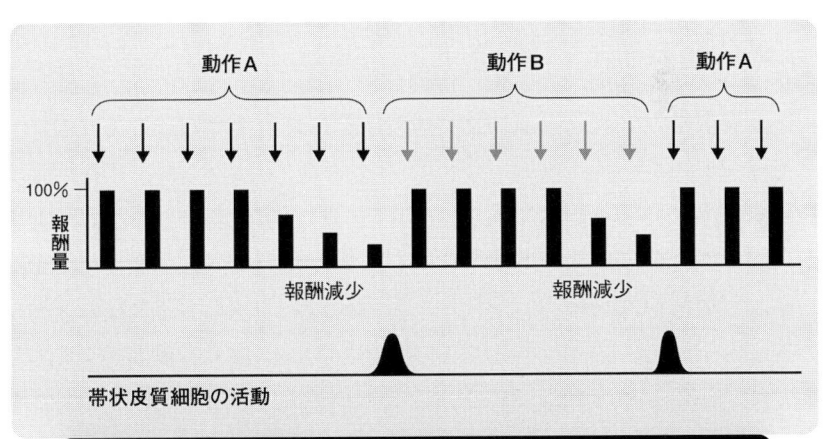

図2-15　報酬量にもとづいた動作切り替え課題と帯状皮質の細胞活動
（Shima & Tanji, 1998 より改変）
報酬量にもとづいて動作を切り替えるときの遅延期間に帯状皮質運動野の細胞活動が認められた。しかし，変更の指示を明示的に与えて動作を切り替えても細胞活動は認められていなかった。

的な欲求からの動作調節という視点から，報酬の価値判断にもとづいた動作選択課題を考案して，帯状皮質運動野の細胞を調べた嶋と丹治らの行った研究があるので紹介する（図2-15）。この課題では，2つの動作の一方を行うと報酬として一定量のジュースをもらえるが，何回か連続すると，少しずつ減少させていき，ここでもしもう一方の動作を切り替えると，元の一定量の報酬をもらえるようにした。すると，動物は現在の報酬の量から自ら判断して，別の動作を選択するようになる。このときの動物の細胞活動を記録した。その結果，とくに帯状皮質運動野の前方の細胞は，報酬が減少し，次に別の動作を選択しようとしているときに，細胞活動が高まる特徴的な活動が見出された。これは単に報酬の減少だけに応じているだけでなく，また他の指示信号で明示的に動作切換を指示されたときには活動しなかった。このような細胞活動は，報酬の価値判断にもとづいた動作選択に，帯状皮質運動野の前方部が関与することを示している（Shima & Tanji, 1998）。

▶ 基底核による運動調節と学習機構

　基底核に関しては，運動に関連して英語での総説が詳しいものがある（Alexander et al., 1986；DeLong, 1990；Hikosaka et al., 2000）。大脳基底核は皮質下にあるいくつかの細胞集団から成り立つ。大脳皮質から入力を受けるのは，尾状核と被核であり，この2つを合わせて線条体と呼ぶ。また出力は淡蒼球内節と黒質網様部があり，視床，または脳幹に抑制性の出力を送る。その間には，淡蒼球外節と視床下核がある。この回路を調節するように黒質緻密部と呼ばれる部があり，ドーパミンと呼ばれる化学物質を含む細胞がある。基底核は，大脳皮質から広く入力を受けている。また，前頭葉，頭頂葉，側頭様，後頭様からも受けている。これらの入力を線条体が受けるときには，いくつかの関連ある入力は収斂的に集まり，また大脳皮質の一カ所からは基底核の複数の箇所に出力しており発散的でもある。これらの入力はさまざまな情報処理を受ける。出力としては大脳皮質に戻る回路と，脳幹へ出力する回路グループがある。大脳皮質は基底核にとって，入力でもあり出力でもあ

るので，大脳—基底核ループ（回路）と呼ぶことがある（図2-16）。ただし，このループは閉じた回路でないので注意が必要である。広く受けた入力が，それぞれ，比較的限られた部位に戻っていくので，開かれたループである。

　大脳皮質—基底核ループは，視床を経由して大脳皮質へ戻る。この回路は並列した複数のループが存在する。運動に関わる運動ループも複数あることがわかっている。基底核が運動学習に関わることが示されている（Graybiel et al., 1994）。筆者は，実際に連続運動課題で，一次運動野，運動前野，補足運動野での活動と対応する細胞活動を淡蒼球内に見出している（Mushiake & Strick, 1995）。補足運動野で見出された記憶にもとづいた連続運動で選択的な活動を示す細胞が，基底核にも見出された。しかもその部位は，補足運動野へ投射する淡蒼球の部位と一致していた。このことから記憶にもとづいた連続動作には，補足運動野，基底核が連携して関与することが考えられる。その他にも，運動前野で見出されたような，視覚誘導性の連続運動課題に選択的に活動を示す細胞や，非選択的な細胞は，それぞれ，基底核の淡蒼球内で集まって記録される部位があった。基底核には運動前野，一次運動野へ出力する部位があり，複数の運動に関する回路が存在している。また前頭前野

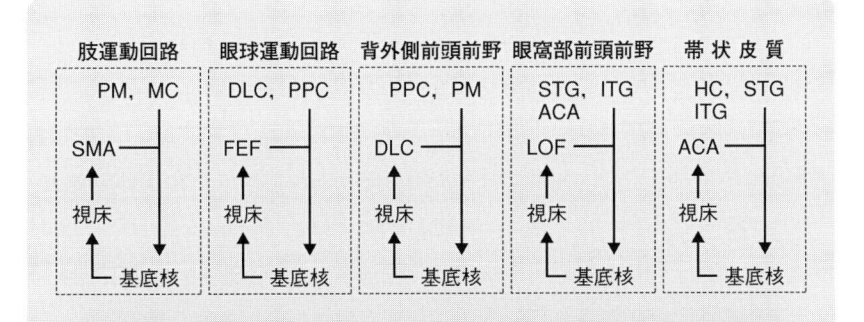

図2-16　大脳皮質—基底核回路（Alexander et al., 1986より改変）
PM：運動前野，SMA：補足運動野，DLC：外側前頭前野，PPC：頭頂連合野，FEF：前頭眼野，STG：上側頭回，ITG：下側頭回，ACA：前帯状領域，LOF：眼窩前頭前野，HC：海馬，MC：一次運動野。

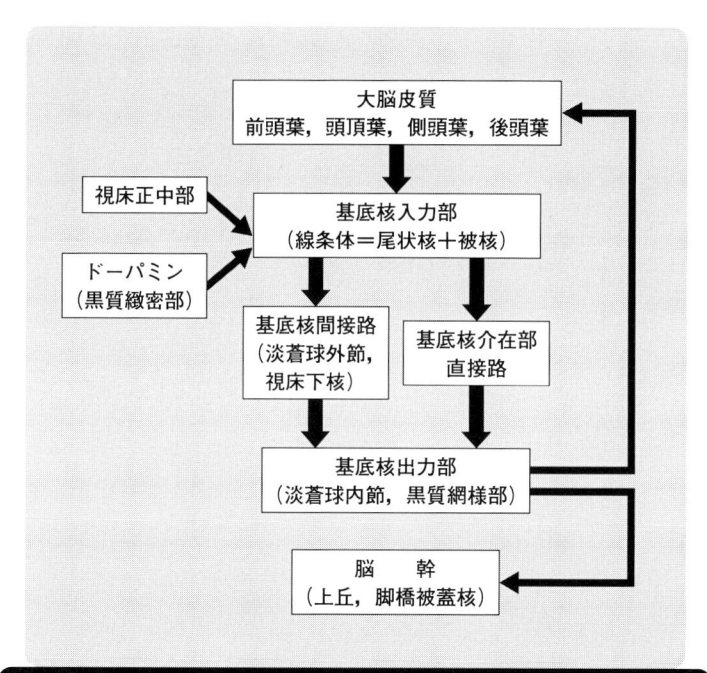

図2-17 基底核と大脳皮質との間の回路

基底核と大脳皮質を，直接路と間接路に分けて，おおまかに図式化した。大脳皮質は，基底核とループのような回路を形成している。完全なループではないが，直接路は興奮性の，間接路は抑制性の影響をその回路へ与える。

とループを作る認知ループも複数あり，さまざまな機能に関わる。

基底核内の回路には直接経路と間接経路があり，最終的に出力する部位に興奮性の影響を与えるのか，抑制性の影響を与えるのかが異なる（**図2-17**，**図2-18**）。すなわち，直接路はアクセルのような促進作用があり間接路はブレーキのように抑制作用がある（Albin et al., 1989；DeLong, 1990）。これは，不適切な運動を抑制して，適切な運動を促進するというような選択に関わる機能であることが示唆されている。しかもこの選択性に関しては，入力段階でシナプスに可塑性があり，ドーパミン細胞の活動によってどの入力が促進または抑制されるかが変化する。ドーパミン細胞は，黒質緻密部と腹側被蓋野に位置しており，それぞれ基底核，大脳皮質に投射がある。線条体には，

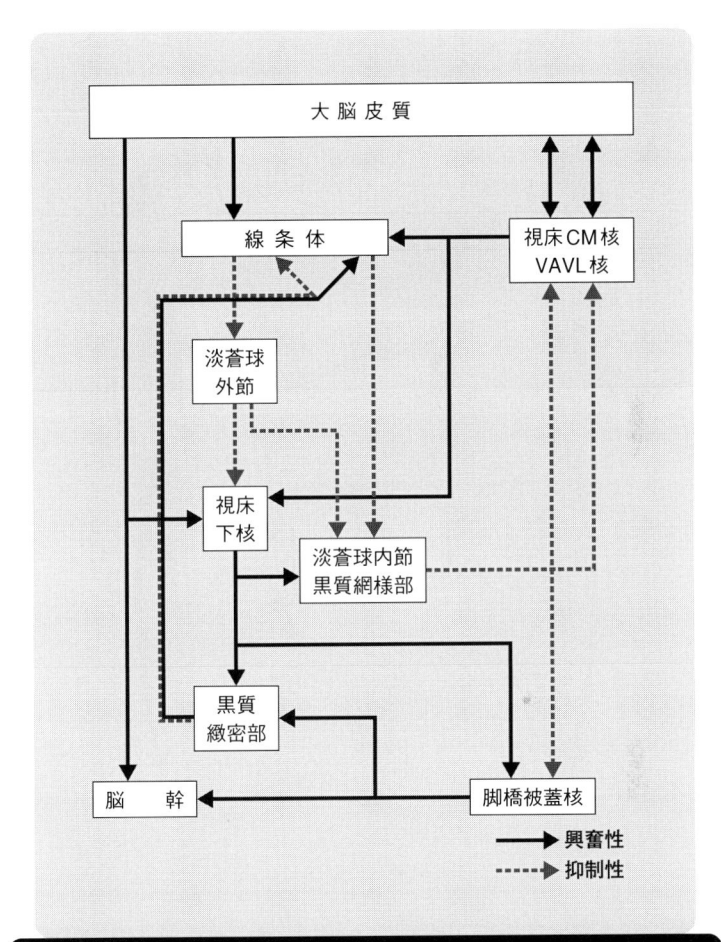

基底核による運動調節と学習機構　47

図2-18　基底核−大脳皮質の詳細な経路

基底核と大脳皮質の回路を，より詳細に分けて図示した．興奮性と抑制性の連絡を分けて示してある．直接路は，抑制性の投射が2つ含まれ，間接路は，抑制性の回路が3つ含まれる．黒質緻密部のドーパミン細胞が，直接路，間接路に異なる影響を与えることを記述している．視床は，大脳皮質−基底核の回路の中継核のような側面と，線条体へ影響を与えて，その機能修飾する側面がある．基底核は，大脳皮質へ向かう以外，脳幹への出力がある．

さらにパッチとマトリックスとに分けられる（**図2-19**）（Gerfen, 1992）．それぞれの構造は，皮質入力や出力先も異なることが知られている．この黒質

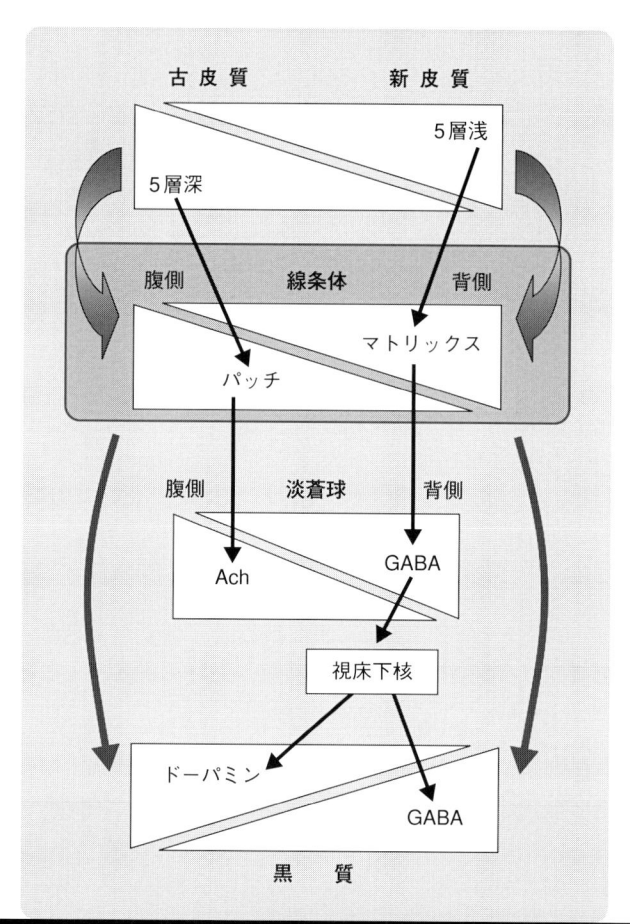

図2-19 基底核のパッチとマトリックス（Gerfen，2000より改変）

線条体をパッチとマトリックス構造に分ける。その皮質入力が異なり，パッチは辺縁系などの古い皮質でマトリックスは新皮質である。また投射先も異なり，パッチは黒質緻密部のドーパミン細胞へ向かい，マトリックスは基底核の出力へと向かう。

緻密部の障害がパーキンソン病などのさまざまな疾患の原因となる。主症状としては，手足のふるえ（振戦）いわゆる安静時振戦がある。筋の固さ（固縮）としては手や足を曲げたり伸ばしたりすると，強い抵抗を感じたり動作

が遅くなりさらに無動症になることもある（ただし無動症は感覚誘導性の運動を行うことで改善する場合があるので，麻痺などとは異なる）。無動症に関しては，基底核の直接路が間接路に対して弱まり，結果として視床と大脳皮質へは抑制性に作用することが原因であることがわかっている。固縮は基底核から脳幹への出力が関与する。

▶ 基底核と強化学習

　黒質緻密部のドーパミン細胞は，報酬予測に関与することが最近わかってきた。たとえば，ある学習課題で，最初は報酬に対して応答していたドーパミン細胞が，次第に報酬と結びついた指示刺激への応答をするようになる。それとともに，報酬自体には応じなくなる。しかし，これは単に反応しないのではない。学習成立後に，今度は報酬時期に報酬を与えないと，逆に抑制が認められる。このことから，この報酬の直接反応がなくなったのは，報酬予測と実際の報酬との差すなわち報酬予測誤差（報酬予測誤差＝予測された報酬－実際の報酬）を符号化しているという説をシュルツらが提案した（Schultz, 2000）。さらにこの説はレスコラとワグナーによる連合学習の理論と関連づけて，報酬予測誤差による強化学習理論へと発展させた。

　強化学習は，試行錯誤を通じて環境に適応する学習モデルで，行動するエージェント（ヒト）と環境との間の相互作用から報酬を経て，報酬を最大化するように，自分の選択可能な行動の価値を学習していく。このような学習モデルは多数のステップ行う運動や行動の学習に広く適応しうる。繰返し学習から，報酬価が最大になる行動を探索するような手続き的な学習の一つのあり方である（Doya, 2006）。報酬価に関連する細胞活動が，線条体から見出されている。連合学習，基底核がその学習とくに報酬予測誤差，報酬価の表現に関与するとする実験的な証拠が報告されている（Samejima et al., 2005）。線条体では，単に運動方向を符号化するのでなく，むしろ報酬の与えられる運動方向に関連した細胞活動が見出されており，報酬価を随意的なサッケードに関連づける随意運動学習に関与することが示唆されている

（Hikosaka et al., 1999；2000）。

　多数の大脳皮質―基底核の回路があり，それぞれの回路で学習が起こる可能性があるので，基底核は，運動機能以外にも，認知機能の学習にも関わることになる。彦坂らは，連続運動学習時に，基底核―皮質系の認知的回路と運動回路に分けて，学習段階によって，関連部位が変化する可能性を報告している。すなわち，基底核内で，認知的な回路と，運動的な回路が異なった学習段階に関わる可能性を示唆している。学習初期は，認知的な回路が重要であるが，次第に自動化するにつれて，運動回路への依存性が強まる。基底核は大脳皮質への回路以外に脳幹への回路もあり，内的な動作，歩行，姿勢などに関わる回路があることも忘れてはならない。基底核は，したがって複数のレベルで運動学習へ関与することになる。

▶ 小脳による運動学習

　小脳は入出力により解剖学的に3つに分けることができる（図2-20）（Ito, 1984；Thach et al., 1992；Houk et al., 1993）。出力核と投射先から，1つめは片葉の前庭小脳で前庭神経核が出力でさらに前庭脊髄核へ投射し，姿勢制御，眼球運動に関与する。2つめは小脳虫部，小脳中間部で脊髄の入力を受けて中位核へ出力し，脳幹網様体核へ行き脊髄へと投射する。3つめは小脳半球で，大脳皮質からの入力を受け外側核（歯状核）へ行き視床を経て大脳皮質へ投射する。したがって小脳部位により障害時の症状も異なる。

　前庭小脳は，姿勢制御の異常，脊髄小脳は，筋肉の協調が異常になり，たとえば主動筋と拮抗筋が同時に活動し制御が不安定になる。また外側では，たとえば到達運動時に，視覚ターゲットの距離と運動が不一致になり，方向や距離を予測できなくなる推尺異常や，目標に近づくと振戦がひどくなる企図振戦を起こす。

　小脳にはプルキンエ細胞という細胞が，苔状線維と登上線維を入力として受けていている。苔状線維は平行線維となりプルキンエ細胞では発火頻度の高い単純スパイクを生成して，登上線維は，発火頻度の低い複雑スパイクを

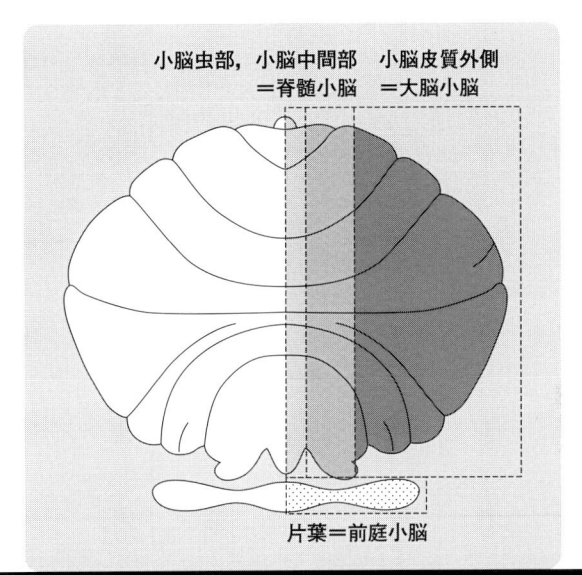

小脳虫部，小脳中間部　小脳皮質外側
＝脊髄小脳　　　　＝大脳小脳

片葉＝前庭小脳

図2-20　入出力からみた小脳内3つの部位
小脳は，大きく3つに分けられる。前庭系と主に結びついた片葉を含む前庭小脳，脊髄との結びつきが強い中間部を含む脊髄小脳，そして，大脳皮質との結びつきが強い大脳小脳である。

生成する。プルキンエ細胞の出力は抑制性である（図2-21）。

　大脳皮質への経路は複数あり，運動関連領野，前頭前野などへ視床を経て投射する。たとえば，一次運動野，運動前野へは異なる歯状核の部位が投射する。運動前野で認められた視覚誘導性運動課題で選択的に活動する細胞は，小脳の歯状核でも見出されている（Mushiake & Strick, 1993）。このような細胞の見つかる部位は，運動前野へと視床を経て投射する細胞の部位と一致していた。さらに前頭前野にも投射があり認知的な機能にも小脳が関わることが示唆されている（Middleton & Strick, 1998）。

　小脳が運動学習に関わることは，以前から知られていた。前庭動眼反射の適応学習は，前庭小脳の学習としてよく知られている。脳研究のパイオニアである伊藤正男は，その学習機構を小脳内のシナプスの可塑性による学習機構で説明した（Ito, 1984）。その学習には，誤差信号が大切な役割をしている。

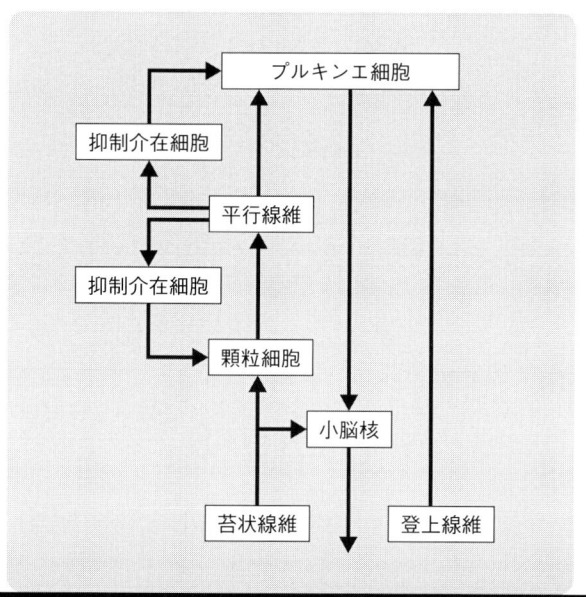

図2-21 小脳内回路

小脳内の回路を示した。主な細胞であるプルキンエ細胞は，2系統の入力を受け取る。一つは，苔状線維で，顆粒細胞を介して，平行線維となって多数のシナプスをプルキンエ細胞と形成する。もう一つは，登上線維であり，下オリーブ核からの入力を1対1でプルキンエ細胞へ伝える。プルキンエ細胞の出力は抑制性で小脳核から，小脳外の赤核や視床などへ投射する。

すなわち，小脳への入力情報を平行線維がプルキンエ細胞に送るときのシナプス伝達効率を，登上線維からの誤差情報により調節する。この原理によれば，平行線維が間違った出力をすると，登上線維が誤差信号を送り，シナプス荷重を減少させる（長期抑圧）。プルキンエ細胞は小脳核に作用するが，その出力にもとづいた運動結果が適切になるようにシナプス効率が変化するように学習される。登上線維が誤差信号を伝えることに関しては，手の到達運動では，北澤らが小脳のプルキンエ細胞の反映する情報量を計算して，到達運動の開始直前では，運動の行き先情報を反映するが，到達後は到達点と到達すべきターゲットとの運動誤差の情報を符号化していることを示した（Kitazawa et al., 1998）。このような誤差信号が，小脳の運制御と適応運動学

習に大切な役割を果たしていることが示唆される。

　実際に手の随意運動に関して，サッチらによりプリズム適応学習時に小脳の外側の損傷で適応障害が出ることが知られている（Thach et al., 1992；Martin et al., 1996）。すなわち通常であれば，シフトプリズムを装着した後に，ダーツを投げるとターゲットからはずれるが，試行を重ねるとターゲットに到達するようになる（図3-3参照）。この場合，実際に見えた部位に投げると到達できないので，見えたところとずれた部位に投げる必要がある。プリズムをとると，また何回かの試行で元に戻る。このような課題では，到達位置と，ターゲットの位置の誤差信号が学習を導くと考えられる。このシフトプリズムによる適応学習に関しては，蔵田の研究からは運動前野の不活性化でも適応運動に障害が出ることを報告している。小脳からの出力核である歯状核から，視床を経て運動前野へ向かう経路が知られている。この運動前野と小脳が機能的に連関することは解剖学的に十分考えられる。

　最近では，小脳の学習機構を計算論的なモデルとしてとらえて，より一般化された制御ないし学習モデルが唱えられてきている（Kawato, 1999；Doya, 2000）。誤差信号にもとづいた学習は，その誤差信号を教師と考えて「教師あり学習」と呼ばれている。この学習によりその課題の遂行に必要な内部モデルを形成すると考えられている。たとえば，ターゲットへに到達するときの望ましい手先の位置・姿勢からその実現のために必要な関節変位を計算する過程が，逆モデルである。したがって，逆モデルとして望ましい行動結果をもたらすようにその原因なる行動を選択するマップを形成する。一方では，運動指令が実行されるとどのような感覚フィードバックがあるかを予測することは重要である。これは順モデルと呼ばれる。このように順モデル，逆モデルを含む内部モデルが小脳で形成される。このような内部モデルの考え方は，ある特定の運動制御だけでなく認知レベルでも考えられる。また，小脳は，大脳皮質とループを形成している。したがって，基底核の学習とは異なった機構で，小脳は，大脳皮質との間で適応学習を行い内部モデルの形成に関わると考えられる。詳しくは川人光男らの著書にあたっていただきたい。

▶ 前頭前野の機能

　前頭前野は，前頭葉の中でこれまで説明してきた運動野の前方にある連合野である。これはヒトでとくに発達しているが，他の霊長類（チンパンジー，サルなど）でも広い領域を占めている。前頭前野は，連合野の連合野とも言われ，頭頂連合野，側頭連合野，高次運動野と相互に連絡をもつ。高次の認知機能に関わると考えられ，さまざまな学習において活動が認められている。前頭前野の詳しい説明は他書を参照されたいが，ここでは関連すると思われる部位を大きく3つに分けて説明する。すなわち，外側を占める外側前頭前野，下側の位置にある眼窩部前頭前野，内側部にある内側前頭前野である（図2-22）。この部位についてはフスター，ゴールドマン・レイキックの英語での総説に詳しく書かれている（Fuster, 1997；Goldman-Rakic, 1987）。また最近では，船橋新太郎著『前頭葉の謎を解く』（京都大学学術出版社，

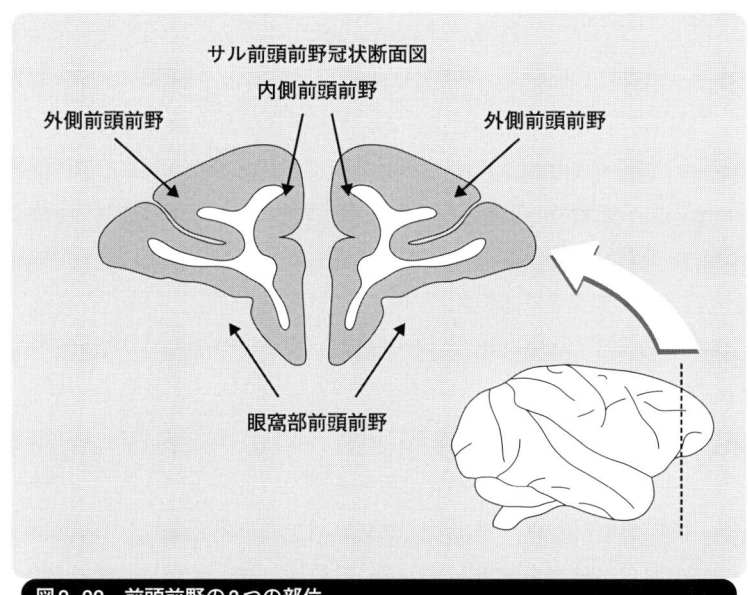

図2-22　前頭前野の3つの部位
サルの前頭前野の冠状断面図を示した。大きく外側前頭前野，内側前頭前野，眼窩前頭前野に分かれる。それぞれの領野はさらに細かく分かれている。

2005年）や渡邊正孝著『思考と脳』（サイエンス社，2005年）といった前頭葉の著書がわかりやすい。後者は，本ライブラリの既刊書である。

▶ 外側前頭前野

　背外側部は以前から，必要な情報を一時的に保持して反応する必要のある遅延反応課題や，遅延見本合わせ課題（一度提示された見本を記憶して保持し後に提示された刺激から，先に提示された見本と同じものを選択する課題）などにおいて障害が認められる。これらの課題では，課題に関連した課題情報の一時的な記憶が大切であるために作業記憶が障害されていると考えられた。この作業記憶は，認知課題のために一時的に情報をオンラインの状態で蓄えておき，さまざまな課題に使われるタイプの記憶である。前頭前野は作業記憶に関与することが知られている（Goldman-Rakic, 1987；Funahashi et al., 1993；Fuster, 1997）。さらに前頭前野外側は情報を操作して高次の認知処理をして行動制御に関わることから，いわゆる遂行機能（executive function）に関する機能が大事であることが認識されてきている。遂行機能には，計画したり，順序化したりすることが含まれ，たとえば前頭前野に障害がある患者では，ロンドン塔パズルで，ゴールまでの手順に計画性が失われたりする。またウィスコンシンカードソーティング課題でも，ルールの変換や抑制に障害がありうまくできない。このように作業記憶障害と同時にその情報処理に問題があるとさまざまな障害が認められる。また遂行機能には，ルール化，カテゴリ化する機能も含まれる。ミラーらは，知覚のカテゴリ課題として典型的なネコとイヌの図から，さまざまな中間的な図を合成して，ネコかイヌに分類する課題をサルに訓練した。すると，それぞれの図はネコまたはイヌとして多少の違いがあるにもかかわらず，ネコまたはイヌのカテゴリに選択性を示す，ネコ細胞やイヌ細胞とでも呼べる細胞を見出した。さらには数というカテゴリに関連した細胞も見出している（Miller et al., 2003）。前頭前野は，事物のカテゴリ化以外にも数情報のカテゴリ化などの過程にも関わることが知られている。また，個々の見本にかかわらず，その見本で，

見本合わせ課題をするのか非見本合わせ課題をするのかというルールに選択的な細胞活動も見出されている（Miller & Cohen, 2001；Hoshi & Tanji, 2000）。

　筆者は，問題解決への前頭前野の関わりを調べる目的で，動物に迷路課題を訓練して，与えられたゴールにどのように経路を選択するか，また経路移動にはどうような動作が必要かを自分で決定させる課題を訓練した（図2-23）。すると，前頭前野においてゴール表現を示す細胞が多数あった。あるタイプは，最終的ゴールに関する情報を反映する細胞であった。また別のタイプは，最初にどちらに向かうかという即時ゴールの情報を反映する細胞であった。さらに，ある最終ゴールをどの即時ゴールを組み合わせ，統合した情報を反映する前頭前野の細胞もあった。準備期間である遅延期間のゴール表現は時間的に変化する。最初は最終ゴールを示す細胞が多かったが，実行直前には，即時ゴールを示す細胞が増えてくる。このような迷路課題の空間的なゴール以外でも前頭前野は，さまざまな目標表現と，目標情報の変換すなわち最終目標から即時目標などの副目標へ変換または生成することに関わると考えられる。このような目標―副目標の変換は，問題解決では重要な働きである。また与えられた文脈から，自分で目標を生成することにも前頭前野は関与している（Saito et al., 2005）。さらに，目標への到達手段である操作手順や手続きの表現過程を調べる目的で，前頭前野の細胞を解析したところ，実際に行動を開始する前に将来の動物の行おうとしている操作手順の情報を反映する細胞が多数前頭前野に見出された。また，すぐ行う1手目ばかりでなく2手目，3手目の情報も事前に反映しており，しかもほぼ同時に細胞活動に情報が表現されていた。一方で，実行が始まると，それらの細胞の一部は，それぞれの手順で1手目，2手目，3手目で順番に活動していた。このことから，前頭前野は，複数の手順の先読み過程に関わり，かつ実行時にもその制御に関わることが判明した。一方で，迷路内でカーソルを動かすときに必要な手の運動内容を表現している前頭前野細胞は非常に少なかった。これらのことから，前頭前野は，認知的なゴール表現や，操作手順の企画に関わるが，動作の決定などは，むしろ高次運動野から一次運動野にかけて行

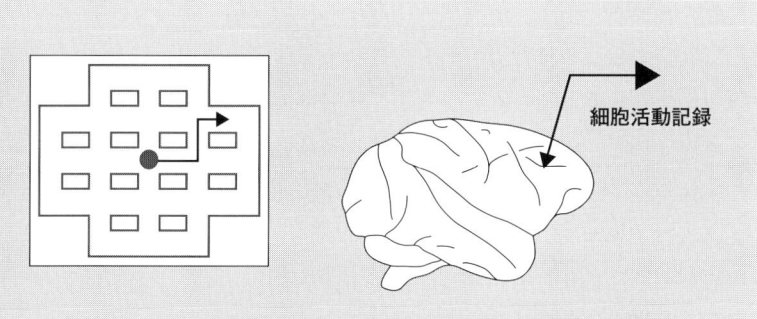

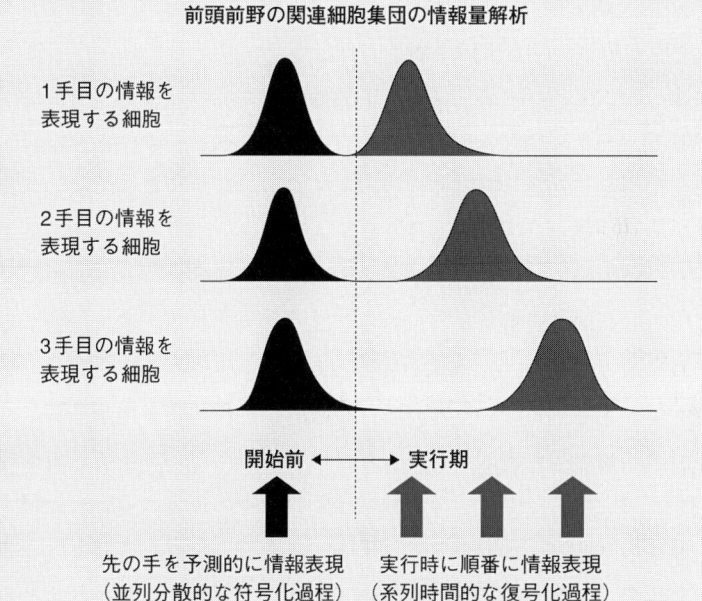

図2-23 迷路課題中の外側前頭前野の活動

われることが明らかになった（Mushiake et al., 2006）。

　行動は階層的であり，前頭前野は与えられた課題に応じて，高次の情報を新たに生成することに特徴がある。これまで前頭前野は，知覚に関してはカテゴリ化することは知られていたが，運動や行動に関してもカテゴリ化することは知られていなかった。また，嶋らの最近の研究で，連続運動に関しても，多数の順序動作を訓練すると動物は順序動作を自らカテゴリ化して行動していることが明らかになった（図2-24）。たとえば，複数の動作A動作B動作Cがあり，これらを組み合わせて4つの動作からなる順序動作が生成される。それぞれの順序はABAB，BABA，AABB，AACC，さらにはAAAA，BBBBなど合計11種類を訓練した。すると，前頭前野には，個々の順序動作の表現よりもむしろ，上位のカテゴリとして，交互パターン（XYXY），ペアパターン（XXYY），繰返しパターン（XXXX）として，XやYは動作A，動作B，動作Cのどれでもよいというようなカテゴリとして表現する細胞が多く見つかった（Shima et al., 2007）。前頭前野のカテゴリ細胞と前補足運動野，補足運動野，一次運動野に関するこれまでの連続運動への役割を総合的に検討すると順序動作運動の階層性が判明してくる。順序学習を訓練して符号化されていく場合には，まず各動作を覚え，その後一つひとつの順序動作を覚えるが，前頭前野では，さらにその中からある連続運動群を創発的にカテゴリとして符号化するというように推移したと考えられる。逆に行動するときには，カテゴリ化した上位情報から，次第に順序動作が特定化され，さらに各動作が特定化されるというように，階層的に動作の特定化が進む。ここで，カテゴリ表現は抽象的表現のレベルと，各動作順序という表層表現までの階層の違いと考えることもできる。前頭前野は個々の運動の違いを捨象することで，特定の運動によらない抽象的かつ一般的な表現を生成している。このような行動のカテゴリは理論的には，スキーマ，図式，フレームなどの名前で呼ばれてきたコンセプトに近いといえる。このように情報の生成が融通性のある行動制御にとってはとても重要なのである。それは，行動がステレオタイプな繰返しになり，自動化してしまう過程とは逆の過程ともいえる。多

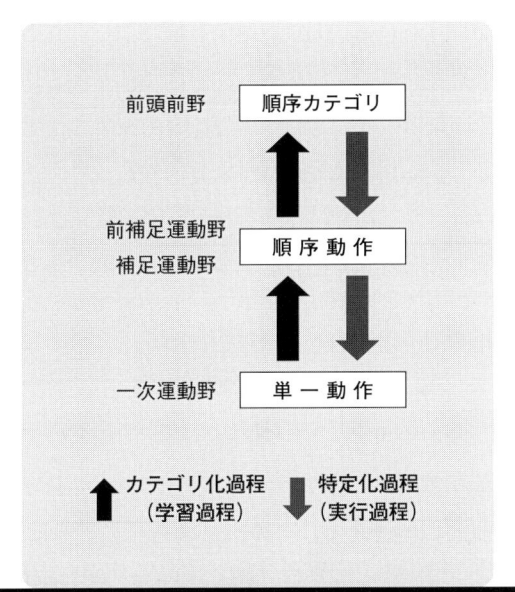

図2-24 順序動作の階層性

動作ABCに関して、4つの動作から成立する順序動作を訓練した。全部で11種類あり、その順序のパターンから、AAAAなどの繰返し、ABABなどの交互、AABBなどのペアのパターンをもつ3つのカテゴリに一致した順序カテゴリを符号化する細胞が前頭前野で見つかった。高次運動野とくに補足運動野には、以前の研究から、特定の連続動作選択的な細胞が見出されている。また単一動作は一次運動野で表現されていることから、順序動作は、脳内で階層的に表現されているという図式である。また学習と行動の過程をこの階層性に加えている。

様な行動を同時期に学習するという要求が、前頭前野への抽象化や情報化を誘発するように働いているようにも見える。学習の条件、課題の条件によって、前頭前野は、手続きや知覚情報の抽象化を図り、適切な情報を生み出し表現する。関係性や文脈をおそらく他と領域と間の機能的連関を利用して、このように生成された高次の情報にもとづいて、具体的な事例に適応しながら行動制御を行うのではなかろうか。課題に応じて、新しい情報を生成し、カテゴリやコンセプトとしてとらえ、それを新しい表現とすることは、前頭前野の重要な認知能力である（Miller & Cohen, 2001；Miller et al., 2003；

Tanji & Hoshi, 2001；Duncan, 2001)。前頭前野は，自らを取り巻く動的で多様な環境から，概念化，情報生成により適応しようとする。一方では，そのような過程は非常に負担の多い過程なので，自動化または手続き化できるものはそれを促進して中枢への負担を減らす方向のダイナミクスも常に働いているように思われる。そのためには他の連合野との緊密な関係が重要であり，その関係のダイナミックな関係が必要となる。明示的な学習の際には，このような前頭前野からのトップダウンの信号が他の連合野へ影響して学習が進むと考えられる。

▶ 内側前頭前野

　前頭前野の内側の部位は，他の前頭前野と結びついており，外側前頭前野や眼窩部とも機能的に関連する。この部位は辺縁系とも関連があり，情動，運動，認知のインタフェースとして働く（Paus, 2001)。最近の総説では，内側前頭前野はさらに3つに分けて機能を論じている（Amodio & Frith, 2006)。この総説によると，内側前頭前野は，情動などに関わる腹側部と，認知など関わる背側部に分かれる。さらに背側部は前後に分かれて，後方は，行動のモニタリングやアップデート，前方は，自己，他者のモニタリングと他者の視点に立って思考する能力にかかわり，心の理論や社会的認知に関わると考えられている。刺激，行動，報酬の組合せに選択的でゴール志向的な行動選択に関与する研究がある（Matsumoto et al., 2003；Matsumoto & Tanaka, 2004)。また報酬にもとづいた動作の切り替えに関連した細胞活動は，自らの行動結果のモニタリングに関与することも考えられる（Shima & Tanji, 1998)。すなわち，行動結果もらえる報酬量は一定であるうちは，同じ行動を選択するとよい。しかし，期待される量より減少してくる場合は別の動作に切り替えたほうがよい。このような行動選択は，自分の行動結果を常にモニターして，維持か変更かの選択を迫られることになる。モニタリングはこのような機能的な側面を反映していることが示唆される（図2-25)。

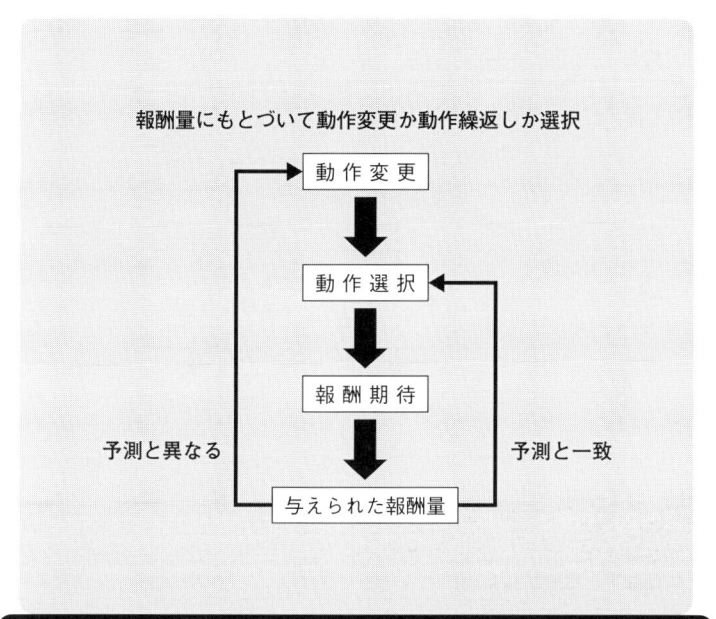

図2-25　モニタリングによる動作切り替え
帯状皮質での図2-15の結果から，動作継続と動作変更の2つの可能性を行動のモニタリングによって実際の報酬量が期待と異なるかどうかで動作変更か動作維持というモードは切り替わるとする図式。前頭前野内側の一つの機能として，行動のモニタリングにより行動制御に深く関わると考える。

▶ 前頭眼窩皮質

　眼窩部前頭前野は，辺縁系との関連性が強く，報酬や動機付けの認知や学習に関与することがわかっている。とくに報酬に関連して，正の報酬的価値があるか，負の報酬的価値があるか，それぞれの感覚入力から，まず感覚モダリティ特有なレベルで認識し，さらにより抽象化した表現まで階層的に表現していると考えられている。また報酬の相対的な好みを段階的に表現していたりする細胞も見出されている（Tremblay & Schultz, 1999）。眼窩部前頭前野は刺激のもつ報酬的価値の評価すること，また他の前頭前野と連携して，認知課題での与えられた認知情報を報酬という点から評価し，その行動をガイドすることに関わると考えられる。眼窩部前頭前野はとくに辺縁系からの

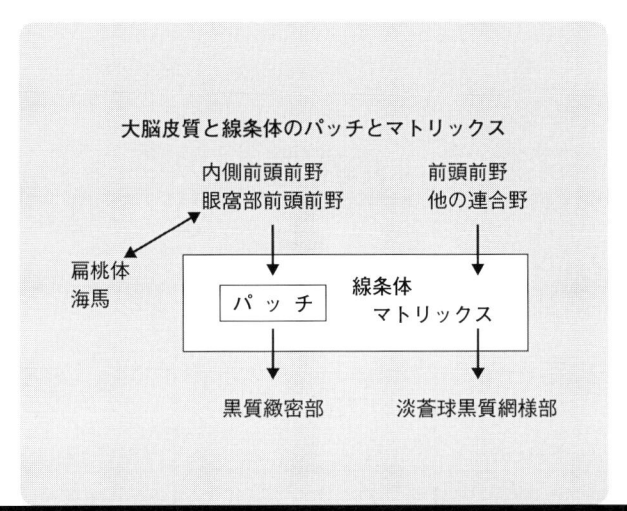

図2-26 内側および眼窩前頭前野と基底核パッチ構造（Eblen & Graybiel, 1995より改変）
前頭前野と基底核線条体のパッチ，マトリックスとの関係。

入力や，視覚，聴覚などの情報以外にも，味覚，嗅覚，内臓から情報も入ってきており，情動に関与することが示唆されている。とくに出力は，他の前頭前野（とくに内側前頭前野）との強く結びついている。このような身体，内臓系からの情報に依存した信号をソマティックマーカーとして，意思決定にも影響を与えるという説がある（Damasio, 1994）。また，基底核の線条体のパッチ構造へ出力し，この出力は，黒質緻密部のドーパミン細胞へと至る。このことは，眼窩部前頭前野は，強化学習で重要なドーパミン細胞へ影響を与え，さらに基底核での学習にも影響を与えている（**図2-26**）。

▶ 前頭前野の機能連関

　前頭前野は，さらに細分化され互いに機能的に連携して遂行機能を営んでいる。外側前頭前野には，連合野からの情報を作業記憶として保持する以外にも，課題の必要性に応じて新たな情報を生成していると思われる（**図2-27**）。たとえば，情報のカテゴリ化，目標設定，ルール化，プランニング，将来の

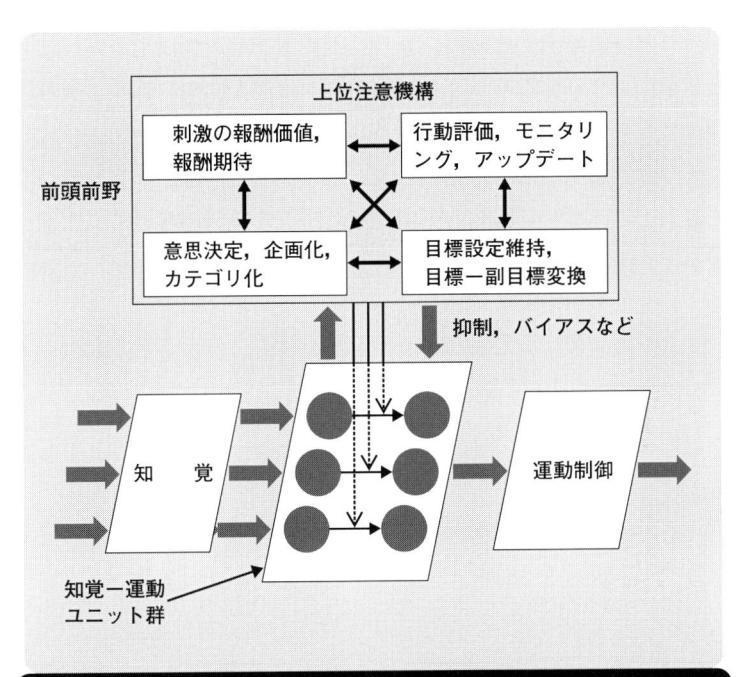

図2-27 前頭前野の行動調節モデル（Shallice，1982より改変）
前頭前野の寄与は，注意のみでなく，具体的には，階層的に上位の中枢としてカテゴリ化や，企画化，意思決定などの高次の情報処理と，価値評価，モニタリングに関わる複数の部位があり，それぞれが機能的に関連し合っているというモデルである。

イベントの先読みなど，その情報により，他の連合野トップダウン的に抑制やバイアス，焦点化などの機能修飾をして制御の流れを調節する（Shallice, 1982；Miller, 2000；Tanji & Hoshi, 2001；Duncan, 2001）。また眼窩部前頭前野は，刺激や行動結果から報酬，価値評価に関わる。つまりリスクをとるのか，長期的な報酬と短期的な報酬を評価するのかなどの行動の報酬期待の評価にも関わる重要な機能がある。さらに前頭前野内側面は，行動のモニタリングに関与する。モニタリングには，自分自身の行動のモニタリングも，他者のモニタリングも含まれていて社会的認知行動にも関わる。モニタリングの結果が期待される結果と差異があり，行動様式を変化させる必要があれば

アップデートの信号を生成して，さらに外側前頭前野へ伝えられ行動制御に関わると考えられる。このような前頭前野の機能も，他の感覚連合野，高次運動野とのさらに連携して働いている。したがって，明示的知識の暗黙的知識化，または制御的知識の自動化と考えると，前頭前野の学習過程の役割は少なくなるように思われる。しかし，情報生成などの機能や，モニタリングの機能を考えると，学習によりむしろ新たな情報が生成されていく過程もあると思われる。学習により，ある知識は明示的になるという過程もありうると思われる。習慣形成だけが，学習の目的ではなく，繰返しの学習を通じてむしろ習慣化する側面と，別な情報の生成の側面が重要になるような場合もありうるように思われる。問題解決型の課題では，とくにそのような前頭前野の生成的な機能に依存すると考えられる。このように前頭前野は，目標指向的にさまざまな適応的情報生成に関与する。

▶まとめ

　前頭葉の中で前頭前野から運動野を見ると，認知的な側面から身体的な側面まで階層的である。それぞれの領域が機能分化しながらも，認知と身体的なものは機能的には依存的である。基底核や小脳は，大脳皮質と多数の回路を形成しながら，その機能を支持する役割があると思われる。基底核の強化学習，小脳の誤差学習，そして大脳皮質ではそれぞれの部位に可塑性が備わっており，階層化と並列的な側面を組み合わせて適応運動学習や，順序学習，模倣学習，道具使用の学習，そして問題解決型学習を行っている。どの学習でも，複数の領域の機能的な連携や統合が重要であり，システムとして理解する必要がある。外界との身体を通しての相互作用が，脳の経験にもとづいた学習の必須である。すなわち脳は，身体性を通じて認知的な行動学習を行っているといえる。可塑的な脳は，自己の身体の変化も含めて，動的な環境で，さまざまな学習を行っていると考えられる。

3 器用さの学習のメカニズム
──ヒトでの研究でわかったこと

　ヒトの運動学習の研究は古くから行われているが，脳の状態を直接調べることができなかった時代では学習というようなダイナミックな現象をとらえることが困難であった．しかし，技術の進歩は進み，fMRIやPETという脳機能画像解析法による研究の発展により，運動制御の様子や，学習の過程を調べる研究が増えてきた．本章では，最近のヒトでの研究をまとめながら，運動学習とその神経基盤について論じる．

▶ 序　論

　日常生活で，たとえば箸を使うこと，自転車に乗ること，さらにはピアノのような楽器を弾くこと，スポーツをすることなどは，繰返し練習をして身につけた動作であって，運動学習が重要な役割をしている．運動学習は段階的に進行すると考えられている．すなわち早い段階では，動きは未熟で，感覚からのフィードバックに多く依存しながら実行され，そして注意に対する負荷がかかる．練習により，次第に行動の正確さや速度が増し，感覚からのフィードバック処理はそれほど重要ではなっていく．運動学習は，いわゆる運動だけに依存するのではなく，知覚や認知にも依存する．動作の技能性は，モータスキルと呼ばれるが，さらに広くは認知的技能（コグニティブスキル）もあり，単に運動学習だけでなく認知学習も含み，広く，技能学習，手続き学習というべきであろう．機能解剖的には技能獲得は，各関連部位の神経回路の変化が伴うと考えられる．これまでのヒトでの研究，とくに行動解

析，脳波，脳機能画像解析法を用いて，運動能力獲得の基礎となっている神経機構への多くの知見が得られ総説も出ている（Halsband & Lange, 2006；Doyon & Benali, 2003；Doyon et al., 2005）。とくにドヨンとアンガーライダーのモデルに従った運動学習の考え方を紹介しながら関連する脳領域の最近の知見を紹介する。

▶ 運動制御と運動学習

　運動学習や認知的なスキルの学習により得る知識というものは，記憶の分類では，暗黙的知識に含まれる。海馬に依存する明示的知識とは異なり，健忘症などの記憶障害になったときなどでも保持されるタイプの知識である。暗黙の記憶に関わる脳部位は，基底核，小脳，大脳皮質，扁桃体などの部位が含まれる。

　認知的スキル，または運動学習の神経機構を研究する上では，2つの代表的な実験的なパラダイムを使って研究されてきた。第1のタイプは，動的な環境の中で，その変化に適応して運動を行うタイプで適応的運動学習と呼ばれる。第2のタイプは，個々の運動が次第に連続的な運動に学習されていくタイプで連続的運動学習と呼ばれる。**図3-1**に両方の学習の例とその特徴をまとめた。

▶ 適応的運動学習

　適応的運動学習は，感覚情報にもとづいて行う運動学習である（**図3-2**）。外界のターゲットへ向かう到達運動や，道具を使った運動などの日常でも行う動作が含まれる。また，シフトプリズムなどの特殊な道具を装着した場合の学習や，コンピュータで使用するマウスの使用や，さらにさまざまな力や回転などの負荷を与えた状況での運動課題も含まれる。共通するのは，感覚情報から運動司令生成までの変換過程が必要で，外界の条件に従いその変換過程を学習する必要があることである。最近の考え方では，このような変換過程を内部モデルとしてとらえる（Wolpert & Ghahramani, 2000；川人，

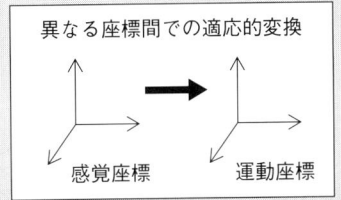

適応的運動学習の例	連続的運動学習の例
● 上肢の到達運動課題 ● スクリーン上のジョイスティックの動きとカーソルの動きの関係を変化させてそれに適応して到達運動課題 ● さまざまな力の場を加えたロボットアームを操作して到達運動 ● シフトプリズムを装着して到達運動またはダーツ投げ	● 上肢の順序動作課題 ● スクリーン上の指示に従い順序動作を繰返し行い、次第に特定の順序を見つけて行う課題 ● あらかじめ順序を教えてそれを繰返し行う課題 ● 親指と他の指の連続的対向運動 ● 指による連続的ボタン押し
異なる座標間での適応的変換 感覚座標 → 運動座標	複数動作の時間的系列化 （動作A, B, C） たとえば AABBCCAABB…… 　　　　　ABABABABAB…… 　　　　　ABCABCABCA……

図3-1 運動学習の2つのタイプとその例

適応学習では，感覚情報から運動への座標変換過程をさまざまに変化させて，それに適応するように学習する。視覚情報と到達運動の組合せが多いが，力の負荷を与えたりする場合もある。視覚も，シフトプリズムのように，左右に変位する場合もあれば，回転や速度の変化に適応する課題もある。連続運動の課題は，指示されたボタンを連続的に押す課題がある。この場合には，連続的な空間的な運動になる。空間的な連続運動以外にも，非空間性に異なる動作を順序に行う課題もある。最初に順序を覚えて行う場合と，試行錯誤で次第に見つける課題もある。どのような課題デザインかで，単純にこのような2分法の困難な課題もある。

1996 ; Kawato, 1999)。すなわち中枢神経系は身体の状態，感覚，運動にもとづいて，変換過程の内部モデルを用いて出力を計算すると考えられる。この変換過程に対して適切なパラメータを用いて計算することが必要であり，内部モデルのパラメータを実際の行動から訂正・修正する必要がある。この

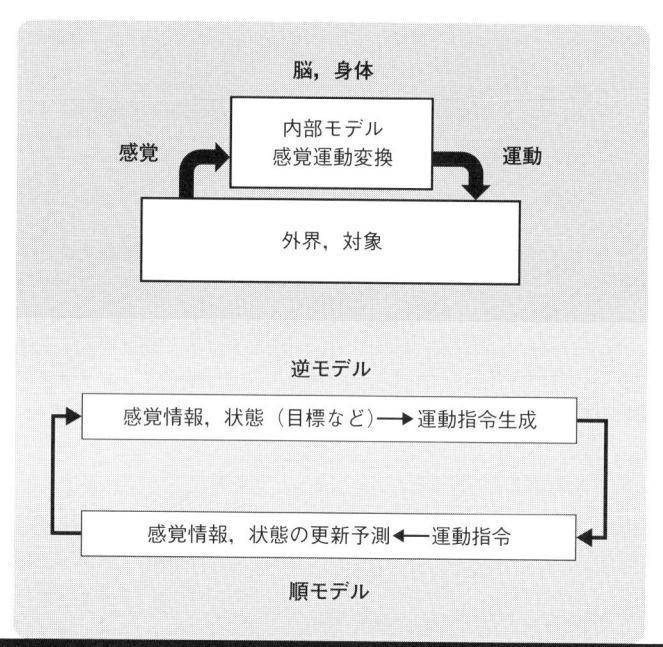

3 器用さの学習のメカニズム——ヒトでの研究でわかったこと

```
                      脳，身体
                   ┌─────────────┐
         感覚  →   │  内部モデル  │  → 運動
                   │ 感覚運動変換 │
                   └─────────────┘
                   ┌─────────────┐
                   │   外界，対象  │
                   └─────────────┘

                      逆モデル
         ┌──────────────────────────────────────┐
         │ 感覚情報，状態（目標など）→ 運動指令生成 │
         └──────────────────────────────────────┘
         ┌──────────────────────────────────────┐
         │ 感覚情報，状態の更新予測 ← 運動指令     │
         └──────────────────────────────────────┘
                      順モデル
```

図3-2 適応運動課題におけるモデル

適応学習では，環境情報から運動司令を作る過程と，運動司令により実行したときの状態の変化を予測する過程から成り立つと考えられる。このような過程を行えるのは内部モデルと呼ばれるものが学習するからである。後に述べるように小脳系は，このような内部モデルの獲得に関与する。

ような環境に合わせた内部モデルの変更を運動学習ととらえる。感覚運動変化における内部モデルには，順モデルと逆モデルがある（2章参照）。たとえば到達運動では，運動指令が与えられれば，そのときに手の到達地点を求めることができる。このような因果関係に従った結果を予測する計算モデルは順モデルである。しかし，実際に必要なのは目標点へ手を到達させるための運動指令である。このように目標となる結果から逆に計算して，運動指令を求めるモデルを逆モデルという。到達運動に限らず，このような考え方は広く成立すると考えられる（Wolpert & Ghahramani, 2000）。一般的に，与えられた運動指令から現在の状態，感覚情報がどのようになるかを予測し更

新するモデル（順モデル）と，運動課題に従って，目標となる状態，現在の感覚情報，身体の状態から運動指令を生成する過程のモデル（逆モデル）が適応的運動学習により獲得される．このような過程は，感覚器の種類や，運動効果器の種類に合わせて，背後に内部モデルを想定できる．このような内部モデルでは与えられた外的環境，内的環境に対して，その感覚運動課題の特性についての情報を獲得する必要がある．その際に，中枢神経は，繰返しの練習によって，環境と相互作用を行い，認知される感覚情報と運動情報の間に何らかの整合性を表現する内部モデルを獲得形成し，このような過程を適応的運動学習とみなす．内部モデルの学習方式にはさまざまな可能性があるが，その一つとして誤差学習がある．これは，望ましい最終状態と，現在の推定された状態からその差を求めて，その差が小さくなるように運動制御を行い，また誤差を最小にするように，内部モデルを適応的に変化させる学習である．後に述べるが，小脳では，このような内部モデルの誤差による学習を行っていると考えられる．

　適応的運動学習の一つの例として左シフトプリズムを用いたときのダーツ投げの運動学習課題を紹介する（Martin et al., 1996）．健常者では，最初何も装着しない条件で見えたところに投げればある程度正確に投げられる．しかし，左シフトプリズムを眼に装着すると外界が左にシフトして見えるので，そのまま見えるところに投げると誤差を生じ，結果として左に投げてしまう．練習により，適切な方向に投げられるようになると誤差が減少する．適応が完全に起こった後で，再びプリズムをはずすと，今度は逆の方向に誤差を生じてしまう．再び練習により，その誤差がなくなる．小脳が傷害された場合には，このプリズム適応学習ができなくなり，誤差が小さくならない．このことは，小脳の適応学習への寄与の一つの証拠となる（図3-3）．

▶ **連続的運動学習**

　連続的に繰り返される動作や行動の中から，動作順序に関する知識の獲得を行うのが連続的運動学習である．たとえば連続反応課題では，4—5個の

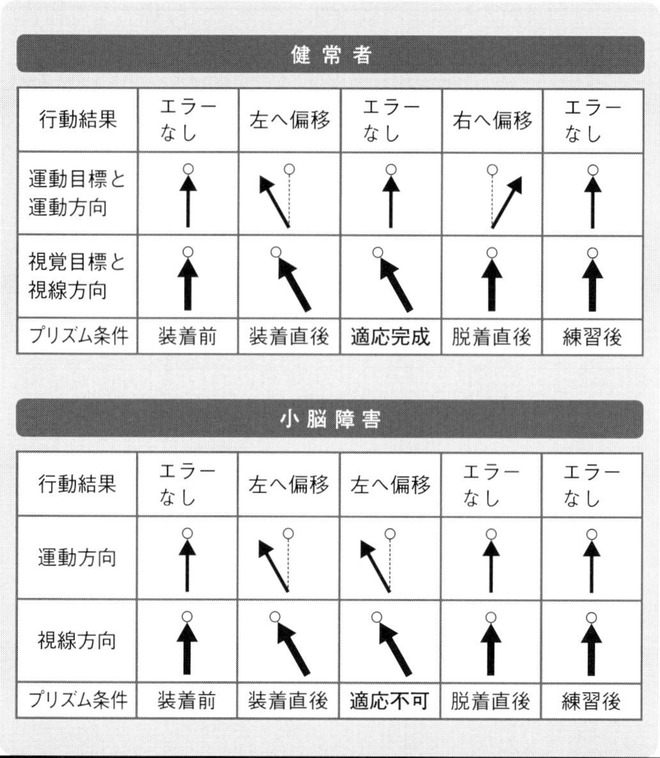

健常者

行動結果	エラーなし	左へ偏移	エラーなし	右へ偏移	エラーなし
運動目標と運動方向	↑	↗	↑	↗	↑
視覚目標と視線方向	↑	↖	↖	↑	↑
プリズム条件	装着前	装着直後	適応完成	脱着直後	練習後

小脳障害

行動結果	エラーなし	左へ偏移	左へ偏移	エラーなし	エラーなし
運動方向	↑	↗	↖	↑	↑
視線方向	↑	↖	↖	↑	↑
プリズム条件	装着前	装着直後	適応不可	脱着直後	練習後

図3-3 適応運動課題の例——プリズム適応学習（Martin et al., 1996より改変）
健常者ではプリズム適応学習でプリズム装着時はプリズムで見えたところへ運動するのでエラーが出るが，次第にエラーは減少する。いったん適応した後でふたたびプリズムをはずすとまたエラーが今度は逆に出るがそれも試行を重ねると減少する。小脳に障害をもつ者は，正常に見られる適応反応が認められない。

一列のボタンと対応するランプがあり，最初点滅したボタンを順序に指で押すが，次第に同じ順番で反応を繰り返すと反応時間が短縮する。これが連続的運動学習である。またこのような連続反応課題は，親指と他の4指の間の連続的対向運動で指示された運動でも行える。連続動作の種類，効果器，背後にある規則性が異なるが，さまざまな運動学習課題がこの連続的運動課題に含まれる。実生活においても，さまざまな運動効果器を順番に動かす必要

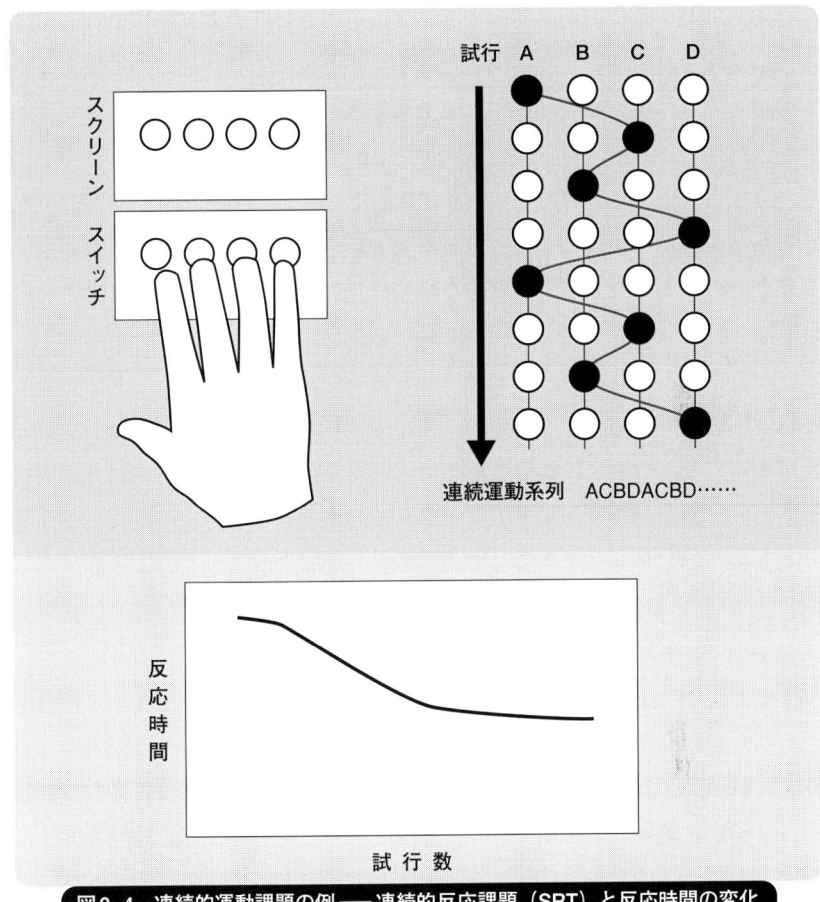

図3-4 連続的運動課題の例――連続的反応課題（SRT）と反応時間の変化

連続的反応課題の一つとして，反応するスイッチが複数あり，指示刺激が与えられると指示に従ってスイッチを押す課題を示す。順番に繰返しや規則があると，次第にスイッチを押す反応時間は速くなる。その理由は，次の刺激の位置が予測できるようになるので次の刺激を待たなくても運動が開始できるためである。

のある状況は多数ある。連続的運動課題ではその次の刺激が予測できるようになると，次第に刺激を待たなくても，次に運動を行うために，反応時間が短くなると考えられる（**図3-4**）。

連続的運動学習において予測できるということは，これも順序動作に関する広い意味では内部モデルの形成とみなすこともできる。この際に獲得されるのは，学習に用いた運動順序，または順序の一部がまとまってチャンキング化（動作のグループ化）したものと考えられる。さらには，その動作順序を作り出す規則やカテゴリという抽象的なレベルの知識もあり階層的にとらえられる。複雑な規則によって定まる運動順序では，表層的な構造は多数あり組合せが膨大になるが，深層的な構造は比較的単純な規則やカテゴリに分けることができる。

　たとえば人工的な文法学習では，特定の順序に関する知識と，その背景にある規則に関する知識と異なるレベルに分けられる。学習の程度は，次第に反応が早くなり予測的になることで計られるが，この際に，本当に「規則自身」という抽象的なレベルまで学習されるのか，むしろ特定の連鎖のまとまりとしてチャンキングを学習しているのか，成績の改善がどのようなメカニズムによるのかまで計れるのかということにはさまざまな議論がある(Cleeremans et al., 1998)。

　一般的には，このような連続学習した内容は，①意識的なアクセスに制限があり，表面的構造に拘束されている傾向が高い，②意図的な学習条件というより付随的学習と結びつけられる傾向がある，③学習された内容は，時間的には安定性があり，注意などの付加は小さく，健忘症などの記憶障害でも安定で影響を受けにくいなどの特徴がある。一方では，課題のデザインによっては，連続学習によって，表層的構造と深層的構造または表層構造の規則などの抽象的構造を学習できると考えられている。

▶ **運動学習における暗黙的知識と明示的知識の移行**

　運動学習では，より注意が必要で意識の介在が強い明示的な学習と，意識があまり関わらずに学習される暗黙的な学習の2つの形態がある。すなわち，学習は意識の関わり方により分類される。たとえば，連続的運動課題も，繰り返して課題の反応時間やパフォーマンスが良くなっても，課題での順序や，

規則に気がつかない場合もある。これは連続動作の知識が暗黙的な状態にあるためだといえる。また最初から順序を明示的に与えてから練習を行う場合もある。暗黙的な学習と明示的な学習では神経機構も異なると考えられる。一方では暗黙的知識と明示的知識の間で知識の移行があると考えられる。最初は注意の必要な運動で，意識の介在が重要な宣言的知識，ないしは明示的知識として学習を開始しても，練習とともに自動化が進み，次第に意識の努力を必要としなくなる。このように，練習ともに最初明示的知識であっても後に暗黙的知識に移行する過程を手続き化の過程と呼ぶ。

　一方では，とくに発達を研究している研究者は，手続き化と逆の過程，すなわち，最初は暗黙的知識として身につけるが，次第にその過程が明示的に意識して制御されるようになり，最終的には明示的知識として再記述される過程の存在を想定している。このような過程は手続き的知識，ないしは暗黙的知識の表象の再記述化の過程と呼ぶ（**図3-5**）（Karmiloff-Smith, 1992）。このような過程では，手続き的知識は，明示化するときに4つの異なるレベルがあると分類される。すなわち①暗黙的知識としての手続きレベル，②明示的知識としての手続きレベル（しかしまだ完全に意識的な制御や言語化はできない），③明示的で意識的制御が可能だが言語化は不可能なレベル，④明示的で言語化できるレベルの4つのレベルである。またこの再記述化の過程に従うと，認知的スキルの発達中，パフォーマンスのレベルの変化を時間的に調べると，一般的にU型のパフォーマンスレベルの変化を示すものが多いことが知られている。このような型をとる原因を，暗黙的な知識のレベルから，明示的なレベルへの移行に際し，記述レベルの変化に伴って一時的にパフォーマンスの低下が認められるのではないかと考えている。

▶ 運動学習のステージ

　運動学習は以前から3つの段階から成り立つことが示唆されてきた。すなわち学習初期では動き，パフォーマンスの可変的な時間の近い感覚情報に誘導された，ぎこちなく遅いパフォーマンスを示す。次いで学習中期では感覚

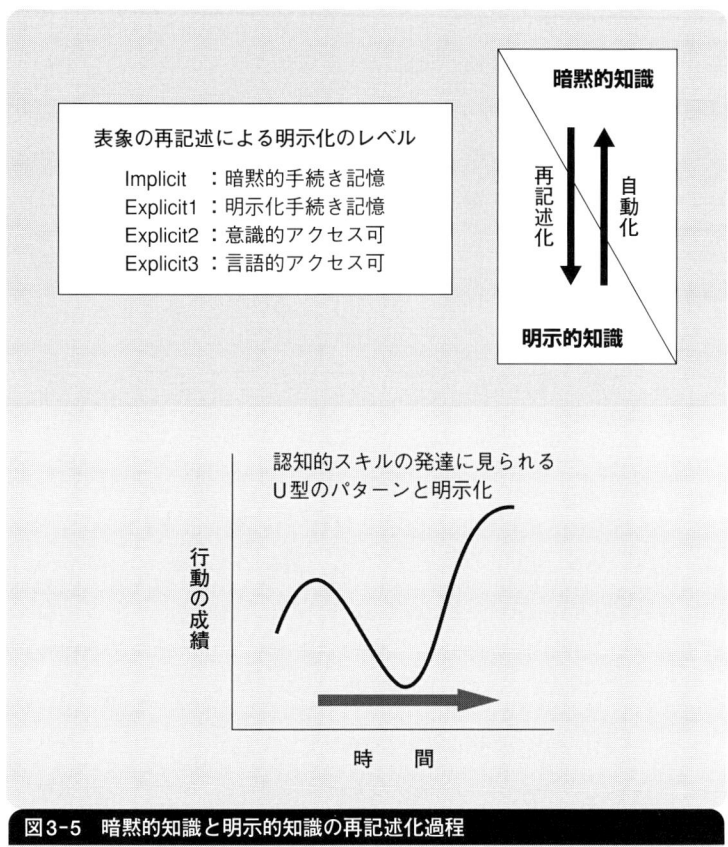

図3-5 暗黙的知識と明示的知識の再記述化過程

表象の再記述による明示化のレベル
Implicit ：暗黙的手続き記憶
Explicit1：明示化手続き記憶
Explicit2：意識的アクセス可
Explicit3：言語的アクセス可

暗黙的知識 ／ 明示的知識
再記述化 ／ 自動化

認知的スキルの発達に見られる
U型のパターンと明示化

行動の成績／時間

カミロフ・スミスの再記述化過程は，最初はあるドメイン内で手続き化学習が進み，その表象のレベルが変化し，明示化する。その過程でパフォーマンスはいったん低下しU字の谷になるが，その後，再び行動成績が上がり明示的な再記述化により制御ができるように知識が書き直される。

と運動の関係の緩やかな学習が起こり，スピードが増加する。さらに学習後期では速い，自動化した，巧みなパフォーマンスを示す。

　学習の初期段階には，試行錯誤によって，被験者が正しい運動を見つける過程である。この段階の重大な条件は正しい運動指令と関連する感覚の手がかりの新しい関係の成立であるといえる。このために，被験者は感覚情報に

注意を向ける必要がある．明示的に学習を意識し，制御的で，一つの動作を選択して実行する必要がある．もし適切なフィードバックが与えられれば，その中の必要な情報は繰り返すことで記憶される．次第に感覚情報に意識をそれほど向けなくても，暗黙的かつ自動的に適切な動作を選択するようになる．新しい任意の感覚運動連合の成立は，注意の必要な初期過程から，試行錯誤によって次第に適切な運動の繰返しになり注意があまり必要なくなる．

最近では，注意の度合い，制御的，自動的な観点に加えて，脳内の過程を想定して，固定化や，他の課題からの干渉効果で学習段階を5つの段階に分類することもある（表3-1）。第1の段階では，パフォーマンスのかなりの改善が一つのトレーニングセッションの中で起こる早い学習段階であり，第2の段階では，何回かの練習のセッションで次第にさらに改善してくる遅い学習段階である．さらに第3段階では，パフォーマンスの自発的な改善が，追加の練習なしで起こり，その時間は最初のトレーニングセッションの後に6時間以上の潜在的な期間の後に経験される．それがおよそ4～6時間の臨界期を超えて行われるなら，競合している他の仕事からの干渉や妨害が起こ

表3-1　運動学習のステージ分類

運動学習の段階	
第1段階	早い学習効果（最初のセッション）
第2段階	遅い学習効果（数セッション後）
第3段階	固定化が進行
第4段階	自動化が完成
第5段階	保持が完成（長い時間経過しても失われない）

運動学習の段階の区別は，初期・中期・後期のように分けることが多い．ここでは固定化，自動化，保持というような過程を設けて，全部で5段階で示している．必ずしも，一つの段階が他ときちんと分節化できるものではないが，脳内過程が少しずつ解明されていくにつれて，もう少し客観的な指標で区別できるかもしれない．

らなくなる学習結果が固定化される。第4段階としては，熟練した行動が最小の認知的努力だけで行うことができ，そして他の課題からの干渉効果に抵抗を示す自動化された段階である。そして第5段階として，運動能力が課題の練習なしでも長い時間，遅延期の後にも容易に実行されることができる保持の段階である（Doyon & Benali, 2003；Doyon et al., 2005）。運動学習における固定化という概念が長期的な可塑性の重要な概念になる。

以下では，運動の学習の基礎となっている神経機構に関して，第1に運動学習過程の中でそれぞれの脳の領域はどのような貢献をするのか，第2に，神経回路に関して学習の初期と後期の段階と関連している大脳の活動はパターンはどのように変化するのかを各関連部位に関して記述する。

▶ 運動学習に関与する大脳皮質領域

大脳皮質の運動関連領野は，中心溝の前方に位置する中心前回の一次運動野と，それより前方の皮質外側面を占める運動前野，そして内側面を占める補足運動野が運動領野として知られている。解剖学者ブロードマンの脳地図に従えば，一次運動野は4野，それより前方の運動前野は6野外側，そして補足運動野は6野内側を占める。運動前野はさらに，背側と腹側に分けられる。補足運動野は，さらにその前方にもう一つの領野，すなわち前補足運動野の存在が明らかにされている。前頭葉内側面に関しては，補足運動野のさらに腹側で，帯状溝内に帯状皮質運動野が定義され，さらに吻側と尾側に分けられ，それぞれブロードマンの24野と23野に相当する。これ以外にも，前頭前野も運動学習や認知的スキルの学習には大切な役割を果たしている。頭頂連合野も，感覚知覚レベルだけでなく，座標変化などの役割が知られており，運動学習に関わると考えられている。ヒトの大脳皮質の外側と内側のマップを**口絵3**にした。

▶ 一次運動野

一次運動野は中心溝と呼ばれる前後の境となる溝よりは前方で，大脳皮質

前頭葉の中では後方に位置する領域である。この部位の障害で麻痺が認められ，逆に電気刺激で運動が誘発されることから，昔より運動との関連性が知られている。さらに一次運動野の各部位と対応する身体部位がわかっており，体部位局在性があるといわれる。ペンフィールドとボルドレイは腹側から背中側へ顔から脚へ逆立ちした体部位局在を描いたことで知られている。ただし，よく一般向けの文献で紹介されているようなホムンクルスと呼ばれるヒトの形をした相似形のマップというより，同じ筋肉が複数の場所で表現されていたりするので，より機能的に脳内に表現されていると考えるべきである。一般的に脳は反対側の身体を支配する。すなわち，左半球が右手を制御する。たとえば，右手が利き手の場合，左半球の一次運動野が関与しているということになる。手の領域は脳磁図の研究からは右手を表現している左一次運動野のほうが対応する右一次運動野の左手の表現部位より広く，また指の動きもより分離している傾向がある（Volkmann et al., 1998）。左右の一次運動野は，利き手の影響でその運動表現に差がある。また左半球は，同側の左手の運動時にも活動がみられることがある（van Mier et al., 1999）。

　迷路をなぞる運動学習課題において，学習とともに活動増加が，利き手を支配する側と反対側の一次運動野で認められた（van Mier et al., 1999）。この研究では，速い速度，遅い速度で行った課題遂行時の一次運動野の活動が同時に調べられている。この結果によれば，学習に伴う活動の変化は，速度などによる運動パラメータの違いによって説明できる可能性がある。一般的に運動学習には，さまざまな運動のパラメータが伴って変化することが多く，その変化が本当に学習の効果か，単に運動のパラメータ，たとえば速度の変化を反映しているかなどは判定が難しい場合がありたびたび論議になる。動物実験から力や方向と一次運動野の細胞とが関係することが知られているので，学習に伴う力や方向などの運動関連パラメータの変化は，一次運動野の活動として認められるが，それが学習の本体とは必ずしもいえない。明示的な運動学習と関連づけられる一次運動野での活動が主に運動パラメータの変化と関係がある可能性が大きい。被験者に，順序課題以外にも同時に他の課

題を行わせることで，連続動作課題の連続動作が何であるかを意識的に記憶することをさせずに暗黙的に連続運動を学習させることができる。このときにも一次運動野の活動は増加していた（Hazeltine et al., 1997）。一次運動野は，何らかの運動学習に関わる可能性があるが，それを明らかにするためには運動パラメータ以外の学習因子との関連性を証明できるかが鍵となるであろう。

▶ 運動前野

運動前野は，一次運動野の前方にある運動関連の皮質領野でさらに背側と腹側とに分かれており，他の領域から視覚や体性感覚の感覚情報を豊富に受けている。最近ではさらにそれぞれ前方と後方に分かれることが示唆されている（図3-6）。このような分類は，ヒトの運動前野でも，サルなどの運動前野の分類と同様な分け方ができる可能性がある。しかし，ヒトにおける画像研究では，領域内の位置の細かな違いの把握が難しい場合が多い。

感覚刺激を運動に結びつける連合学習課題では，運動前野の中でも前方背側の領域が技能学習の早い段階で認められ後に減少した。また運動前野の後方領域は，学習とともに活動が増加した（Deiber et al., 1997）。運動前野の前方と後方では，解剖学的にも違いがあり，前方は前頭前野との結びつきが強く，後方は，一次運動野とのつながりが強いので，このような活動パターンを示す可能性がある。

また，連続的運動学習課題で学習依存性を研究した結果では，新しい順序の学習では運動前野はより高い活動を示したが，学習された順序動作では，補足運動がより高い活動を示したという。運動前野の活動は，学習後期と比較して学習初期の段階の間でより強い活動が認められた（Jenkins et al., 1994）。学習初期は感覚情報が必要であるためとくに運動前野が活動する。しかし，学習が進むにつれて次第に課題が自動化され，感覚情報に依存せず，記憶情報によって処理が行われるようになると運動前野の活動は減少し，補足運動野が活動した可能性がある。

運動前野前方　　　　　　　**運動前野後方**

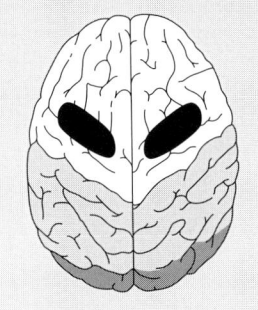

学習初期で活動増加
とくに空間性のルールによる
感覚情報への依存が高いとき

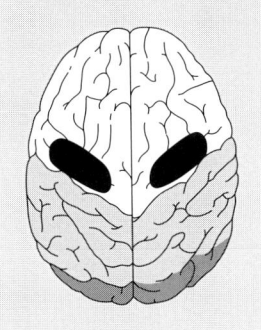

学習後期で活動増加
獲得された内部モデルの保持

図3-6　運動前野の学習時期に関連した活動
運動前野の前方と後方で学習依存性の活動が異なることを示す。運動前野前方の学習初期の活動は，とくに学習が空間性である場合で認められるが，非空間性でも学習初期に見出される。運動前野後方は，それに対し学習後期に関わることから，固定化された内部モデルの保持に関わる可能性がある。

　視覚運動課題での学習時に，パフォーマンスの改善と相関して運動前野の活動が増加するという報告がある (Frustiger et al., 2000)。この研究では，小脳や，頭頂連合野の活動が減少することも報告している。運動前野は視覚誘導性の運動課題に関わることから，学習に伴って活動が変化して，一方頭頂連合野は学習初期にとくに負荷のかかる空間性注意が，学習とともに負荷が減少すると活動も減少すると考えられる。学習とともに増加する結果は，他の適応的な視覚運動学習課題でも認められている。とくに空間的な手がかりと運動指令の間の対応関係に関する，いわゆる内部モデルの脳内表現を反映するという可能性が示唆されている (Shadmehr & Holcomb, 1997)。この課題では，学習後6時間にわたり脳の活動を追跡した結果，パフォーマンスは学習後それほど変化がなくても，脳内では関連する部位の変化が認められる

ことが示されている。これはいわゆる学習内容の固定化の過程ではないかと注目される。

　視空間の手がかりと運動を結びつける選択反応課題で，外部からの情報で選択する動作が完全に決定される場合と，自分で決定する必要のある課題とに分けて比較した研究がある（van Eimeren et al., 2006）。これは，より外的な情報で決まる動作と，記憶などの内的な情報に誘導されて行う動作で比較した課題になっている。この研究では，以下の2つの反応パターンが認められた。一つは，背側運動前野の前方領域，補足運動野，前頭前野，吻側の帯状皮質運動野での脳活動の増加は，外的な空間上に依存せずむしろ内的な情報に誘導された運動で認められた。もう一つは，それとは対照的に，運動前野後部　頭頂連合野，後頭葉と頭頂葉との境界，頭頂間溝での領域の活動の部分は視空間の手がかり刺激により外的な情報に誘導されて運動を選択するときにさらに顕著な脳活動の増加が認められた（図3-7）。この事実から，運動のもつ外部の空間への依存性が，正中に近い内側の運動関連領野と外側の運動関連領野で異なると考えられる。また運動前野の前方部と後方部の違いも示唆される。迷路課題を用いた筆者らの研究でも，運動前野の前方部は，運動実行より認知的側面に関与し，後方部はより運動実行に関わることを見出している（Mushiake et al., 2002）。運動野の前後方向の機能的な違いは，運動前野に限らず，後に述べる補足運動野，帯状皮質運動野においても認められている（Picard & Strick, 2001）。高次運動野の前方領域は認知的な側面に関わり前頭前野などとの連絡が密であるが，一方高次運動野の後方領域は運動的な側面に関与する傾向が認められる。

　運動前野に障害のある患者での研究によれば，感覚刺激の情報を以前に学んだ運動と結びつける連合学習が障害される。このことから，運動前野は，感覚情報と運動の連合学習でとくに重大な役割を果たしたことが明らかになった。右手，左手でも，この障害は観察された。研究結果から，基本的には運動前野の領域は両側性に感覚運動連合に関与すると考えられる（Halsband & Freund, 1990）。

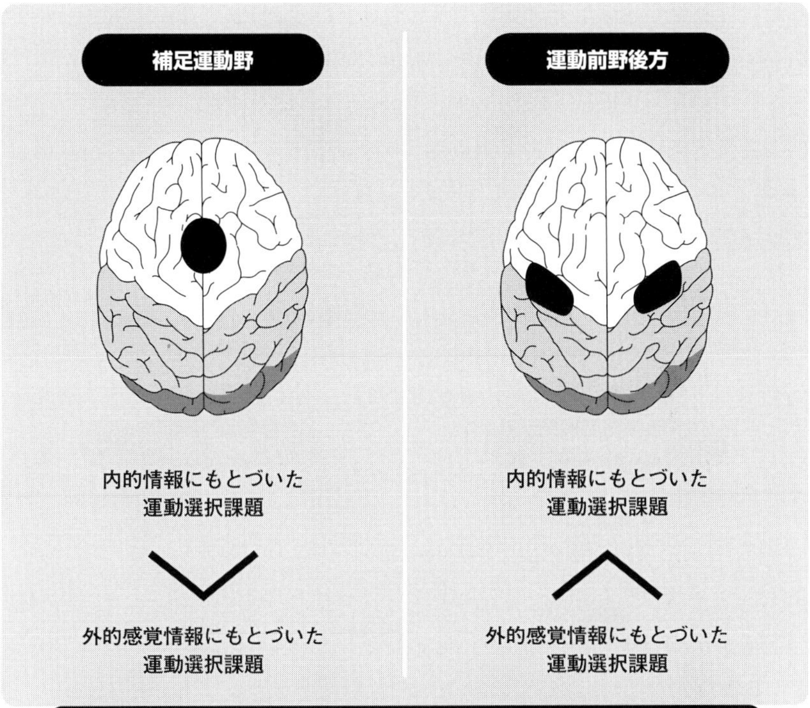

図3-7 補足運動野と運動前野の運動課題選択性
補足運動野と運動前野の空間的な外的情報とより内的情報にもとづいたときの活動の違い。補足運動野、空間性な外的情報に対する依存性が低いが、運動前野後方の領域は、空間性な外的情報に依存した運動課題で活動が高い。

▶ 補足運動野

　補足運動野の活動は，前頭葉内側で一次運動野の足領域の前方に位置する。補足運動野は体部位と対応があり，前方へ向かって，足，胴，手，顔というように表現されている。主に反対側の身体部位を支配するが，同側または両手の動きに関わる細胞も知られている。多数の画像解析研究のメタ解析から最近では，補足運動野は，前交連の前方の前補足運動野と後方の補足運動野とに分類されることが明らかになった（**図3-8**）（Picard & Strick., 1996）。

補足運動野が連続的動作課題で活性化することがPET（Positron Emission Tomography）やfMRI（functional Magnetic Resonance Imaging）などで報告されている（Roland et al., 1980；Shibasaki et al., 1993）。指を用いた連続的運動学習時に補足運動野は運動学習時に活動が変化した（Hazeltine et al., 1997）。一つの連続運動課題を行うのと，同時に2つめの課題を加えることで，連続運動の順序などを意識的に覚えることのないようにした。このことで，明示的な過程と暗黙的な過程の連続学習課題を区別した。すると前方の前補

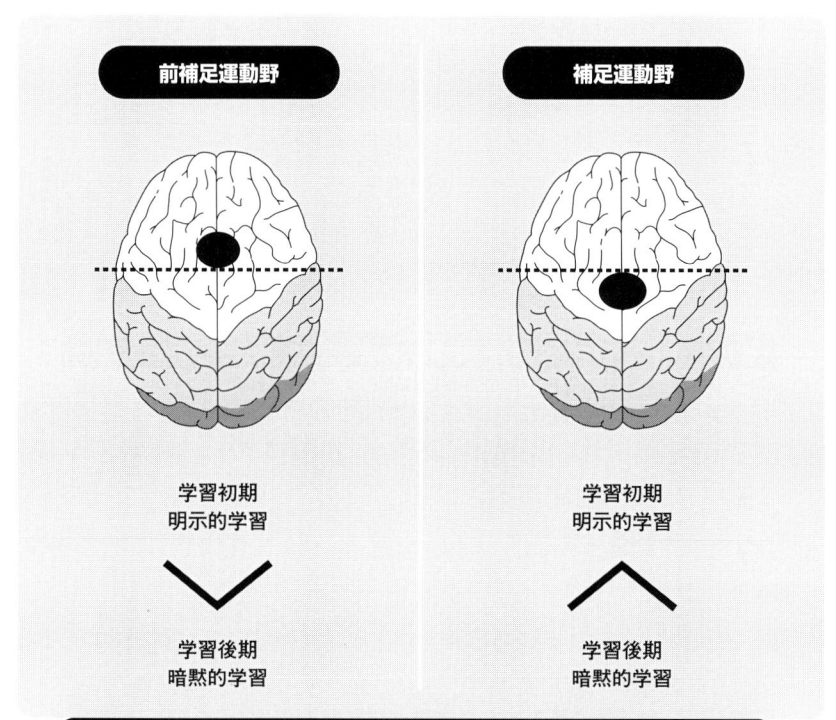

図3-8　補足運動野と前補足運動野
補足運動野と前補足運動野の活動の学習時期に対する依存性の違い。前補足運動野は，学習初期に活動が相対的に強く，補足運動野はその逆に後期で相対的に活動が高い。前補足運動野と補足運動野には機能的違いがあることが，細胞の応答性から知られている。

足運動野が明示的な，またより空間的な連続的運動学習により関わるのと対照的に，補足運動野は暗黙的な運動学習に関わることが示された。また，連続運動課題で，新しい連続運動の学習時と，すでに学んだ連続運動の脳活動を比較することで，前方の前補足運動野は新しい学習に関わり，後方の補足運動野は，連続運動の実行に関わるということを見出した（Hikosaka et al., 1996）。この前補足運動野は，明示的な連続運動学習においての学習初期に関係していることが明らかにされた。さらに前補足運動野の活動が連続動作の想起に関与する可能性も示唆した（Sakai et al., 1998）。前補足運動野は補足運動野の前方で解剖学的にも互いに関係があるが，前頭前野との結合もありより高次機能との関わりが示唆されている。一方で一次運動野とはほとんど連絡がない。このような違いが，前後の活動の違いに反映されている可能性がある。

　補足運動野の左右半球に関しては，左手で行った連続運動課題と右手で行った連続運動課題を比較した研究がある（Grafton et al., 2002）。左側の補足運動野は，反対側である右手を使うときだけではなく，同側の左手によって行う運動でも認められた。右の補足運動野の活動は，同側の右手での運動でも活動するが，それほどではなかった。このことは左半球の補足運動野が連続的運動学習に関して優位性があることと，効果器への依存性の低い連続運動表現に関与する可能性があることを示唆している。左補足運動野が連続動作の遂行にきわめて大切な役割を果たすように思われる事実は，臨床での補足運動野障害時の動作の観察結果と合致している。実際に補足運動野の障害で，連続運動の再現課題で障害が見られた（Halsband et al., 1993）。これらの補足運動野の障害で，交互に右手，左手を使う運動リズム課題でもっとも障害が重かった。連続動作の障害結果は，補足運動野は順序動作の企画や自発的なタイミングの生成に関わるという考え方を支持する。とくに，補足運動野の障害で，同時に右手，左手で異なった動きを実行するとき，もっとも重大に損なわれていた。両手運動で，左右対称的な運動化非対照的な運動かで活動差があったという所見はfMRIでも認められている（Sadato et al.,

1997)。

　両手を運動させるときには，左右の手を正中に鏡を置いたときのように左右対称的な運動をすることは，一般的に簡単である。この場合両手動作は自己中心的な座標で示される。これに対して，左右非対称の運動を両手で行うときや，外部座標上で並行するような方向性の両手運動では，注意を要することが多い。また動作のスピードを要求すると，しばしば，非対称の連続動作は，対照的な動作に移行してしまうことがある。このような状況で，連続運動の実行に関わる部位と，その対称―非対称，または同相―逆相の相変化に関わる部位を調べると，より実行に関与する部位は，補足運動野，運動前野の後部など多くの運動関連領域であるが，より相変化に関与する部位は，前頭前野，前補足運動野，また運動前野の前方領域，帯状皮質でも前方の領域であった（Aramaki et al., 2006）。また相転移に関わる活動は右半球に偏る傾向が認められた。このような両手の対称―非対称な協調運動の制御は，安定した2つの状態をアトラクターとしてもつような力学系の問題とも考えられる。協調運動に関わる部位は，その関連する部位内で相互作用としてこのような力学系に対応するような状態を作り出している可能性がある。脳梁による左右の脳の連絡や，運動関連領野間の動的な相互作用が，同期的または脱同期的に作用し合って協調的運動に寄与するという考え方が提案されている（図3-9）(Swinnen, 2002)。

▶ 帯状皮質運動野

　帯状皮質運動野は，前頭葉内側で補足運動野よりさらに深い位置にあり，帯状溝と呼ばれる溝を取り囲む領野である。動物実験と機能画像法のメタ解析から前後に分かれることが知れている（Picard & Strick, 1996）。前方帯状皮質運動野は，後方帯状皮質運動野と違い前頭前野と解剖学的に連絡があり，実際に前頭前野の活動とともにしばしば帯状皮質運動野の活動が観察される。解剖学的な関係が深くても，運動学習における帯状皮質の役割は前頭前野あるいは補足運動野の役割とは異なっていると考えられる。

帯状皮質運動野　85

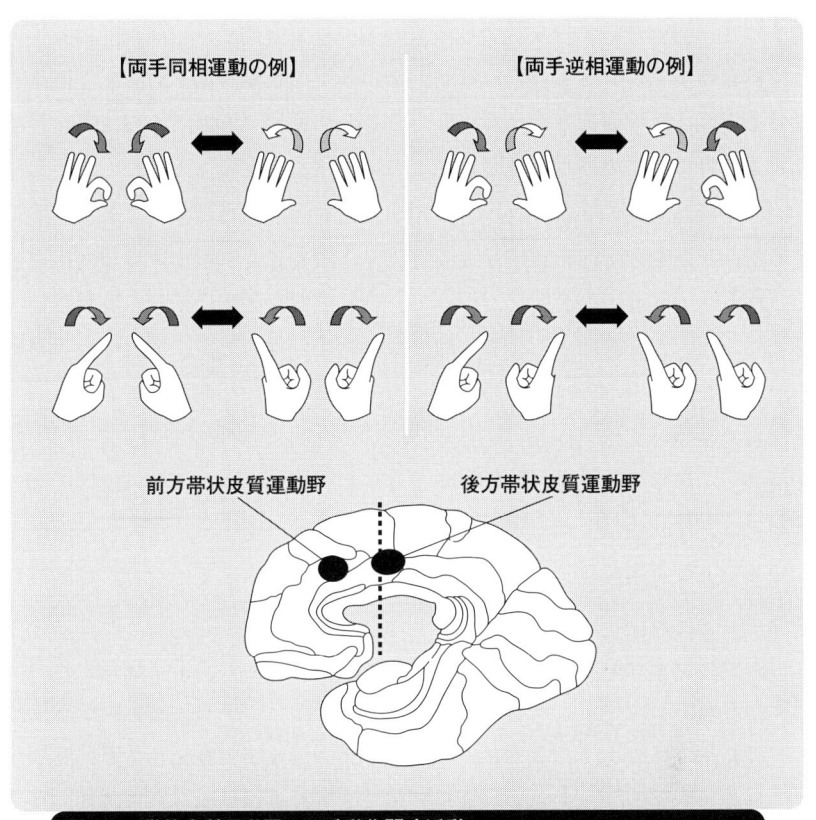

図3-9　帯状皮質運動野の両手動作関連活動
帯状皮質運動野はヒトでも前後に分かれていると考えられる。手の運動に限ると後部は前交連の近く，前部はその30ミリメートルくらい前方である。後方帯状皮質運動野では，図に示したような両手動作運動課題で活動が選択的に認められた。障害によって，両手協調動作，片手運動の独立性が障害される。

　後方帯状皮質運動野に関して両手動作との関連性を調べるために，帯状皮質に障害をもっている患者での両手動作が同相か，それとも反対の相で動かすかというような両手の連続または同時運動の動作分析を行ったステファンらによる研究がある（Stephan et al., 1999）。この研究により，両手動作の解析から両手動作の正確な時間的適応性で障害が認められた。また片手動作を

行うときに他の手の動作も誘発されてしまう片手の独立性の障害も患者によっては認められた。さらに彼らは，同様の両手の運動課題を用いて，健常者での脳機能的画像研究も行っている（Stephan et al., 1999）。この結果，帯状皮質運動野で両手の同相の運動か逆相の運動かで運動の差が認められたという。両手協調運動の学習の際に，前頭前野，右運動前野は学習とともに低下するが，左運動前野，帯状皮質運動野は，学習とともに増加する傾向にあった（Debaere et al., 2004）。したがって，帯状皮質運動野は新しく協調運動を学習することに関与することを示唆する。両手動作の制御に関しても，視覚手がかりで行う外的誘導両手課題か，記憶に従った内的誘導両手課題かで，活動に差がみられた（Debaere et al., 2003）。外的誘導性の両手課題では，運動前野，小脳皮質，上頭頂連合野でより活動が高く，逆に内的誘導性の両手課題では，帯状皮質，補足運動野，下頭頂連合野，基底核，小脳核で活動が高かった。両手運動は，多くの領野に分散的に制御されていることが示唆される。

　前方帯状皮質運動野では，動作制御というより認知的でより複雑な課題で活性化される。たとえば予想される行動結果にもとづいた行動選択や，自分の行動結果をモニターすること，いわゆるアクションモニタリングに関係していることが報告されている。試行錯誤による視覚運動連合学習時に，現在の感覚―運動連関から期待される行動結果と一致するかどうかという内的エラーと新たな状況で外から与えられる外的フィードバックとしての外的エラーが想定される。学習時期によって，エラーのタイプが変化することが知られている。帯状皮質運動野の前方領域でこのようなエラーに対する応答が学習時に依存して変化していくことを見出した（Mars et al., 2005）。

　前方帯状皮質は，ストループ課題などの，反応が拮抗する課題で，活動高まり，拮抗状態をモニタリングするというコンフリクトモニター説を唱えている研究がある（Carter et al., 1998；Botvinick et al., 2004；Kerns et al., 2004）。また前方帯状皮質は行動評価過程（MacDonald et al., 2000）に関わり，行動調節過程には，外側前頭前野が関与するとする結果を報告する研究

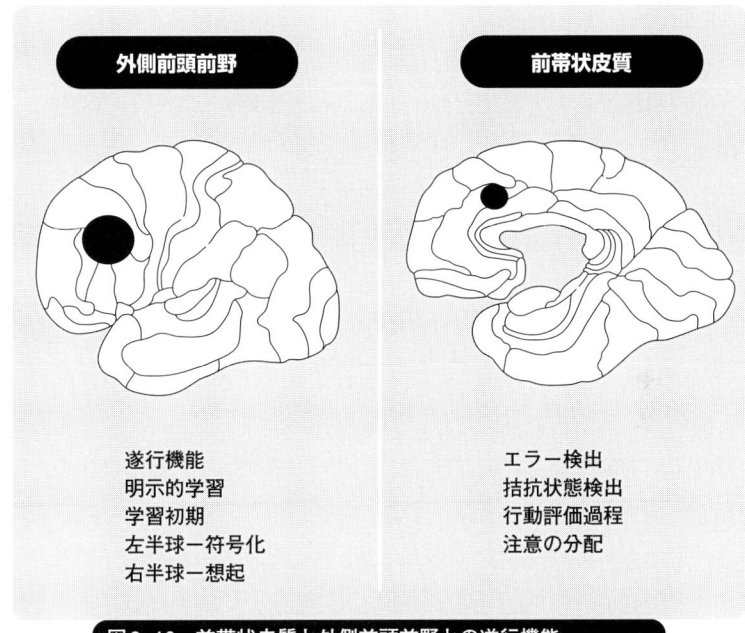

外側前頭前野	前帯状皮質
遂行機能 明示的学習 学習初期 左半球－符号化 右半球－想起	エラー検出 拮抗状態検出 行動評価過程 注意の分配

図3-10　前帯状皮質と外側前頭前野との遂行機能
前帯状皮質と外側前頭前野は，それぞれ遂行機能に関わる。

もある。前頭前野の中での内側領域と外側領域の機能的な違いをもち，しかも拮抗解決には機能的連関をもって協調的に働いていることが示唆されている。作業記憶課題への影響は，背外側前頭前野障害で顕著な障害を起こすことが知られているが，前方帯状皮質傷害では影響が少なく，記憶情報保持よりはむしろ行動結果とその評価にもとづいて自身の行動の調節をすることに関与していると思われる。最近の総説では，意図から行動への変換に関与する可能性（Paus, 2001），または，望ましくない結果の検出と他の前頭前野との連携により行動の調節機能に関与する可能性が示唆されている（**図3-10**）（Ridderinkhof et al., 2004）。

▶ 前頭前野

　前頭前野は，高次運動野の前方に位置して，高次運動野，頭頂連合野，側頭連合野，辺縁系などとの間に解剖学的なつながりがある。前頭前野は，外側，内側，眼窩下面と大きく3つに分かれるが，それぞれがさらに機能的に分かれている。眼窩面，そして外側前頭前野でも腹側寄りの部位は，情動の認知的処理に関わる。前頭前野内側面に関しては，前方帯状皮質運動野の項で述べたように行動評価に関わり，そのためのモニタリングを行っている可能性が示唆されている。これ以外にも，より高次の機能としては，最近では社会的な認知など，他者の信念に関する認知としての「心の理論」と関連づけられている。外側前頭前野では，情報の一時保持，注意過程や行動の計画や意思決定にも関与することが明らかになってきている（図3-10）。

　視覚運動連合の運動学習に関しては，前頭前野の活動が学習に伴って学習依存的に増えるとの報告があった。このときに基底核，海馬にも学習依存性の変化が認められた（Toni & Passingham, 1999）。一方で，適応的運動学習で，学習後の数時間以内にまず前頭前野に活動が認められたが，その後この活動は減弱した。その後は小脳，運動前野，頭頂連合野での活動は学習後にむしろ増加した（Shadmehr & Holcomb, 1997）。このことから，前頭前野が，学習初期に任意の感覚運動連合の一時的な貯蔵に関わる可能性が示唆された。運動学習によって獲得された内部モデルに関する知識はその知識の固定化に伴いその関与する部位の変化するということが仮説として提案された。

　連続的運動学習に関して，前頭前野が新しい連続動作の学習時に活動が認められ，後に減るということが見出されている（Jueptner et al., 1997）。学習に依存して活動が増える運動前野などの活動と違い，前頭前野が学習初期の必要な注意に関連するとしている。連続学習に関して，前頭前野は学習に伴い減る活動を見出しているが，行動がルーチン化するにつれて前頭前野の関与が減少するとしている（Deiber et al., 1997）。順序動作学習に関しては，それが明示的で意識的に想起できるような順序学習になるときに，前頭前野内側面が活動するという結果も報告されている。とくに連続的な前頭前野の

パフォーマンスは良くなっても明示的な記憶になるかならないかで，前頭前野の関与，とくに内側の前頭前野が異なるという研究報告がある。内側前頭前野は，明示的な連続運動の想起の過程に関与する可能性が示唆されている（Destrebecqz et al., 2003；2005）。前頭前野は連続動作学習のみならず，たとえばレストランでの一連の行動順序などを含むマクロな事象の時間的構造（Structured Event Complex；SEC）を表現しているという考え方もある（Wood & Grafman, 2003）。

　前頭前野の役割の左右差に関してはいくつかの研究で明らかになっているが，記憶情報の符号化と想起の観点からは，エピソード記憶に関しては左前頭前野を記憶の符号化，そして右側前頭前野を想起に関与するという説がある（Tulving et al., 1994；Habib et al., 2003）。前頭前野全般に関しても，新規な課題，拮抗のある課題などさまざまな認知的な要求に対して，適切な符号化を行うことで対処している可能性がある（Duncan & Owen, 2000；Duncan, 2001）。

▶ **後部頭頂連合野**

　後部頭頂連合野は，中心後回の体性感覚野と視覚後頭野の間に広がる連合野である。後部頭頂連合野は，体性感覚と視覚の情報を受けて，その情報を統合して，前頭葉の運動野や前頭前野とも解剖学的に密接に結合があり，統合された情報を出力し，また前頭葉からの影響も受けている。後部頭頂連合野は，さらにブロードマンの5野，7野を含む上頭頂小葉と39野，40野を含む下頭頂小葉に分かれ，間には頭頂間溝がある。内側面には楔前部があり，頭頂後頭溝と中心傍溝との間にある。眼球運動では，頭頂間溝近傍と上頭頂小葉に活性化が認められる。手の到達運動，把握運動では，頭頂間溝内側，楔前部などで報告されている。眼球運動，手の運動課題での活動は，したがって頭頂間溝と上頭頂小葉，楔前部でよく認められる（Culham et al., 2006）。運動時の感覚運動変換に頭頂連合野が関わる可能性がさまざまな研究で示唆されている（図3-11）。

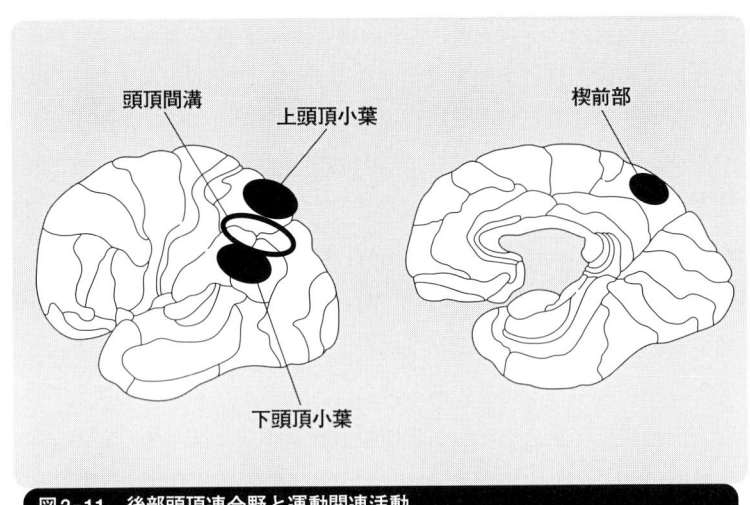

図3-11 後部頭頂連合野と運動関連活動

後部頭頂連合野でも運動関連の活動が認められる。とくに眼球運動，上肢運動関連活動が認められる部位としては上頭頂小葉，頭頂間溝，楔前部がある。

　視覚性の刺激運動連合学習課題では，運動学習の早い段階で下部頭頂連合野の活動が認められるが，学習の進行とともに減少する（Deiber et al., 1997）。連続的運動学習課題についても，新しい連続運動でも，以前に学習した連続運動でも活動したが，新しい課題でとくによく活動を示した（Jenkins et al., 1994）。学習初期に活動が高い理由には視覚性のフィードバックの影響が考えられるが，聴覚性に課題の結果の情報を与えても，右半球の頭頂連合野の活動が見出された（Kawashima et al., 2000）。また，頭頂連合野が多数の感覚モダリティからのフィードバック情報を統合する可能性が示唆された。適応的な運動学習において，頭頂連合野の右の頭頂間溝が学習初期に活性化し，次第に両側で活動が認められる。また想像だけでも活性化するという（Seitz et al., 1997）。

　運動の学習の進展した後期段階では，上後部の頭頂連合皮質は，習得された技能の貯蔵や想起に関係していると考えられる。適応的運動学習で，学習直後には，前頭前野の活動が見出されたが，数時間の遅れの後には，上部頭

頂連合野に認められた（Shadmehr & Holcomb, 1997）。視覚的な連続的運動学習課題では，外側前頭前野と前補足運動野は次第に減衰する活動パターンを示すのに対して，頭頂間溝，楔前部は学習とともに増加する傾向が認められた（Sakai et al., 1998）。この課題では，前頭葉の活動は視覚性の連続運動の獲得に関与し，頭頂葉は，視覚性の連続運動の想起に関与する可能性を示唆している。

　連続的運動学習課題と適応的運動学習課題で比較して調べた研究では後部頭頂連合野は上部下部とともに空間性の適応的運動学習において活動の変化が強かった。上頭頂連合野の重大な役割は，空間と運動の情報の間に新しい変換規則の獲得ではないかと考えられた（Ghilardi et al., 2000）。連続的運動課題において，2つの課題を同時に行う暗黙的な学習条件でも後部頭頂連合野は活動が認められた（Hazeltine et al., 1997）。

　臨床的な研究結果は機能画像的研究と符合している。後部頭頂連合野の失行症を示す患者は，自身の身体図式を参照する必要のある行動学習で顕著な障害を示す。それで，頭頂連合野が運動指令に関与するという考え方と，身体関連性の座標系を用いて運動の情報を保持することに関与するという結果はよく適合する。

▶ 運動学習に関与する皮質下構造——小脳

　小脳（cerebellum）は出力核と投射先から，3つに分かれる。1つめは内側の前庭小脳で　前庭神経核が出力でさらに眼球運動核や前庭脊髄核に投射する。2つめは小脳中間部で中位核が出力核で，脊髄や視床を経て大脳皮質に投射する。3つめは小脳半球で，外側核（歯状核）が出力で視床核から大脳皮質へ投射する。大脳皮質と小脳の間には複数の回路が存在して，並列に回路を形成していると考えられている。それは，運動に関連した大脳皮質—小脳回路以外にも，前頭前野などの連合野との間にも回路があり，認知に関連した大脳皮質—小脳回路が存在する。また，小脳には可塑性があることが示されている。この学習機構は，誤差学習と考えられており，行動結果の誤

差を小さくするように，誤差情報に従った教師信号を受けてそのシナプス効率を長期的に下げる長期抑圧という機構が知られている（**図3-12**）。

新しい運動学習初期に，小脳で広く分散的に強い活性化が認められることは，脳機能画像解析法による研究にもとづいて繰返し報告されてきた。たとえば，迷路をなぞる運動学習課題では，小脳の活動は学習とともに活動が減少していく（van Mier et al., 1999）。視覚運動連合学習でも，小脳の活動は

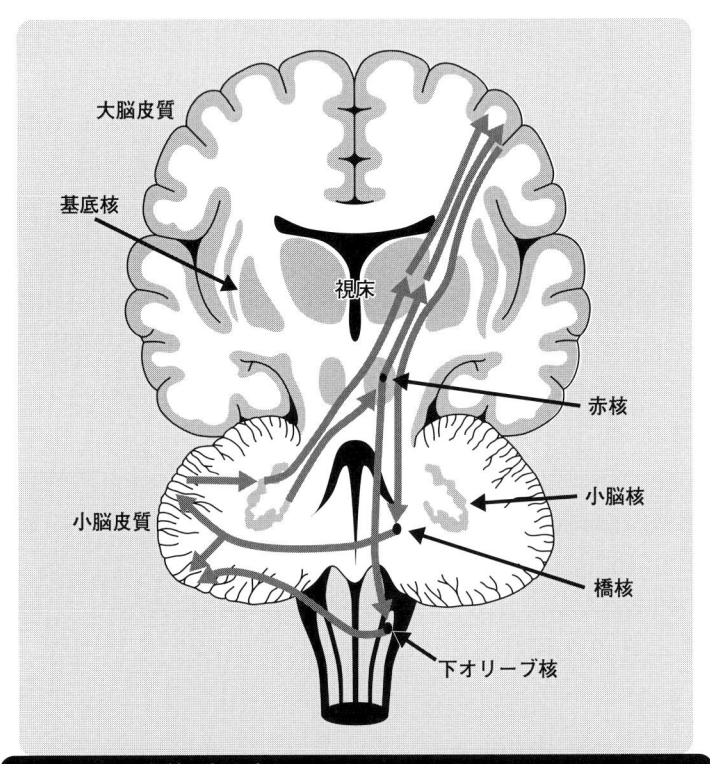

図3-12　大脳皮質－小脳系
小脳は，大脳皮質と解剖学的に連絡がある。大脳皮質から，橋核，下オリーブ核から小脳へ向かう経路，また小脳核から視床を経て大脳皮質へと向かう経路がある。大脳皮質は，運動野以外にも前頭前野が含まれており，運動制御と認知的情報処理にも関わる。

学習とともに減少しているとの所見がある（Deiber et al., 1997）。運動制御における小脳の役割の研究からは，感覚フィードバック処理が重要であり，この過程も小脳の活動に反映されている可能性が高いことが示される（Jueptner & Weiller, 1998）。多くの適応的視覚運動学習課題では，誤差の検出と訂正が大切であり小脳はこのような感覚情報をもとづいて運動制御に関わる。誤差検出と訂正や，固有感覚のフィードバック情報と視覚フィードバック情報と情報処理は小脳において，内部モデルを修正するのに大切である。学習の早い段階での高い活性化は，フィードバック処理への高い依存性を反映しているといえる。このような機能画像の結果と解釈は，臨床観察からの視覚運動変換における小脳に仮定されている機能と一致している（Thach et al, 1992）。

　小脳の部位と学習の関連には，多くの研究がある。連続的運動課題で調べた研究でも，半球と核を分離して解析している（Jenkins et al., 1994）。連続的運動学習関連の活動の多くは両側で起こり，運動学習初期では，小脳半球で顕著に活動が認められる。また小脳の活動は，前頭前野などの他の関連する領域の活動と関連する可能性を示唆している（Ghilardi et al., 2000）。連続的運動課題の学習において，小脳障害の患者の研究からも学習障害を示すことがわかっている（Molinari et al., 1997）。

　小脳の機能に関しては川人らの内部モデルを小脳は学習する（可能性がある）という機能仮説を提案している（Kawato, 1999；Imamizu et al., 2000）。小脳には，内部モデルにもとづいて，望ましい運動を指令するため，逆に生成に必要な運動指令を計算する。このような内部モデルは誤差信号にもとづいた教師あり学習で獲得されるものである。この場合には，フィードバックの誤差情報が反映されているのか，予測的な運動制御にも関わっているかが問題になる。誤差は練習ともに最小になるようになると，フィードバック情報にもとづいた制御の役割が小さくなることが，活動の減少に反映されている。しかしながら，小脳での活動が学習後も残ることから，習得された技能の貯蔵にも小脳が役割をもっている可能性を示唆している。

▶ 基底核

　基底核は，さまざまな細胞群からなる複合体である（**図3-13**）。基底核は大脳皮質から入力を受け，また視床を経て戻る回路があり，しかもその回路は並列に多数あることがわかっている。古典的には，運動関連領域と基底核の間の運動回路と，前頭前野の各部位と基底核との間の認知回路と分けるが，それぞれ多数あることがわかっている。さらには，側頭連合野と基底核との間にも回路がわかってきている。線条体と淡蒼球，黒質網様部から視床へ出力する経路に直接路と間接路があり，介在する抑制性シナプスの違いで，それぞれ機能的にアクセルとブレーキのような役割がある。また，ドーパミンの働きで，皮質と線条体の間のシナプスが可塑的に変化することがわかっており，運動学習や認知的なスキルや習慣的行動の学習に関与する。

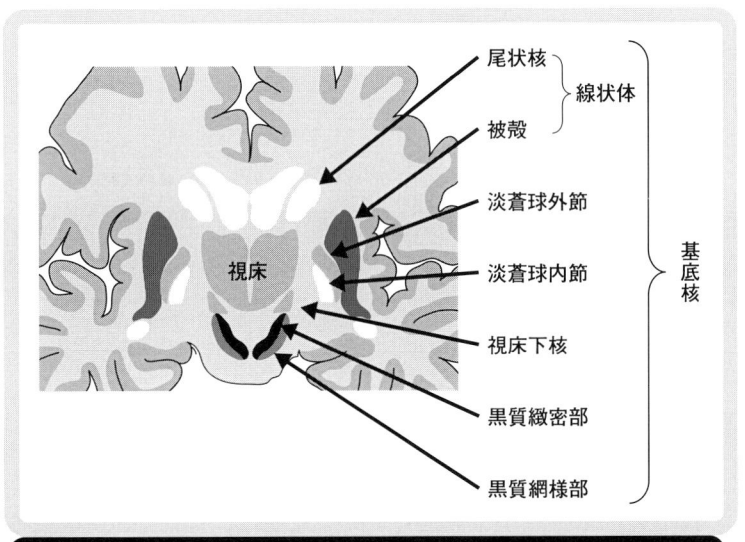

図3-13　基底核の構造
基底核は，大脳皮質から入力を受ける尾状核と被殻を含む線条体と，線条体から入力を受ける淡蒼球外節，淡蒼球内節，そして視床下核，黒質網様部，黒質緻密部からなる。緻密部にはドーパミン細胞があり，線条体へ投射する。出力は，視床を経て大脳皮質へ向かう経路と，脳幹へ向かう経路がある。

連続的運動課題の早い段階の間に基底核前方の尾状核で活動が認められるという報告がある（Jueptner et al., 1997）。この活性化は前頭前野とも同様のパターンで，前頭前野と基底核の間での関連性を示唆している。また視覚運動連合学習と連続的運動課題と両方の学習を過程を解析した結果も，基底核と前頭前野における活動の学習依存性の変化を報告している（Toni & Passingham, 1999）。運動学習の後期の段階に，基底核は学習した連続運動の情報の貯蔵に関与している可能性が高いことが示唆されている（Hikosaka et al., 2002）。

　基底核で学習が暗黙的な学習に関わることを示す研究がある。連続的運動学習の時期でまだ連続的運動に関する知識が暗黙的な段階で，運動学習における基底核が活動していた。連続的運動に関して明示的知識を得るときには，前頭前野の活動が伴っていた（Doyon et al., 1996）。2つの課題を同時に行わせた連続的運動課題でも，基底核の被殻で学習依存性の活動が見られた（Hazeltine et al., 1997）。暗黙的な連続運動学習としては，連続的運動課題で反応時間を調べると基底核の疾患であるハンティントン病あるいはパーキンソン病の患者では，反応時間の減少が健常者と比べ著しいことが認められる。このような結果からも，基底核が暗黙的な運動学習に関与することを示している。

　基底核の黒質にはドーパミン細胞があり，それが報酬予測に関する活動も示すことが知られており，その学習時の変化から，報酬の予測と行動を結びつける学習のメカニズムとして強化学習がある。最近の脳機能画像解析的研究からも報酬に関連した予測信号が基底核の活動としてとらえられており，行動の報酬価値を反映する脳活動が見出されている。強化学習に従った行動学習に基底核が関わることを示した研究が報告されている（Haruno et al., 2004）。

▶ 皮質―皮質下ループによる運動学習――２つの皮質―皮質下システムによる運動学習モデル

　これまで，大脳皮質と皮質下機構に分け，運動学習に関連する脳の部位の機能を説明しながら，各部位が学習段階で異なって活動することを述べてきた。これらの所見を運動能力の獲得とその実行に対して，どのように統合するかが問題となる。機能解剖学的には関連する大脳皮質とその関連する皮質下の構造との間にある回路が大切であることが判明している。とくに大脳皮質―基底核系あるいは大脳皮質―小脳系の2つのシステムが大切である。これらは，動物実験も含めての総合的な知見から明らかになってきた。基底核，小脳はそれぞれ大脳皮質と多数の並列的な回路を形成しており，感覚系，運動系に関わる回路から，より認知的な回路まで多数存在する。大脳皮質も前頭前野があり，高次運動野前方はより前頭前野との結びつきが強い。また，高次運動野の後方部は一次運動野と結びつきが強く，階層的である。さらに，内側系と外側系である程度並列的にもなっている。機能的に見ると，階層的な上位中枢では，明示的，制御的な側面に関与し，より下位になると暗黙的で自動的な側面に関与する。また階層的に上位の部位では，効果器の依存性が低く，下位の部位は効果器の依存性が高い傾向がある。感覚に関しても，多種感覚に関わるレベルから感覚のモダリティに選択的なレベルがある。連続的運動学習と適応的運動学習をそれぞれ基底核と小脳に依存する傾向があるというドヨンらのモデルを含めた。運動学習によっては，このようにきちんと分類できない側面もあり，あまり単純化しすぎるのはためらわれるが，仮説として今後さらに検討されるべきだと思われる。また基底核と小脳と大脳皮質の回路は多数あり，大脳皮質のある部位と，基底核や小脳ある部位が，相関して変化するという所見をとり入れている（**図3-14**）。

　それではヒトでの機能的な脳画像解析技術を使った研究から，運動学習に関わる神経システムでどのような可塑的な変化が起こりつつあるのだろうか。以下ではそれについて主にドヨンらのモデルに従って述べてみたい。とくに大脳皮質，小脳，基底核のシステムが2つの運動学習のタイプである連続的

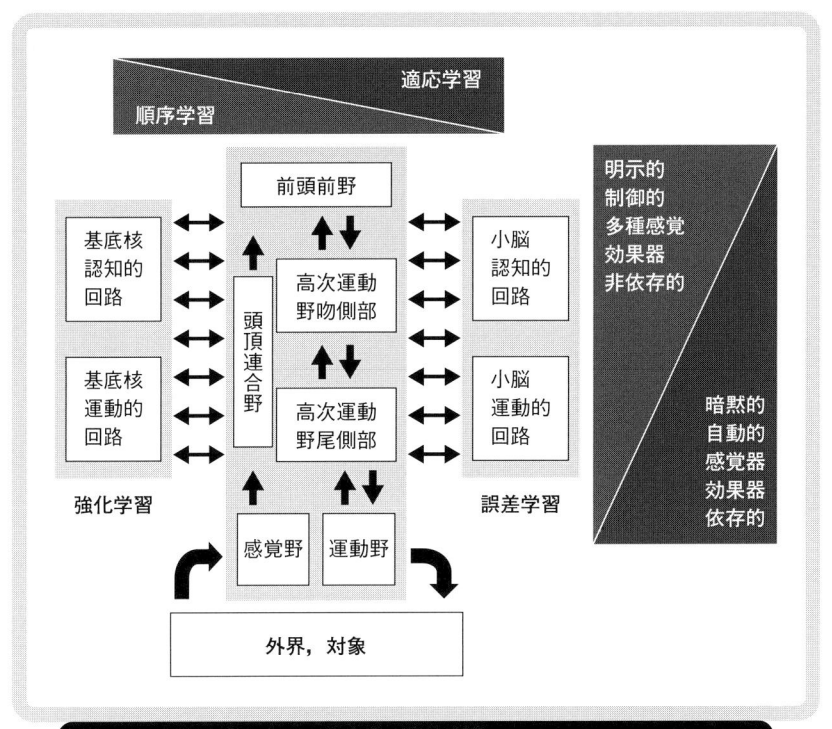

図3-14 大脳皮質と小脳，基底核の機能連関

大脳皮質内の階層性，小脳，基底核内の並列した回路を，大脳皮質－小脳系，大脳皮質－基底核系に分けて，さらに順序学習と適応学習，明示的・暗黙的な表現のレベルの違いを表現した。高次運動野吻側部は，前補足運動野，背側運動前野の前方領域，帯状皮質運動野前方部などを指し，運動野の中でも前頭前野との結合が強い領域群である。高次運動野尾側部は，補足運動野，運動前野の後方領域，帯状皮質運動野後方部などを指し，運動野の中でも一次運動野との結合が強い領域群である。頭頂連合野は，前頭運動野群と密接な解剖学的な連絡があるのであえて重ねて描いた。

運動学習，あるいは適応的運動学習がそれぞれ異なった段階でどのような変化に関するかという点に関しては総論がある（Doyon et al., 2003；Hikosaka et al., 2002）。

▶ **運動学習早期の段階における大脳皮質，基底核系，小脳系の相互作用**

　新しい運動学習には，これまで見てきたように，基底核，小脳，そして大脳皮質の広範囲の部位が関わる。例としては，暗黙的でも明示的な連続学習であっても，基底核皮質系と小脳皮質系の両方が関与することが示されている（Aizenstein et al., 2004）。指の連続運動学習課題においても小脳と基底核が関わることが最近の研究からも示されている（Wu et al., 2004）。また，適応的運動学習で，視覚的に与えられた目標を変わることを連続的に追跡する必要があるとき，小脳と基底核両方で活性化が同じく見られた（Floyer-Lea & Matthews, 2004）。連続的運動課題，そして適応運動学習の両方の課題で，大脳皮質―基底核系と大脳皮質―小脳系とがともに活動していることから，両者の相互作用が重要であることを示唆している。

　最近の研究からは，暗黙的でも明示的でも連続的運動学習で早い学習段階での大脳皮質と皮質下の関連領域だけではなく，海馬と関連した側頭葉内側の皮質が活動するという結果が報告されている（Schendan et al., 2003）。この研究では，暗黙的な連続的運動学習でも，明示的な連続的運動学習でも側頭部内側の活動が認められたという。とくに学習初期で，側頭葉の内側の活動が認められたことから，手続き的な学習といえども大脳皮質―基底核系と大脳皮質―小脳系の他に，側頭葉内側の辺縁系の構造が関与する可能性を強く示唆している。連続的運動課題では空間情報と時間情報処理が必要になるが，海馬は連続したイベントを1つのエピソードとして統合することに関与することで，高次の連合過程に関わる可能性がある。従来は異なった記憶システムと思われていたが，機能的にはネットワークとして学習初期には相互作用する可能性を示している（図3-15）。

　学習初期には，大脳皮質では前頭前野や，その強い高次運動野の前方部が活動している。前頭前野は，課題情報を一時的に作業記憶として保持する以外にも注意や行動の促進または抑制に関わる。さらには，前頭前野は目標設定，行動企画，カテゴリ化，行動結果のモニタリング，結果の評価などの学習過程に重要な機能を果たしている。学習早期の段階では，連続的運動学習

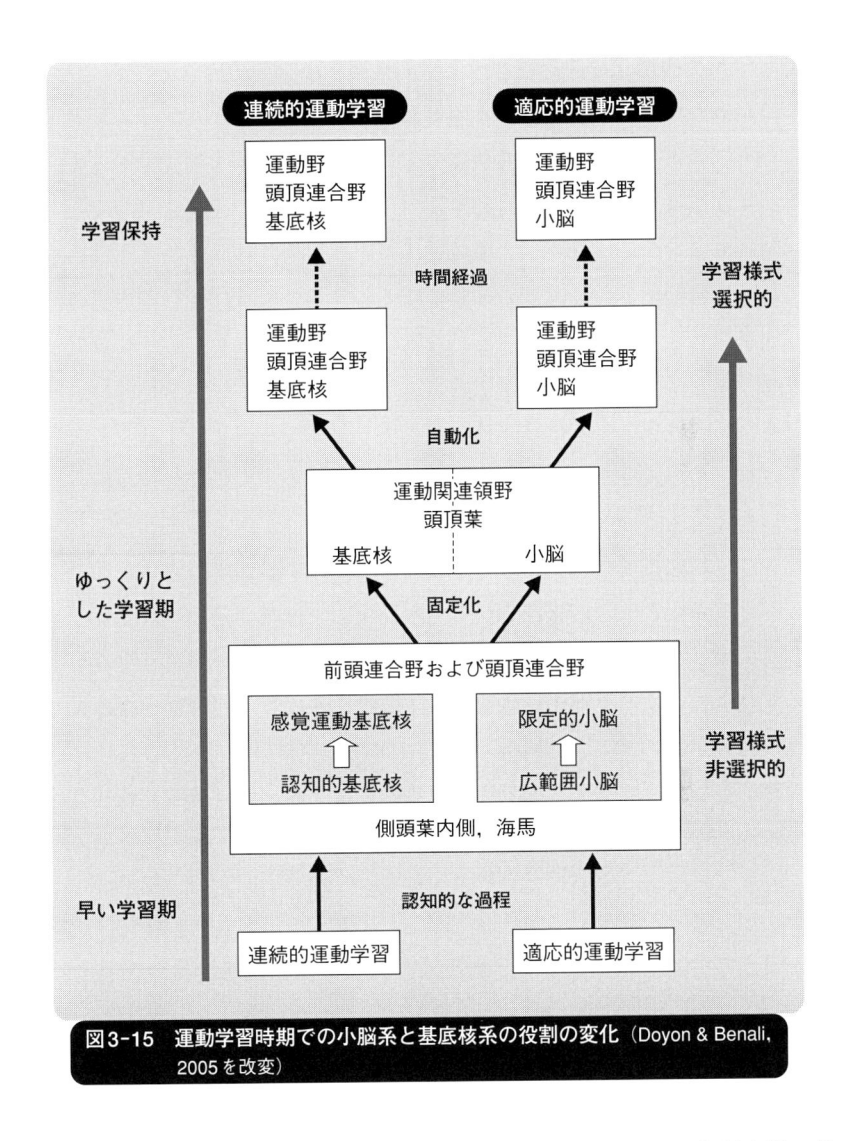

図3-15 運動学習時期での小脳系と基底核系の役割の変化（Doyon & Benali, 2005を改変）

と適応的運動学習のどちらも，大脳皮質の高次連合野，そして大脳皮質―基底系と大脳皮質―小脳系，さらに海馬などの広範囲の関連する脳の部位を巻き込みながら学習が進む。

▶ **運動学習の自動化の段階における基底核系，小脳系の異なる役割**

　学習が進むにつれて，次第に小脳と基底核の役割は分かれてくると考えられる。小脳系が運動の適応学習の固定化にとってきわめて重要であるのに対して，基底核系が運動の連続運動学習の固定化で重要な役割を果たすと考えられる。ドヨンらの研究では，連続動作課題を用いて基底核系と小脳系を比較した。学習初期では，両側で運動の関連の構造，線状体と小脳皮質の活動の増加が認められた。学習が進んだ段階では，頭頂脳皮質，線状体領域と補足運動野などの限られた部位が活動を示した。このことは，自動的で連続的な技能の脳内表現としては基底核と関連する運動皮質が関与することを意味している。また適応的な運動学習課題では長期表現が大脳皮質─小脳系に形成されると考えている。

　さらに，基底核と小脳のシステムの内でも関与する部位の変化が学習初期と後期では異なることが報告されている。新しい連続的運動学習では，基底核の尾状核と呼ばれる前頭前野などから入力を受ける部分が関与するが，学習済みの連続運動の実行には，基底核の被殻と呼ばれる運動野からの入力を受ける部分が関与する（Hikosaka et al., 2002）。同様に，連続的運動課題では新しい連続学習では尾状核の活動が認められたが，学習後期で繰り返して同じ運動を行う条件になると被殻の活性化が認められたという研究報告がある（Jueptner et al., 1997）。このことから尾状核の活動は，学習初期の強化などと関連づけられた。また，被殻内でも，より自由な選択をする課題で前方部，決まった運動の繰返しは後方部というような役割の違いを示唆した。これら結果は，運動表現の基底核内での移行仮説を支持する。さらに最近の研究から，**図3-16**に示すように順序学習が進むにつれて，被殻内の活動部位が，広範囲な部位から，狭い限局した部位に活動範囲が変化することを示した。活動の中心部は学習初期では被殻上部に認められるが次第に減弱し，被殻下部の活動部位は逆に次第に増強する。すなわち活動部位の移動が認められる（Lehericy et al., 2005）。

　小脳に関しては負荷として外部から与えた力の場に順応して目標を追跡し

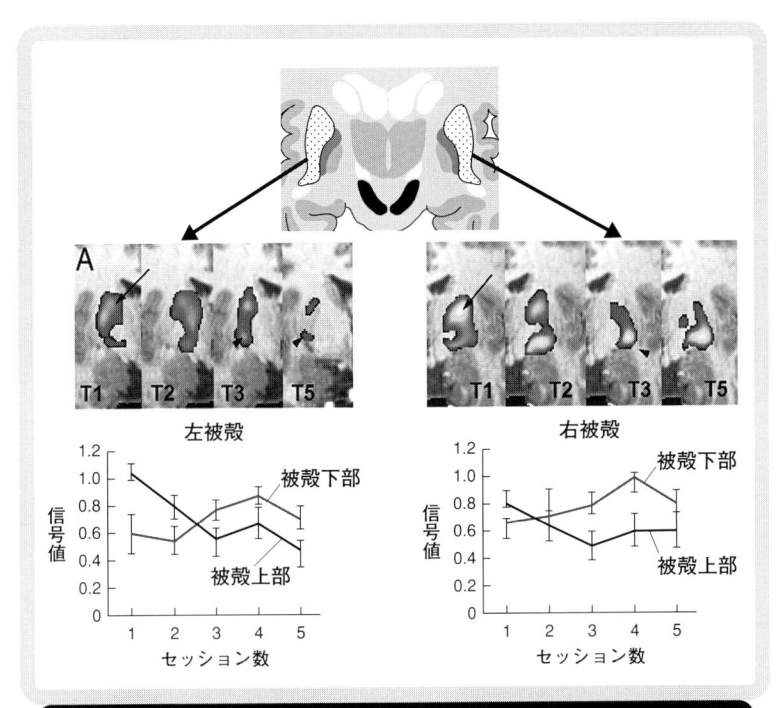

図3-16　順序動作学習時の基底核内の活動変化（Lehericy et al., 2005より改変）
順序学習が進むにつれて，被殻内の活動部位が，広範囲な部位から，狭い限局した部位に変化する。しかも，上部の活動は，次第に減弱し，下部の活動部位は次第に増強する。また，活動部位の移動が認められる。

到達する適応的運動学習のときに，4週間にわたり活動変化を追跡した研究がある。学習に伴って小脳皮質から歯状核への活動の移動が認められた（Nezafat et al., 2001）。小脳皮質と小脳核では，逆相関の活動パターンが認められ，皮質からの抑制性の入力が核へ与える影響を反映している可能性が示唆された。小脳内の活動パターンの変化は，内部モデルの獲得と維持の過程に関わると考えられた。さらにマウスを使った適応的運動学習では，**図3-17**に示すよう小脳の活動部位が，最初は広い範囲で認められ，運動誤差を反映していると解釈されるが，学習とともに活動は次第に限られた領域に活動がみられるようになった（Imamizu et al., 2003）。これは新しい道具を

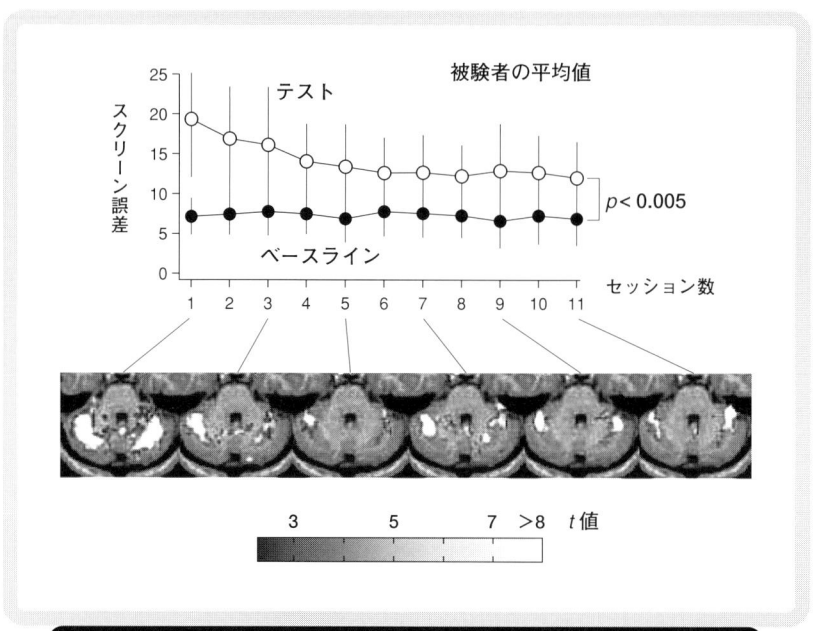

図3-17 適応動作学習時の小脳内での活動変化 (Imamizu et al., 2000より改変引用)

適応運動学習時に最初に小脳に広範な活動が認められるが、次第に局限下活動になる。上の信号は誤差の程度を時間的にプロットしたもので、学習が進むにつれて小さくなっている。

使用するための内部モデルの獲得に関与していると考えられる。これらの所見から、運動学習が段階的に進むにつれて、可塑的な変化がシステム内およびシステム間でともに起こることを示唆する。学習が進み長期記憶の生成までには、大脳皮質―基底核系と大脳皮質―小脳系のシステムが、それぞれ新しい連続的な運動技能あるいは適応的な運動技能を固定化して、そして長期的に維持することに決定的な役割をすると考えられる。そして技能習得後、この神経内での表現は、機能的にも解剖的にも分散的に蓄えられると考える。

▶ **大脳皮質および基底核系と小脳系による運動学習のまとめ**

運動学習の進行に従い脳の活動パターンが変化することは、さまざまな結

果が示している。それは，脳内領域間での活動パターンの変化もあり，また領域内の活動パターンの変化もある。たとえば，連続的運動学習はより内側のシステムに依存し，適応的運動学習はより外側のシステムに依存している。また，感覚と運動の連合なのか，プリズム適応のような座標変換なのかでも異なる。それぞれ試行錯誤の繰返しで学ぶにしても，その目標や，要求が異なれば関連する脳の部位は異なるであろう。自動化ないし手続き化の過程では，学習初期に広範な部位が関与しながら，後期で関わる部位は限られる。一般的に脳内での情報表現は初期では，新規な刺激に応じる細胞が多く活動してくるが，学習が進むにつれて，非常に選択的かつ比較的限局された細胞が出現して維持されているように思われる。また，選択的な細胞群以外にも個々の細胞はそれほど選択性が高くないが分散的かつ集団的に情報表現をする細胞群があるように思われる。手続き的な学習は運動学習以外にも，さまざまな学習課題があり，認知的スキルのどのような側面を要求する課題なのかで，参加する脳の活動部位は異なることが考えられる。

▶ 展　　望

　また意識の関わり方，すなわち，明示的な学習と暗黙的な学習をある程度分けて研究を紹介してきたが，この2つを分類するのは実は簡単ではない。最初与えられた知識にもとづいて明示的知識を自動化する過程があるが，逆に最初暗黙的知識が，途中から明示的知識になる過程もある。暗黙的か明示的かで並列的な過程とも考えられるが，相互に移行し合うようにも思われる。中心の明示的知識以外に周辺に暗黙的知識があり，一見単純に見える課題にも関わる知識，技能は複合的である。前頭前野の寄与も，一般的には学習とともに減少するような結果が多いが，明示化とともに新たに活動してくることもある。外界の変化がほとんどない環境での学習と，学習環境が常に変化する可能性のあるときの学習では当然異なるであろう。行動のモニタリングは，手続き化，自動化により次第に減少するかもしれないが，外界が変化すれば適切に行動変化をするには，常に背景で行われている可能性がある。明

示化は，突然もたらされるというより，何か背景にある過程が閾値に達するような過程と考えられる。

　脳内で手続き的な知識の発展は，課題提示や状況変化から，学習モードに入り，さまざまな脳内のリソースを用いて，再組織化，可塑性を促す方向へシフトすると考えられる。その結果，これまで述べたような脳内の各部位での学習が進み自動化によるモジュール化が進行する。最終的には固定化が起こり安定化する。しかし，また何らかの状況の変化や，課題提示が起こると再び学習モードに入るというように，螺旋状に発展するのではないかと思われる（図3-18）。ある手続きを学ぶことが，他の手続きを学ぶ前提になっているようなことは多くある。また学習の際の目標設定や習得の仕方も，その学習された段階で異なる。紹介したモデルでは1次元的に分岐していくように進行すると考えたが，大脳皮質—基底核系と大脳皮質—小脳系の過程はむしろ相互補完的であり並列的である。最近の計算論的神経科学によるモデルでも，基底核と小脳との学習に関しては，基底核は報酬情報にもとづいた強化学習，小脳に関しては誤差にもとづいた誤差学習の機構で運動学習，認知学習に関わっており，多くの側面で補完的な役割をしているという（Doya, 2000）。

　ヒトの機能画像的な研究の成果は膨大な量になってきたが，その基礎になる信号の意義は，ヘモグロビンの様態や，エネルギー代謝に依存した間接的な信号である。fMRIの信号と神経細胞の活動の関係に関しては，細胞への

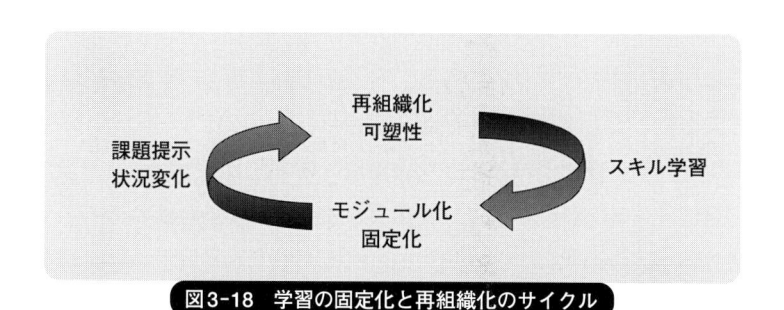

図3-18　学習の固定化と再組織化のサイクル

入力信号の集団的な挙動や，シナプスレベルでの閾値下の現象を反映するなどの報告がある（Logothetis, 2003）。さらには，神経活動を発火活動も反映している場合も報告されている（Arthurs & Boniface, 2002）。fMRI信号は，神経活動と関連しながらも，さまざまな複合要因の結果を見ている点，何の変化を見ているのかという点に注意すべきであろう。脳機能画像解析的研究は他のさまざまな神経科学の基礎的な研究成果と統合することによりはじめてヒトの脳の機能を解明できると思われる。

▶ 結　論

　大脳皮質と皮質下の基底核と小脳が連携して機能することをふまえて，最近の行動実験，障害後の行動実験，運動能力学習の画像解析による神経機構の研究を，明示的学習と暗黙的学習の視点とドヨンとアンガーライダーの順序学習と適応学習の分類に従って紹介した。しかし，現在も膨大な脳機能画像解析が行われており，将来さらに包括的な学習の概念が出てくることが期待される。

4 脳に障害のある場合の器用さの学習のメカニズム
——リハビリテーション医療への応用

　脳が損傷を受けたときに，もっとも出現しやすく目につきやすい症状は運動麻痺である。また，高齢化社会が進行する中で，脳損傷の原因としてもっとも頻度の高い疾患は脳卒中である。運動麻痺は，一定の生物学的な回復曲線に従って回復していくが，その回復曲線を左にシフトする，すなわちより早く，より良好な機能回復をめざしてリハビリテーションが行われる。さて，脳卒中による運動麻痺や感覚障害などの機能障害はいうまでもなく脳損傷から生じたものであるが，脳損傷部位が司っていた機能が残存する神経ネットワークで代償されれば，機能回復（つまり麻痺の改善）が得られるはずである。実際，近年の機能的脳画像，神経生理学的手法の進歩から，運動麻痺，感覚障害，失語症などの機能障害の回復に伴って損傷された神経ネットワークの再構成が起こることがわかってきた。そして，どのような再構成が機能回復に結びつくかを明らかにすることで，ある特異的なリハビリテーション介入がもたらす効果の検証を，現実的な機能予後と脳内メカニズムを関連づけながら行うことが可能になってきた。このような観点からリハビリテーション介入を行おうという立場が神経リハビリテーションである。

　運動麻痺が生じた場合，麻痺そのものの回復に伴って日常生活動作（Activities of Daily Living；ADL）の改善がみられる以外に，麻痺した上下肢をうまく使ってADL動作を遂行することを学習するという側面もある。実際，同等の麻痺がある状態でも，ADLが上手に行える患者もいれば，何度練習を重ねても動作の習得が難しい患者もいる。このことは，リハビリテーションによる機能回復には運動学習が関連していることを示唆する。

　本章では，脳卒中などにより運動に関連する脳内部位が損傷を受けた後に，運動麻痺が生じ，回復していく過程を臨床的および神経科学的な側面から解説する。さらにリハビリテーションが回復過程におよぼす効果やその効果を増強する方法，運動学習の関与について言及し，神経科学的な観点から神経リハビリテーションのストラテジー（方法論）について考えたい。

▶ 脳が損傷を受けたときになぜ運動に障害が起こるのか

　中枢神経病変に起因する運動障害は大脳皮質の一次運動野から大脳皮質下の放線冠，内包，中脳の大脳脚，橋腹側，延髄で交叉し脊髄の前角細胞に至るまでの運動下降路の損傷で起こる（図4-1）。運動麻痺の程度や分布を規定するのは脳損傷の部位や大きさであるが，脳卒中では，病変部位は血管支配の解剖学的特徴に支配される（図4-2）。したがって，運動麻痺の分布はある程度定型的なパターンを示す。大脳半球の病変では病変と反対側の上下肢に麻痺が起こり，これを片麻痺と呼ぶ。一次運動野内の運動神経は，内側部は足，そこから外側にいくに従って体幹，腕，手，顔の運動を支配するため，内側領域が損傷を受ける前大脳動脈領域の病変では下肢に強い麻痺が起こる（図4-3）。中大脳動脈領域の病変では上下肢とも麻痺が生じるが上肢に強い場合が多い（図4-4）。一次運動野内の小病変では，手に限局したような麻痺が生じることもある（図4-5）。後大脳動脈領域の病変では，後頭葉の主体の病変になるため視野障害が主体で麻痺が生じないことも多いが，視床付近の病変により一部内包が損傷を受けると片麻痺も起こりうる。

▶ 脳卒中後の機能回復の評価と特性

　機能回復にはさまざまな側面がある。リハビリテーション領域でよく用いられるICIDH（国際障害分類；International Classification of Impairment, Disability and Handicap（ICIDH, WHO, 1980））によると，障害は機能障害（impairment），能力障害（disability），社会的不利（handicap）の3つに分類される。機能障害は心理的，生理的，解剖学的の構造または機能の喪失または異常（麻痺がある，失語があるなど）であり，能力障害は，機能障害の結果起こったある活動を，人間にとって正常と考えられるやり方または範囲において行う能力の制限，または欠如（歩行できない，会話ができないなど）を指す。社会的不利は機能障害あるいは能力障害の結果，その個人に生じた不利益で，その個人にとって正常の役割を果たすことを制限あるいは妨げるもの（仕事ができないなど）のことである。機能障害が改善しなくても

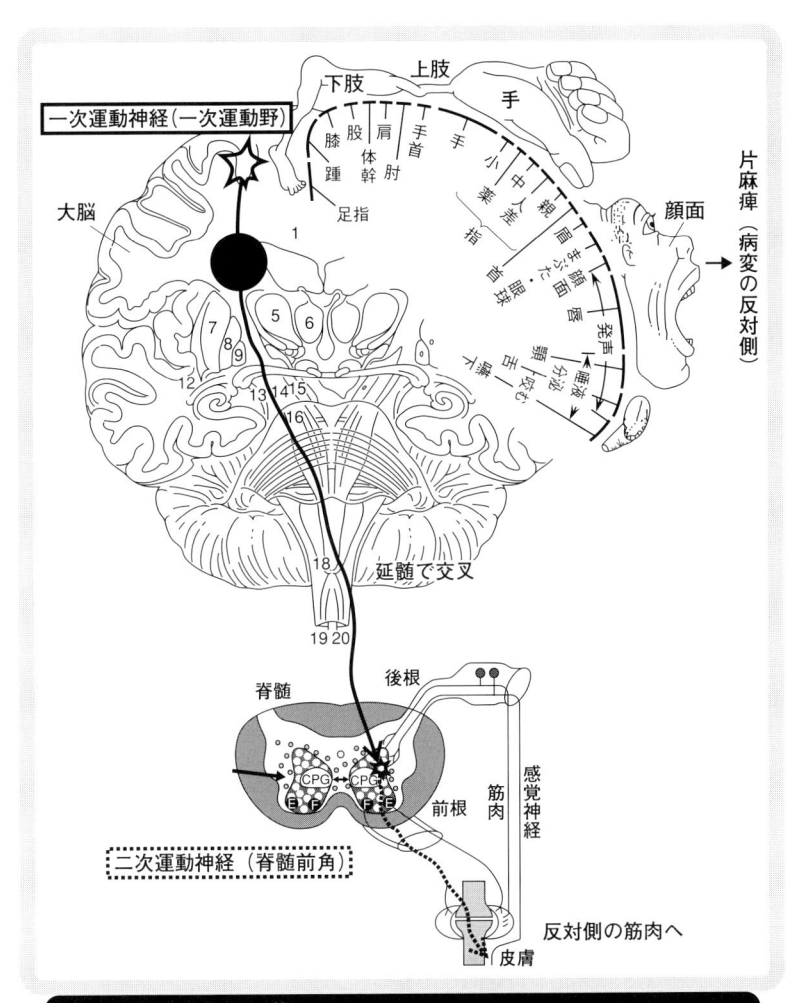

図4-1 運動麻痺はなぜ起こるか

たとえば,手を動かすという命令は最終的に大脳皮質の一次運動野にある一次運動神経細胞から出力される。内側は足,そこから外側にいくに従って体幹,腕,手,顔の運動を支配する運動神経細胞が分布している。それぞれの運動神経の脊髄(二次運動神経とのシナプスが前角にある)への経路(錐体路)はその途中の延髄で交叉するため,左脳の運動神経細胞は右の手足,右脳の運動神経細胞は左の手足の運動を制御する。この大脳皮質一次運動野からの下降経路がどこかでダメージを受けると命令が伝わらなくなり,病変の反対側の手足の運動麻痺が起こる。

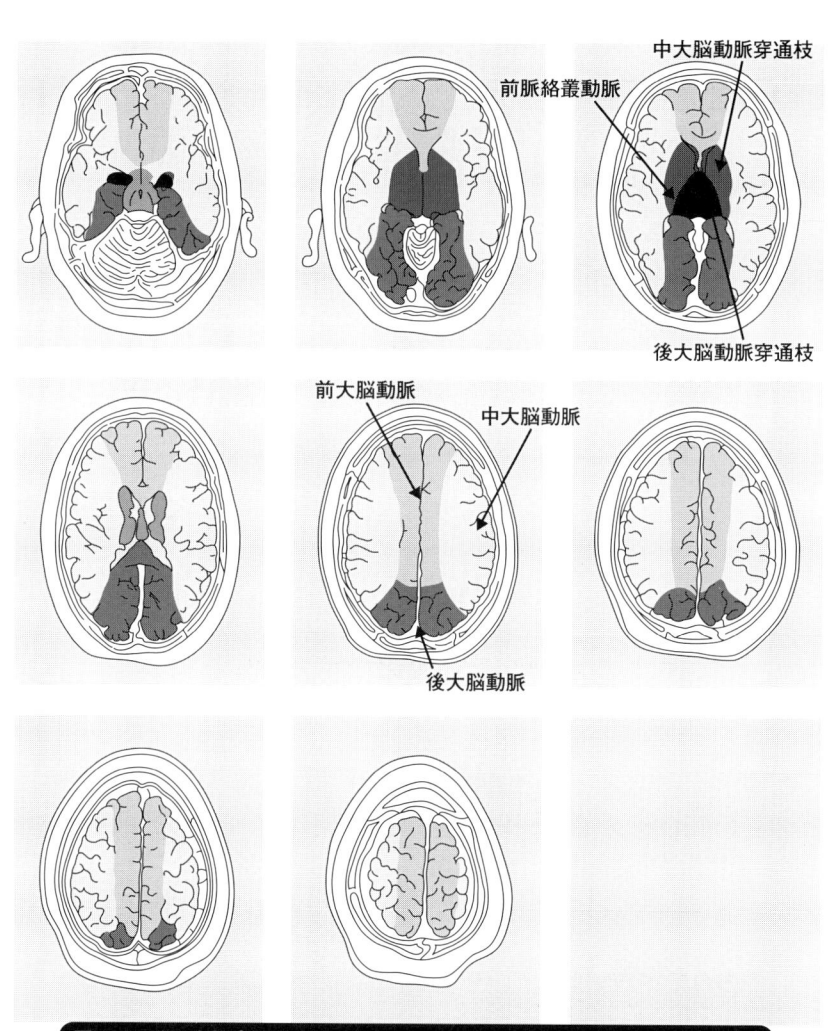

図4-2 脳の血管支配

前大脳動脈と中大脳動脈は内頚動脈から，後大脳動脈は椎骨・脳底動脈から血流供給されるが，ウイルス輪により両者の交通がある。内頚動脈系の血管障害では，一次運動野，およびその運動下降路である放線冠や内包の損傷により運動麻痺を生じる。椎骨・脳底動脈系では脳幹部や中脳，内包後脚の一部などが損傷を受け，運動麻痺を生じる。

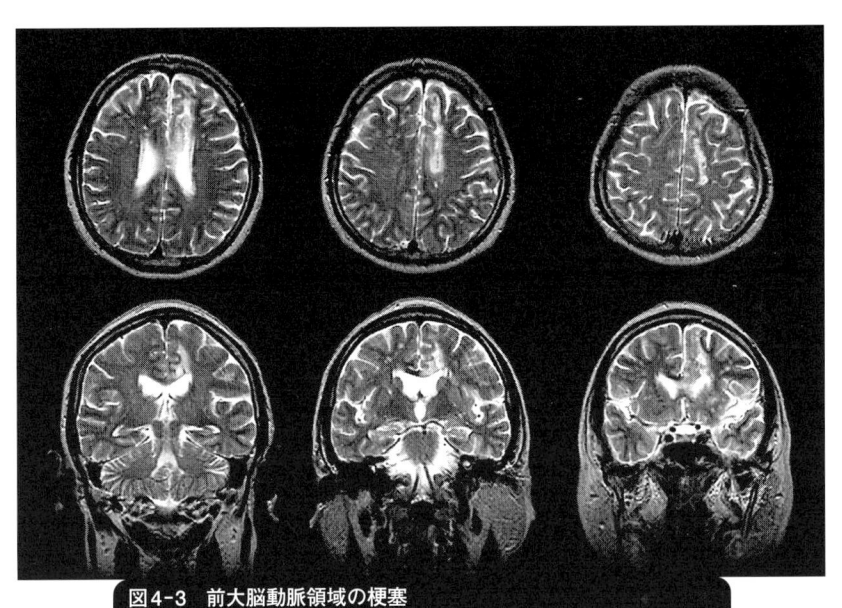

図4-3 前大脳動脈領域の梗塞
大脳の内側面中心に病巣が広がり、下肢に優位な麻痺を生じる。

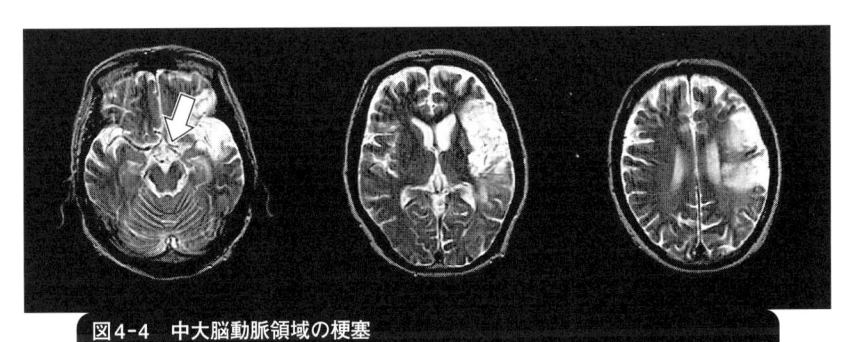

図4-4 中大脳動脈領域の梗塞
左中大脳動脈が基幹部で閉塞している（矢印）。右上下肢の麻痺を呈する。

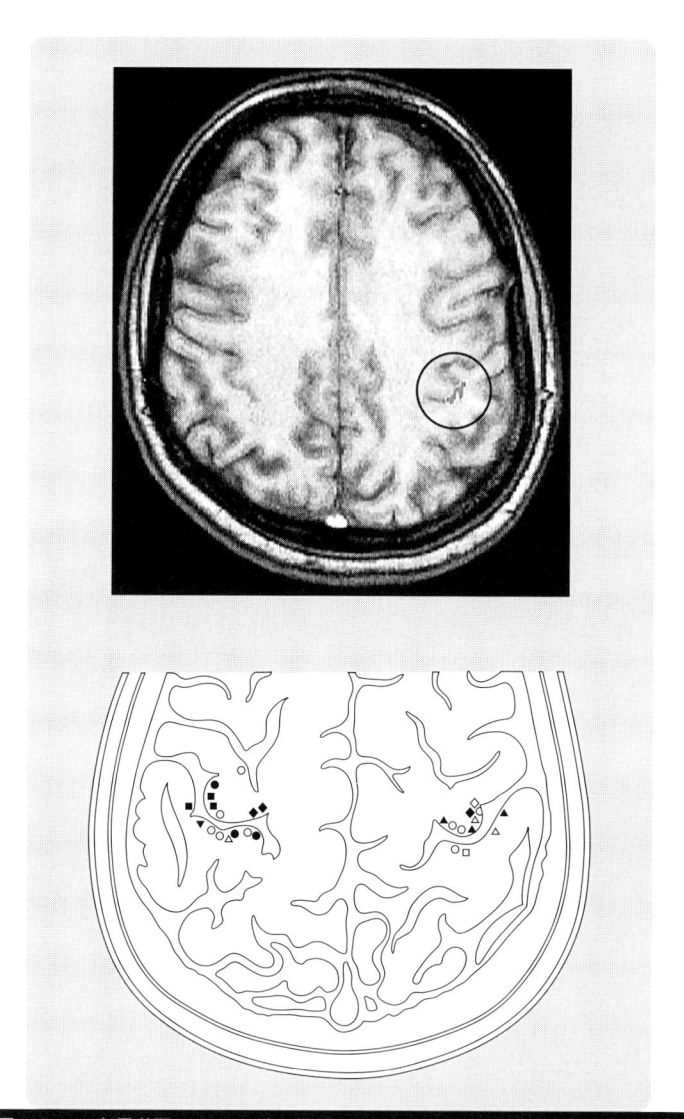

図4-5 一次運動野における手の領域(Yousry et al., 1997)
中心溝のドアのノブのような形をした部分が手の領域に相当する。上図の円で囲った部分がfMRIで撮られた,手の運動時に活動する部位。この部位に限局した病変ができると,反対側の手の麻痺を生じる。

代償的な方法を使って能力障害が改善することはよく見られることであり（もっとも極端な例は利き手交換），また機能障害が改善しても能力障害は変化ないこともある。たとえば，手の麻痺が多少良くなっても，字を書くという能力は改善しないこともある。WHOでは，2001年にICIDHの改訂版として国際生活機能分類（ICF；International Classification of Functioning, Disability and Health）を採択した。これまでのICIDHが身体機能の障害による生活機能の障害というマイナス面を分類するという考え方が中心であったのに対し，ICFは，生活機能というプラス面からみるように視点を転換し，さらに環境因子などの観点を加えている。しかし，臨床的に機能回復を定量的にとらえるにはICIDHが便利であるので，本章では便宜的にこちらを用いる。

　さて，運動機能障害の評価として国際的によく用いられるのは，ブルンストロームスケール（Brunnstrom scale）やフーゲルマイヤースケール（Fugl-Meyer scale），能力障害としては**表4-1**に示したバーテル指数（Barthel index）やFIM（Functional Independence Measure；機能的自立度評価法）がある。**図4-6**に能力障害（バーテル指数）の回復曲線を示す。すべてに共通した特徴は，発症後早期の回復速度がもっとも大きく変化し次第に遅くなるということである。重症例ほどはじめの回復度は小さいが，時間が経過しても変化が見られる。機能障害の回復がプラトー（停滞期）に近くなっても，ADLの能力障害の回復は見られることも特徴の一つである。このため，リハビリテーションの転帰の評価では，とくに急性期以降は能力障害のほうが変化に鋭敏であるといえる。

　麻痺の回復は，筋力が直線的に増強していくというものではなく，まずはじめに，共同運動と呼ばれるパターン化された筋収縮が起こり，次第に各筋が分離した収縮が可能になる。一般的に上肢の場合は屈曲が，下肢の場合は伸展がより容易である。しかし上肢を挙上しようとすると，肩甲骨の挙上後退，肩関節が外転，外旋もしくは内旋，肘関節が屈曲，手関節と手指が屈曲するパターンをとりやすい。下肢の場合は股関節の伸展・内旋・内転，膝関節の伸展，足関節の底屈・内反と足趾の底屈が生じやすい。

表4-1 バーテル指数

		自　　立	部分介助	全　介　助
1	食　　事	10	5	0
2	移　　乗	15	10〜5	0
3	整　　容	5	0	0
4	トイレ	10	5	0
5	入　　浴	5	0	0
6	歩　　行	15	10	0
	車椅子	5	0	0
7	階段昇降	10	5	0
8	着 替 え	10	5	0
9	排　　便	10	5	0
10	排　　尿	10	5	0
	合 格 点	（　　）点		

食　事
- 10　自立，自助具などの装着可．標準的時間内に食べ終える
- 5　部分介助（たとえば，おかずを切って細かくしてもらう）
- 0　全介助

車椅子からベッドへの移乗
- 15　自立，車椅子のブレーキやフットレストの操作も含む（歩行自立も含む）
- 10　軽度の部分介助または監視を要す
- 5　座ることは可能であるが，ほぼ全介助
- 0　全介助または不可能

整　容
- 5　自立（洗面，整髪，歯磨き，髭剃り）
- 0　部分介助または全介助

トイレ動作
- 10　自立，衣服の操作，後始末を含む．ポータブル便器などを使用している場合はその洗浄も含む
- 5　部分介助．体を支える．衣服・後始末に介助を要する
- 0　全介助または不可能

入　浴
- 5　自立
- 0　部分介助または全介助

歩　行
- 15　45m以上歩行．補装具（車椅子，歩行器は除く）の使用の有無は問わない
- 10　45m以上の介助歩行．歩行器使用を含む
- 5　歩行不能の場合，車椅子にて45m以上の操作可能
- 0　上記以外

階段昇降
- 10　自立（てすりや杖を使用してもよい）
- 5　介助または監視を要する
- 0　不能

着替え
- 10　自立．靴，ファスナー，装具の着脱を含む
- 0　上記以外

排便コントロール
- 10　失禁なし．浣腸，座薬の取り扱いも可能
- 5　時に失禁あり．浣腸，座薬の取り扱いに介助を要する者も含む
- 0　上記以外

排尿コントロール
- 10　失禁なし．尿器の取り扱いも可能
- 5　時に失禁あり．尿器の取り扱いに介助を要する者も含む
- 0　上記以外

ADLの10項目を2〜4段階で採点，経験的な重みづけに従い100点満点となる．

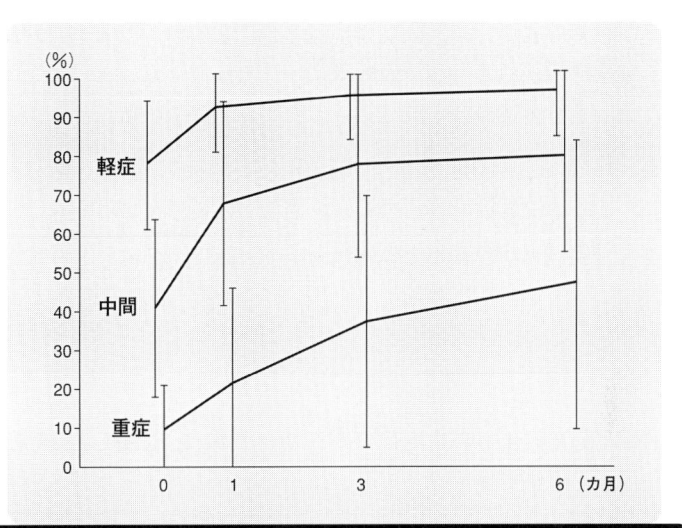

図4-6　バーテル指数（日常生活動作の評価）の推移（Duncan et al., 2000）
食事，移乗，整容，トイレ動作，入浴，移動，階段，更衣，排便，排尿の評価（最大100点），脳卒中患者459例，縦棒はSDを示す。

　脳卒中後のドラマチックな機能回復は，発症後の数週間以内に起こり，一次運動野とその下降路における浮腫軽減，圧迫減少，血流再開などによって規定されるため，病変部位や大きさ，急性期治療の成否の影響が大きい。発症後1カ月で，全患者の$\frac{1}{4}$は神経症状が消失し，$\frac{1}{3}$は日常生活が完全自立する（Duncan et al., 2000）。これらはもともと軽症で自然回復したか，急性期治療が奏功したためと考えられ，リハビリテーションの有効性を考えるうえでのバイアスとなる。手の運動麻痺の回復曲線は，発症初期の機能障害に依存する部分が大きく，一次運動野や錐体路の損傷，とくに線維が集束する内包後脚病変の有無は手指の巧緻性回復の鍵になる。急性期以降の回復は徐々に起こり，3カ月から6カ月にかけて回復曲線はなだらかになり，初期の障害が強いとプラトーになるまでには時間を要する。筆者らの施設において発症後数カ月から1年にかけて入院リハビリテーションを受けた約1,000

例の脳卒中患者の成績では，入院時廃用手例の29.7％は改善したが，退院時実用手を獲得したのは0.2％のみであった。しかし，入院時に大まかな麻痺手の開閉が可能な患者では，37.5％の患者が麻痺手の実用的使用が可能になった（Yagura et al., 2003）。一方，歩行機能については発症後数カ月以上経過しても改善する可能性が高い。もっとも障害の強い入院時歩行不能例に限っても全体で60.3％（入院時発症後3カ月以内では70.9％，6カ月以内では54.8％，12カ月以内では43.9％）が改善し，32.6％が自立歩行を獲得した。すなわち，ある程度手指機能が保たれた状態では麻痺手の実用的な機能回復が得られやすいのに対し，急性期後にまったく手の動きのない患者で麻痺手の機能的使用を達成するのは困難である場合が多い。しかし，歩行機能に関しては，発症後半年を過ぎても歩行不能な患者でも改善の見込みは十分にあると考えられる。

▶ リハビリテーションで何が良くなるか

　能力障害の例としてベッドから起きあがって椅子に移るという移乗動作を考える。健常者では簡単なこの動作も，片麻痺のある脳卒中患者にとってははじめは困難なものである。ここでは片麻痺という機能障害の結果として移乗動作を行う能力障害をきたしている。能力障害が改善するためには機能障害（麻痺）の改善が本来的である。麻痺は完全には良くならないことも多い。しかし，能力障害の背景には改善可能な他の多くの要因がある（**表4-2**）。長期間の安静の結果，本来麻痺のない側の筋力が低下した場合（廃用症候群）ならば，その筋力を向上させるような訓練も，移乗動作に重要である。麻痺側の膝関節が動かさないうちに拘縮を起こし，伸展障害を生じた場合であれば，関節可動域訓練が功を奏することもある。また，訓練だけでなく環境を整える（たとえば手すりの設置や段差をなくすなど）ことも必要である。さらに患者側の要因だけでなく家族や介護者に対する適切な指導が，安全で疲れない，効率的な介助法の習得のために重要である。このような運動学的，物理的な問題以外にも注意力や意欲の低下などが能力障害の原因になること

表4-2 ADL改善の背景（移乗動作を例にして）

動作改善の背景	できない	できる
機能回復	片麻痺がある	麻痺の改善
機能代償	健側の筋力低下	健側の筋力増強
2次障害改善	膝関節の拘縮	拘縮改善
補装具	足部の内反	短下肢装具
環境改善	ベッド柵がない	ベッド柵の設置
家族訓練	介助法がわからない	介助法の習得
高次脳機能	左側を無視する	無視の軽減
意欲	やる気がない	自発性の改善

もある。とくに右脳に比較的大きな病変がある場合，左側への注意が不十分になり（半側空間無視），患者には左側にあるものに気づかず車椅子をぶつけながら進む，食事をしていても左半分にあるものに気づかず手をつけないなどの症状が出て，立ちあがるときもうまく左側に体重がかけられず転倒する危険が大きい。このような患者では，移乗の手順の中に，注意を左側に注ぐことを強調した訓練をすることで，麻痺に大きな変わりがなくても移乗動作が改善する可能性がある。さらに高齢者の脳卒中でよくみられる問題は，運動能力はある程度保たれていても意欲が低下することである。意欲を向上させる特別な方法論は存在しないが，後述するように，いかに訓練への参加や自発的な動作を患者にとっての報酬に結びつけるかがポイントであろう。また脳卒中患者の3割以上に合併するうつ状態を見逃さず治療することも重要である。

　以上を要約すると，脳卒中に対するリハビリテーションの過程とは，①機能障害（たとえば，麻痺そのもの）の治療，②具体的なADL（移動，トイレ，更衣，食事，歯磨きなどの日常生活動作）の能力障害に対する訓練，③麻痺のない側の筋力低下や麻痺側の関節の動きの制限などの2次的な問題の治療，④補装具の適用，⑤注意力，意欲の向上や脳卒中後のうつ状態に対する介入，

⑥家族など介護者の訓練，⑦住宅改造などの住環境を整えること，⑧経済面の利用可能な制度の紹介，⑨介護保険で提供されるさまざまなサービスの導入など多岐にわたり，個々の患者の障害の状況，生活環境，家族の支援体制などを考慮しながらこれらの最適な組合せを提供して，社会復帰を目指すものである。1つの側面だけへのアプローチでは限界があることも多いので，相補的に能力障害を改善するやり方が現実的であるためである。しかし，本章では主に運動麻痺を中心とした機能障害の回復の神経基盤とその促進のための方法論，運動学習の関与など，主に機能障害を改善する方法について考えたい。

▶ 脳卒中に対するリハビリテーションの有効性のエビデンス

　脳卒中に対するリハビリテーションの有効性のエビデンスの多くは，その供給体制に関するものである。すなわち発症後早期からの集中リハビリテーションを含めた多角的な医療チームによる介入が，患者のADLや歩行能力を改善するという，国際的な合意が得られている。すなわち多くの訓練量を早期から確保することが機能回復を促進するというものである。

　脳卒中後のリハビリテーションの有効性に関するエビデンスは，欧米の脳卒中ユニットという多角的チームアプローチが行われるリハビリテーション環境の有効性に対するRCT（Randomized Controlled Trial；ランダム化比較試験）の結果にもとづいている（Miyai & Reding, 1998a）。脳卒中ユニットの有効性は，歩行，ADL，自宅復帰率，在院日数，医療費，生存率に対して認められる。脳卒中ユニットとは，いわゆる脳卒中ケアユニットのような集中治療室ではなく，専門職による多角的チームアプローチがなされている病棟である。すなわち，①医師（内科医，神経内科医，脳外科医，精神科医など），リハビリテーション専門看護師，理学療法士，作業療法士，言語聴覚士，医療ソーシャルワーカーなどが多角的チームを組むこと，②脳卒中患者に特有な合併症を熟知し予防が行われること，③チームによるミーティングが定期的に行われ，各々の患者の問題点，治療方針，ゴール決定などに共通

の認識をもたれること，④訓練室でのADLと病棟でのADLに差がないこと，⑤家族の訓練も積極的に行われること，などの特徴をもつ．

　脳卒中ユニットは，後述する「豊かな環境」（enriched environment）であると考えられるが，なぜそれが脳卒中の転帰を改善させるのであろうか．第一にリハビリテーション治療の頻度である．訓練の効果は上肢でも下肢でも集中的に治療した部位に特異的に転帰良好であることがクワッケルらによって示唆されている（Kwakkel et al., 1999）．さらに彼らは，介入量が脳卒中患者の機能転帰に影響するかどうかを検討するためにメタ解析，すなわち20編，2,686例のRCTを行い，介入量が多い群（対照群の平均2倍の運動療法と作業療法）は，介入終了時のADLがわずかではあるが有意に改善することを報告した（Kwakkel et al., 2004）．また，ADL転帰の違いを得るためには，発症後6カ月以内に少なくとも総介入量を16時間増加する必要があることが示唆された．同様の結果は歩行速度でも得られたが，麻痺手の巧緻性については介入量の効果は明らかではなかった．これは，一次運動野や錐体路がすべて損傷を受け，完全麻痺に陥った上肢機能を，臨床的に生物学的な運命を超えて改善させることには限界があることを示唆するものである．第二に従来からいわれているように，早期リハビリテーションの効果である．ノルウェーにおける脳卒中ユニットのコックスの比例ハザードモデルを用いての解析では，発症後6週間以内の自宅退院に関連する独立因子として早期離床・訓練および拡張期血圧の安定性が挙げられ，これらの因子について補正すると脳卒中ユニットの自宅退院に対する効果は有意でなくなったと報告されている（Indredavik et al., 1999）．興味深いことに彼らは，実際には定量的に評価することが困難な多角的専門チームアプローチや家族の訓練がもっとも重要ではないかと付け加えている．そのチームアプローチの効果に関しては，同じリハビリテーション病院の中でも一般リハビリテーション病棟より脳卒中専門病棟のほうが入院時に重症で発症から入院までの期間が長かったにもかかわらず，退院時の患者の歩行能力や自宅復帰率において勝っていたことが示されている（Feigenson et al., 1979 ; Yagura et al., 2005）．

▶ 動物における脳損傷後の機能回復の神経基盤──使用に関連した可塑性（use-dependent plasticity）と機能代行（vicariation）

　ラットなどを用いた動物実験では，活動のためのさまざまな器具やおもちゃの整った，広い十分に自発的に運動できるような環境（enriched environment；豊かな環境）において，複数で飼育すると小さなケージで単独で飼育するよりも神経の樹状突起の枝分かれや神経あたりのシナプスの数が増加することやさまざまな神経栄養因子の遺伝子発現が増加することが知られている（Bennet et al., 1964；Volkmar et al., 1972）。実験的な局所的脳虚血後の運動機能回復に対しても豊かな環境が促進的に働く。さらに脳損傷が起こる前にそのような環境で飼育しても同様な結果が得られている。麻痺肢の使用をキャストで制限すると病変周囲の錐体細胞の樹状突起の減少が起こる（Johansson, 2000）。改善が得られる機能は姿勢や移動に関する能力が中心である。一方，前肢，手の機能に関しては，外部環境だけでは回復に限界があると考えられる。以下に述べるように特異的な練習が必要になる。

　実験的には皮質内微小刺激（intra cortical micro-stimulation）という手法を使って，一次運動野内の運動神経を刺激してどの筋肉が収縮したかを調べることにより，運動野のマッピングを行うことが可能である。リスザルは脳の表面が平滑でこのようなマッピングが行いやすい。健常なリスザルでは，訓練（小さなエサ入れからエサをとる）によるスキルの向上とともに，使用した手の反対側の一次運動野の手の領域の拡大が観察される（図4-7）（Nudo et al., 1996）。ここで重要なことは，大きなエサ入れからエサをとることを繰り返すような単純な運動の反復では，運動地図の変化は起こらない点である（Plautz et al., 2000）。損傷脳の実験では，麻痺肢の使用は，機能回復を高めることも，逆に遅らせることも知られている。実験的脳虚血後，ごく早期に強制使用した場合を除き*，基本的には機能回復は促進される。まず，リスザルでは一次運動野の部分的な実験的脳虚血，5日後から麻痺手で小さなエサ入れからエサをとるという訓練を行うと，麻痺手機能の改善とともに一次運動野内の手の領域が拡大することが示された（Nudo et al.,

動物における脳損傷後の機能回復の神経基盤

図4-7 使用に伴う脳の可塑性（Use-dependent plasticity）── リスザルの例
（Nudo et al., 1996）

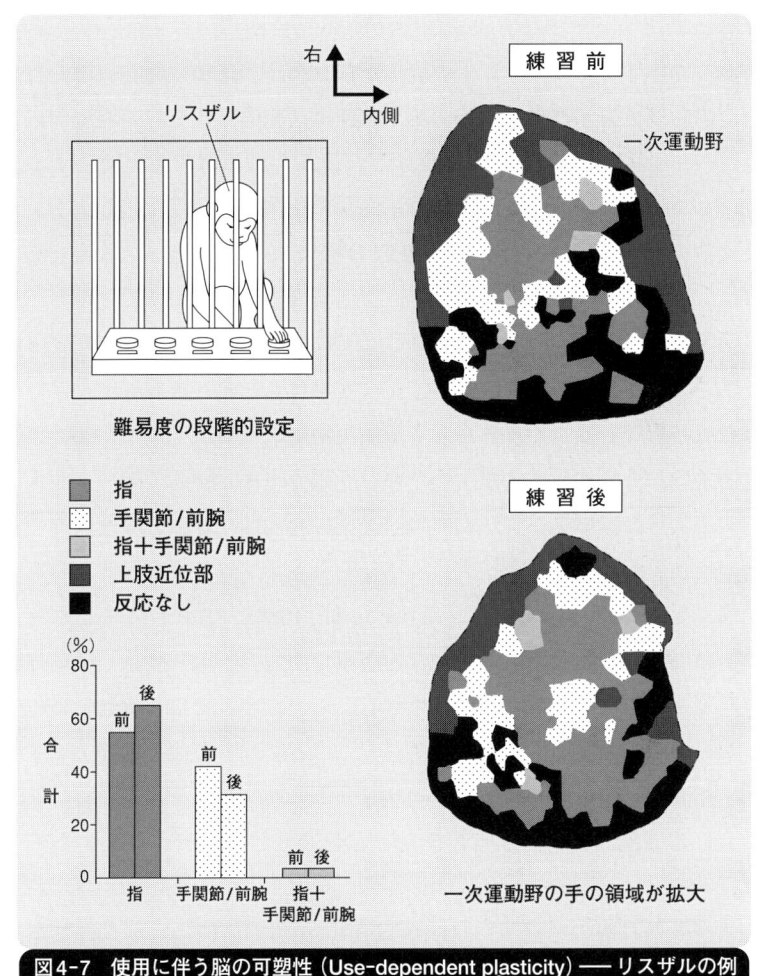

＊　比較的大きな中大脳動脈領域の実験的脳虚血の場合，直後からの過剰な運動はむしろ運動機能を悪化させることや梗塞巣が広がることが報告されている。発症後24時間以内に麻痺肢を使用する訓練を始めると病巣の増大が認められるが，自発的に動くだけの環境では増大は起こらない。グルタミン酸などの興奮性アミノ酸の神経毒性の関連も示唆されているがその機序はまだよくわかっていない（Kozlowski et al., 1996 ; Humm et al., 1999）。後述するようにヒト脳卒中後の早期リハビリテーションにおいて，このような実験に対応するデータは得られていない。

1996b)。またラットでは実験的脳虚血後15日目から，エサ入れから麻痺前肢を使って小さなチョコレートを取る訓練を行うと，機能改善に関連して皮質病変の対側大脳半球の運動野の第V層錐体細胞の樹状突起の増加が観察された（Biernaskie & Corbett, 2001）。このような麻痺側前肢を使用する課題指向型訓練（Enriched Rehabilitation；ER）を欠いた豊かな環境のみでは，前肢機能の改善は見られない（図4-8）。また，前肢機能は，訓練を脳虚血後5日から開始するとそれ以降に開始した場合に比べ，より改善が大きかった（図4-9）（Biernaskie et al., 2004）。さらに虚血後，4週後に非病変半球にリドカインを注入すると前肢の機能が再度悪化したが，虚血巣が大きいラットほどその影響が大きく，非病変半球の役割は病変の大きさと麻痺の程度が規定因子の一つであることが示唆された（Biernaskie et al., 2005）。サルにおいて，一次運動野損傷による麻痺の回復後に非病変半球の一次運動野の樹状突起が増加するが，この樹状突起の増加を薬物でブロックすると，麻痺が悪化することが観察されている（Ghosh et al., 1988）。これらのことより，脳損傷後の麻痺肢の使用に関連した機能回復は両側の一次運動野の運動神経の可塑性と関連していることが示唆される。さらにサルでは一次運動野の虚血後，手の領域の損傷の大きさに比例して，病変半球の腹側運動前野にも手の領域の拡大や軸索の新芽による一次感覚野との連絡など，病巣から離れた領域における機能的再構成が時間経過とともに生じることも示された（Frost et al., 2003；Nudo, 2006）。この変化も使用量に依存するかどうかはまだ不明であるが，残存脳の機能代行（vicariation）が機能回復に重要な役割を果たすことは，十分に確立されてきたと考えられる。

▶ ヒトの脳卒中後の機能回復の神経基盤──脳卒中急性期におけるペナンブラの改善

脳卒中において，運動麻痺回復の時間経過は，前述したように発症後早期ほど改善速度が速く，その後は遅くなる。発症後早期，とくに1週間以内の機能回復の機序としては，病変の縮小に起因する部分が大きい。すなわち，

A. 環　境

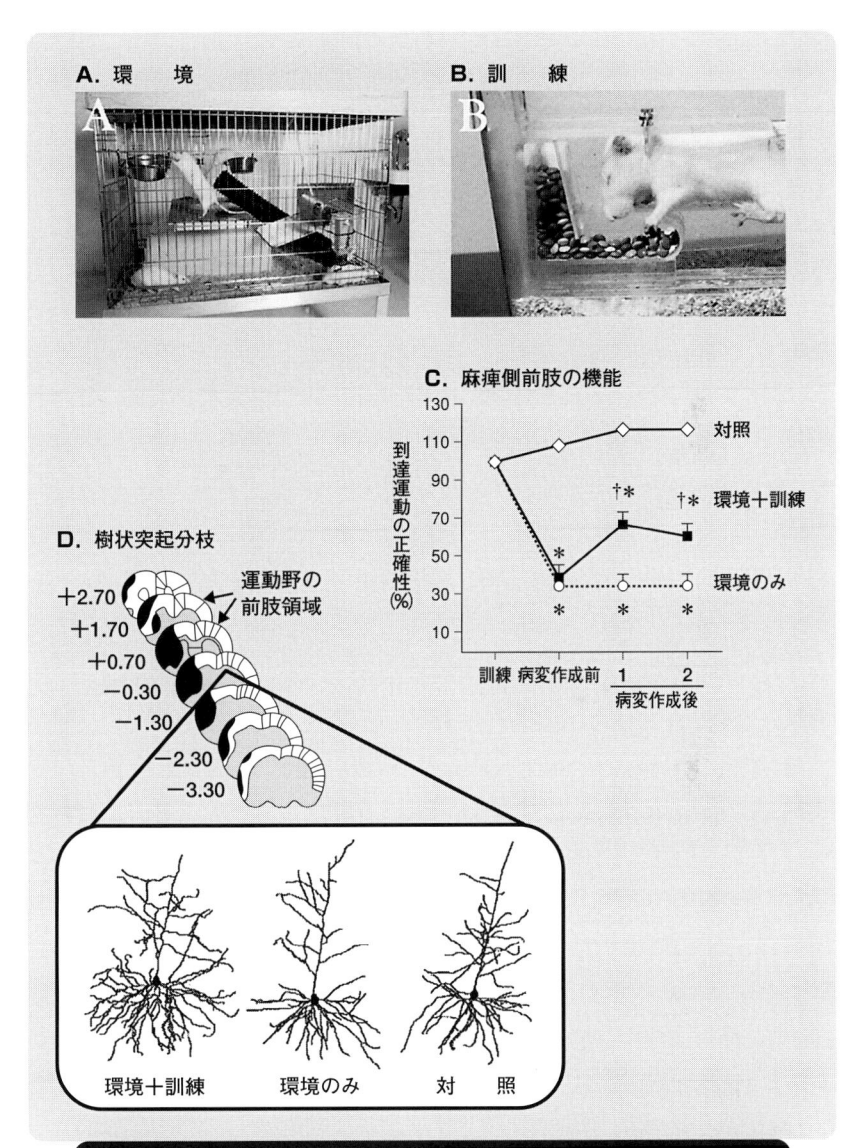

B. 訓　練

C. 麻痺側前肢の機能

D. 樹状突起分枝

運動野の前肢領域

+2.70
+1.70
+0.70
−0.30
−1.30
−2.30
−3.30

到達運動の正確性(%)

対照
環境＋訓練
環境のみ

訓練　病変作成前　1　2
　　　　　　　　病変作成後

環境＋訓練　　環境のみ　　対　照

図4-8　環境と訓練の麻痺肢機能改善への効果（Biernaskie et al., 2001）
豊かな環境（enriched environment；A）と課題指向型の訓練量（enriched rehabilitation；B）の確保が麻痺側前肢機能を改善する（C）。それに伴い，非病変半球の錐体路細胞の樹状突起の分枝が増加する（D）。

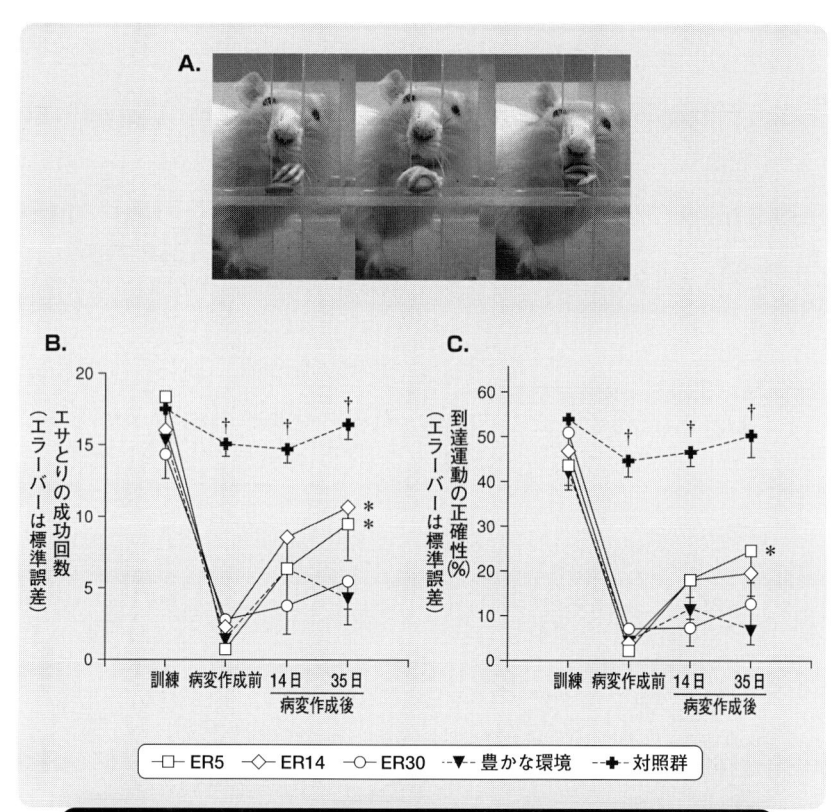

図4-9 早期訓練の麻痺肢機能改善への効果(Biernaskie et al., 2004)
早期介入が有効。実験的病変作成後に5日 (ER5) に前肢の訓練 (ER ; Enriched Rehabilitation) を始めたほうが、14日 (ER14)、30日 (ER30) に始めるのに比べてエサを麻痺側前肢でとれる回数および頻度 (pellet reaching test) がより改善する。

脳梗塞の場合は血栓や塞栓の溶解や血管内でのより遠位への移動,脳出血の場合は血腫の吸収の結果,いったん抑制されていた運動野ないしは運動下降路の機能が改善する。脳梗塞のような虚血性病変の場合,その中心部分は完全に阻血になり組織が壊死するが,その周囲の組織は乏血状態であり約3時間以内に血流が再開すれば可逆的な状態であり (**図4-10A**) (Jones et al., 1981),ペナンブラと呼ばれている (**図4-10B**)。臨床的にはrt-PA遺伝子組

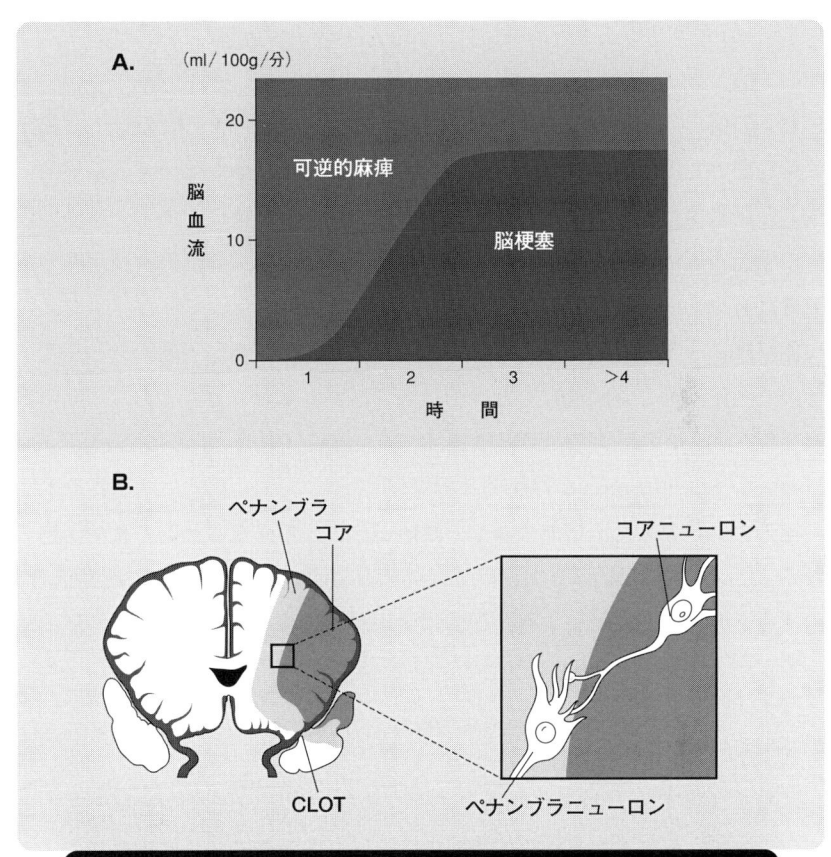

図4-10 脳血流低下と脳梗塞の関連

A. 実験的な中大脳動脈結紮による脳血流低下が3時間続くとその潅流域は脳梗塞に陥る。局所脳血流が23ml/100g/分以下になると可逆的な運動麻痺が起こり，17〜18mlを2〜3時間または，10〜12ml以下になると，非可逆的な組織変化を起こす。図はサルのデータ（Jones et al., 1981）。B. 早期に血栓溶解に成功すると虚血の中心部（コア部分）は梗塞に陥るが，ペナンブラと呼ばれる部分が梗塞に陥るのを免れ，機能が回復する。

み換え組織型プラスミノゲン・アクティベータ（recombinant tissue-type plasminogen activator）による血栓溶解療法が日本でも2005年10月に認可された。上記のように，発症後3時間以内の使用が求められるが，投与による出血の副作用出現を防止するために使用の指針が定められている（日本脳卒

中学会rt-PA静注療法適正治療指針　http://www.jsts.gr.jp/）。

▶ ヒトの脳卒中後の機能回復の神経基盤――神経ネットワークの機能的再構築

　急性期の血流低下や圧迫・浮腫の影響を免れた脳組織を除いて，最終的に生じた脳損傷の範囲と部位が，残存する機能障害の主要因である。急性期以後の機能回復は損傷を免れた脳の神経ネットワークの機能的再構築が関わる機能代行（vicariation）で説明されることが明らかになってきた。すなわち機能回復に一次運動野や運動前野の運動地図の変化，補足運動野や非病変半球の一次運動野や運動前野などの動員が関連するというものである。その根拠としては，ヒトの脳ではfMRIやPET，経頭蓋磁気刺激（TMS；Transcranial Magnetic Stimulation）を機能的な検証が中心となる。麻痺した上肢や下肢の運動を課題とした脳機能画像で，対照と比較して異なる部位の賦活が見られること，TMSにより一次運動野以外の運動関連領野（とくに運動前野）の機能を抑制することにより，運動に変化が見られることなどがその理由である。

▶ 横断的な脳機能画像研究

　脳機能画像では，90年代初頭にイギリスのフランコビヤックのグループが，脳卒中患者の麻痺手の機能回復に伴って脳の機能的再構築が起こることをPETを用いた3編の論文で示した（口絵4）。いずれも機能予後の良い皮質下脳卒中例において，ほぼ完全回復した麻痺手指の対立運動を課題として用いている。コレットらは，発症後2カ月以上の皮質下の脳卒中6例において，患側と健側の運動時を比較して，患側手指の運動時は両側の一次感覚運動野，小脳，運動前野などが賦活されることから，麻痺の回復における同側性の運動関連領野とその下降路の重要性を指摘した（Chollet et al., 1991）。つづいてワイラーらは，発症後4カ月から6年の線条体内包梗塞10例と対照群の群データを比較したところ，麻痺手の運動時，同側の基底核，運動前野，対側小脳の賦活が有意で，帯状回や前頭前野の賦活も増加することを報告し

た（Weiller et al., 1992）。さらに，発症後7週から6年の内包梗塞患者8例の完全回復した麻痺手運動時の脳賦活パターンを一例ずつ，対照群のそれと比較した（Weiller et al., 1993）。一次感覚運動野の手の領域の腹側への広がりや補足運動野，頭頂葉の両側の賦活，同側の運動関連領野の賦活が認められたが，同側感覚運動野の賦活に関しては，連合運動がみられた例にのみに有意であったとしている。サイツらは，中大脳動脈の皮質枝を中心とした発症後2週から107週の脳梗塞患者7例で，回復した手指の運動時，両側の運動前野の賦活がみられたが，感覚運動野の有意な賦活は両側とも認めなかったとしている（Seitz et al., 1998）。fMRIを用いた研究では，クレイマーらが，良好な回復を得た脳卒中患者2例において，発症後6カ月に，示指のタッピング課題を行い，麻痺手指運動の際は，対照群に比べ，非病変半球の感覚運動野，補足運動野，皮質病変の周辺の賦活が増加していたことを示した（Cramer et al., 1997）。カオらは3テスラの高磁場MRI装置を用いて，発症後5カ月から3年の回復良好な脳卒中患者で，麻痺手指の対立運動を課題としたところ，とくに同側（非病変半球）の運動感覚野の賦活がみられたことを強調している（Cao et al., 1998）。このように賦活パターンは個人差が大きく，患者の麻痺手の運動時の脳賦活パターンから単純に予後を推測することは容易ではないことが想像できる。そこで機能回復に伴い，賦活パターンが経時的にどう変化するかを検討することが重要になってくる。

▶ 縦断的な脳機能画像研究

　PETを用いた左皮質下梗塞5例での経時的研究では，発症後1〜2カ月と6カ月以降（1例はさらに慢性期）にメトロノームに合わせた麻痺手指の対立運動を課題としてPET撮像を行い，対照群と比較して，1回目では両側の感覚運動野の賦活の増大がみられ，2回目ではとくに病変半球の運動感覚野の過剰な賦活の減少と非病変半球の前頭前野，運動前野，被殻の賦活がみられた（Calautti et al., 2001a）。ラクナ梗塞8例を対象とした経時的fMRI研究では，発症後数日と3〜6カ月に対立運動を課題として撮像し，対照6例の

所見と比較した。他の研究と同様，麻痺手の運動時，同側性の感覚運動野の賦活が対照と比較して有意に大きかったが，重要な点は，非麻痺手に比較して麻痺手の運動時に対側性賦活の同側性賦活に対する割合が経過とともに増加したことである（Marshall et al., 2000）。すなわち，回復とともに対側性（病変の存在する）大脳半球の感覚運動野の役割が増すことが示唆された。さらにワードらは8例の初発脳卒中患者（一次運動野は保たれている）患者の機能回復とfMRI上の活動部位の変化の関連を発症後10〜14日から6カ月まで縦断的に検討し，麻痺手の把握運動時の運動関連領野や前頭前野，基底核，視床，小脳などの活動は，亜急性期の麻痺の程度や回復の程度にかかわらず，機能障害の回復とともに減少していくことを示した。以上のように脳卒中の亜急性期から慢性期にかけて，麻痺手の運動時に動員される神経ネットワークはダイナミックに変化することが明らかになった。少なくとも回復が得られた例では，次第に健常者が運動を行うときに活動する部位に収束していくようである。

▶ **神経ネットワークの機能的再構成の意義**

以上に述べてきたようなことから，新たに動員された部位が，適応的なものなのかむしろ，機能障害を悪化さえるものなのかという疑問が生じる。運動前野の機能をTMSで抑制して調べた研究では，TMSによる非病変半球（図4-11）（Johansen-Berg et al., 2002）や病変半球（Fridman et al., 2004）の運動前野の抑制が，視覚的なキューから手指を動かすまでの反応時間を遅延させることから，少なくともこれらの領域は運動の準備から遂行においてある一定の役割を果たしていると考えられる。これらの運動関連領野の機能回復における役割に関する仮説としては，少なくとも2つの考え方がある。一つは，一次運動野からの皮質脊髄路と並行して下降する運動前野や補足運動野からの下降路が，互いにどれか一つが損傷を受けた場合，代償するというものである（Fries et al., 1993）。もう一つの仮説は，これらの運動関連領野は階層的により高次に位置し，正常な状態では運動の計画や開始に関連す

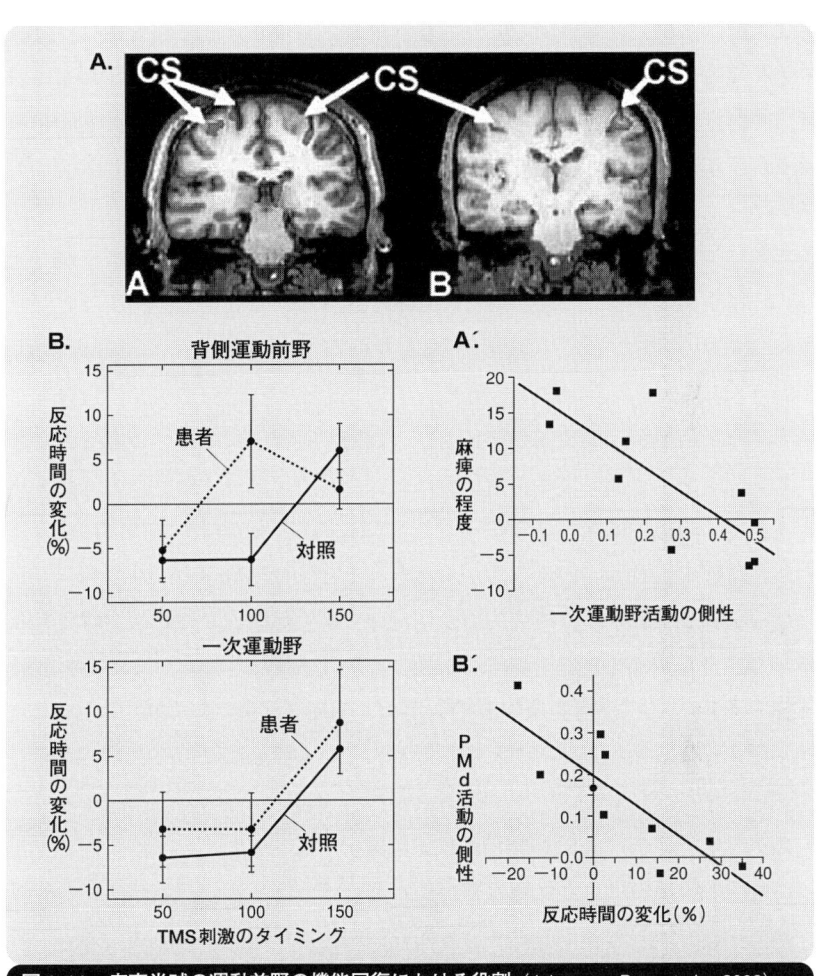

図 4-11 病変半球の運動前野の機能回復における役割（Johansen-Berg et al., 2002）

A. 麻痺の強い例は手の運動時に両側の一次運動野（M1）が活動し（左図），麻痺の軽い例では運動を行っている手と対側の一次運動野が活動する（右図）傾向がみられ，活動の側性と麻痺の程度は相関していた（A´）。側性とはfMRIで手を動かしたときの活動が一側性か両側性かについての指標（laterality index）のこと。CS（Central Sulcus）は中心溝のこと。B. 視覚的に提示されたキューに対して，指を動かすまでの反応時間（RT）を見る課題。同側（非病変半球）の一次運動野と背側運動前野（PMd）へのTMS（経頭蓋磁気刺激）でそれぞれの部位を抑制すると，キュー提示から100ミリ秒後のPMd抑制は，患者でのみ反応時間を遅延させた。その傾向はPM活動の側性が少ない（両側活動する）患者に強かった（B´）。

る領域であるが，麻痺があるような状態では，単純な運動が相対的に複雑さを増すようになり，これらの領域も関与するというものである（Weiller et al., 1993）。PETによる研究では，母指と示指の対立運動において，高齢者のほうが若年者に比べて，同側の運動前野から前頭前野にかけてより賦活が大きくなることが示されている（Calautti et al., 2001b）。安静状態での脳賦活の年齢による差異もこの結果に影響をおよぼすものの，高齢者のほうが，同様の課題があたかもより難しいことを示すようである。また，指折りの課題では，その早さに応じて賦活の程度と分布が異なる（Kawashima et al., 1999）。サルの一次運動野の損傷実験では，損傷前の約30％程度に回復した麻痺手の巧緻性が，病変側の運動前野（背側と腹側の両方）へのGABAアゴニスト，ムシモールによる不活化で増悪した。一方，一次運動野のムシモール注入では巧緻性に変化はなかったことから，不完全な機能回復には病変側の運動前野が貢献していることが示唆される（Liu & Rouiller., 1999）。

　さらに脳卒中患者で，機能的な変化だけでなく形態的な変化も同時に起こるかどうかも関心の一つであるが，最近，触覚刺激を用いたfMRIで賦活の増加を認めた中心後回の腹側部が同時に，MRI上，皮質の厚さが対象に比較して有意に増加していることが報告されている（Schaechter et al., 2006）。

▶ 成人と小児における同側経路の役割の違い

　周産期の脳損傷により片麻痺を生じた例では，非病変側の大脳半球が麻痺手の動きでも，非麻痺手の動きでも同等に賦活される（Cao et al., 1994）。麻痺手の運動時，鏡像運動がみられる症例が大半であるので，同側の賦活の解釈は難しい面があるが，成人の脳卒中と小児，とくに周産期に発生した脳損傷では，同側性経路の意義が異なると考えられる。このことを強く示唆するのが，最近の出生時より経時的にTMS検査を行った論文である（Eyre et al., 2001）。同側性の非交叉運動下降路は，生下時には発達しているが2歳頃までに退化していくのが通常の発達過程であるが，周産期に脳損傷を受けた場合，同側性のその機能が退化せずに保たれていた。すなわち出生時には非交

叉性の同側性のTMSによる運動誘発電位が，対側性よりも短い潜時かつ同等の振幅，閾値でみられる。3～18カ月にかけて同側性の反応は対側より，遅く，小さく，閾値が高くなる（図4-12）。ところが周産期に損傷を受けると，同側性の反応はそのまま残り，振幅や閾値も対側性のものに近いものとなるが，成人の脳卒中の場合は，非病変半球の刺激で同側性の反応がみられたとしても対側性のものより小さく遅く（図4-13），網様体脊髄路を介した多シナプス性のものと考えられる。したがってシナプス伝達の効率も劣り，機能回復に中心的な役割を果たさない。小児の場合は，単シナプス性の同側経路および対側経路からの側枝の役割が重要で，それとともに鏡像運動も生じやすい（図4-14）（Vulliemoz et al., 2005）。

ただし，成人でももともとの同側性経路の個人差によると思われる例外も存在する。極端な場合，周産期にとくにエピソードがなく解剖学的に交叉性の錐体路がほとんどないことが想定される症例（脳卒中により同側性の麻痺を生じる）も報告されている（Hosokawa et al., 1996；Terakawa et al., 2000）。また，ほぼ完全回復した脳卒中患者において，反対側大脳に新たな脳卒中が再発した際に，新たな片麻痺が生じることに加え，一旦回復した古い麻痺側の機能も増悪したことも報告されている（Fisher, 1992）。

▶ 上肢機能回復に伴う一次運動野内の変化

以上のような神経ネットワークの変化とともに，ヒトの運動麻痺の回復に重要な役割を果たすのは動物実験で得られた知見と同様，一次運動野内の運動地図の変化である。すなわち，ヌードらがリスザルの実験で示したような，健常サルの運動技能獲得や一次運動野内の限局的病変後の運動麻痺の回復に伴った変化がヒトにも生じることが明らかになってきた。

健常者では，TMSにより惹起される母指の運動の方向を記録し，それと反対側に母指を動かすように練習を行った後，同一部位の刺激で得られる手指の運動が，その練習された方向に変化することが示された（Classen et al., 1998）。指折りの順序を学習する課題で，学習された順序に特異的に一次運

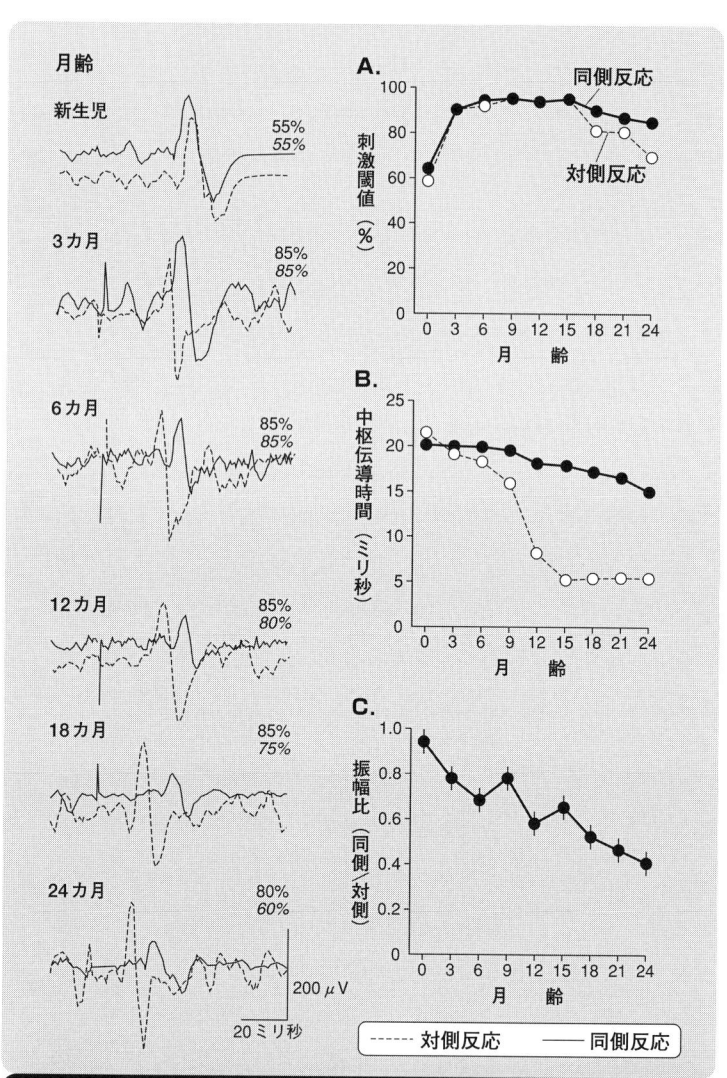

図4-12 TMS（経頭蓋磁気刺激）の同側性と対側性の発達による変化
（Eyre et al., 2001）

出生時には非交叉性の同側性のTM閾Sによる運動誘発電位が、対側性よりも短い潜時かつ同等の振幅、閾値でみられる。3カ月から18カ月にかけて同側性の反応は対側より閾値が高く（A）、遅く（B）、小さくなる（C）。

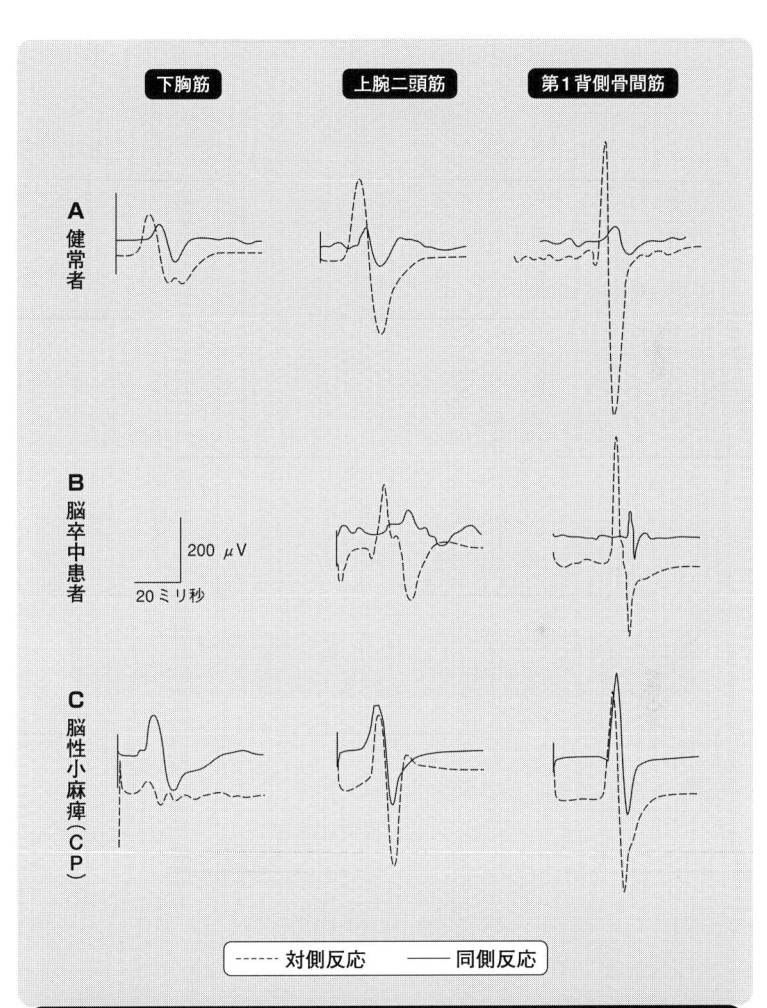

図4-13 非病変半球へのTMSによる同側性と対側性の反応（Eyre et al., 2001）
周産期に損傷を受けると，同側性の反応はそのまま残り，振幅や閾値も対側性のものに近いものとなるが，成人の脳卒中の場合は，非病変半球の刺激で同側の反応が見られたとしても対側性のものより小さく遅い。

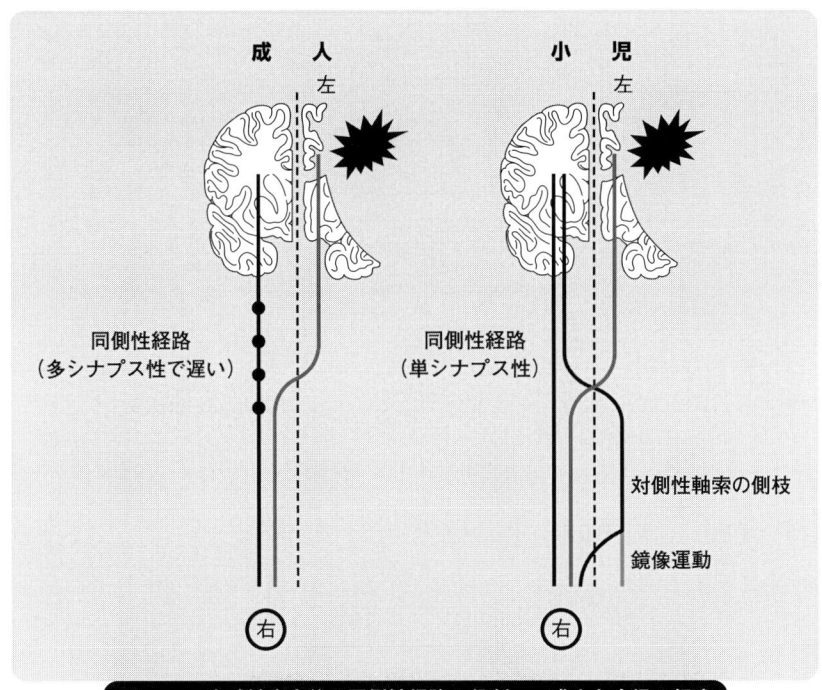

図4-14 半球性病変後の同側性経路の役割 —— 成人と小児の相違
(Vulliemoz et al., 2005)

動野内での賦活が増加することが示されている（Karni et al., 1995）。

クレイマーらは，中心前回の小さな梗塞の患者において麻痺手のタッピングを行うと，中心後回に賦活がシフトしていることを観察している（Cramer et al., 2000）。さらに一次運動野内の限局的病変を有する患者を対象における，タッピングと手指伸展を課題とした縦断的なfMRI研究では，麻痺側手指のタッピング時の一次運動野内の賦活部位が損傷を受けていない，背側に経過とともに移動していく現象が観察された（**口絵5**）（Jaillard et al., 2005）。サルで実験的に作られた一次運動野内の病変後の機能回復に伴い，残った一次運動野の運動地図の変化を起こすことが臨床的にも確認されたわけである。

CIM（Constraint-Induced Movement）療法（上肢強制使用法）は非麻痺側手の使用を日中の90％の時間，三角巾やミットで制限して麻痺手の段階的使用を促すものである（Taub et al., 1993）。患者が成功の報酬を得られるように課題の難易度を設定する（shaping）。発症後1年以上の患者でも，手関節と手指伸展が10度以上可能であれば，手指機能が改善すると考えられる。CIM療法後，麻痺側上肢機能の改善とともに，TMSに対する反応域が病変半球で増加する（**図4-15**）（Liepert et al., 2000）。ヌードらの実験結果とあ

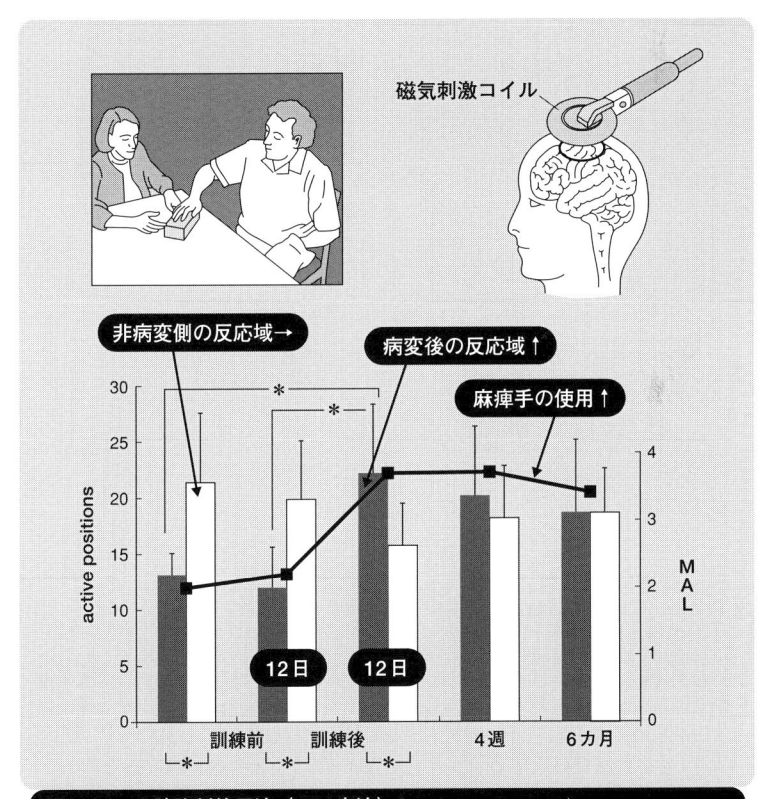

図4-15　上肢強制使用法（CIM療法）（Liepert et al., 2000）
脳卒中患者の使用に伴う脳の可塑性（use-dependent plasticity）。日中の90％の時間，麻痺のない手の使用をミットで制限し，段階的使用を促す（shaping）。

WMFTの遂行時間

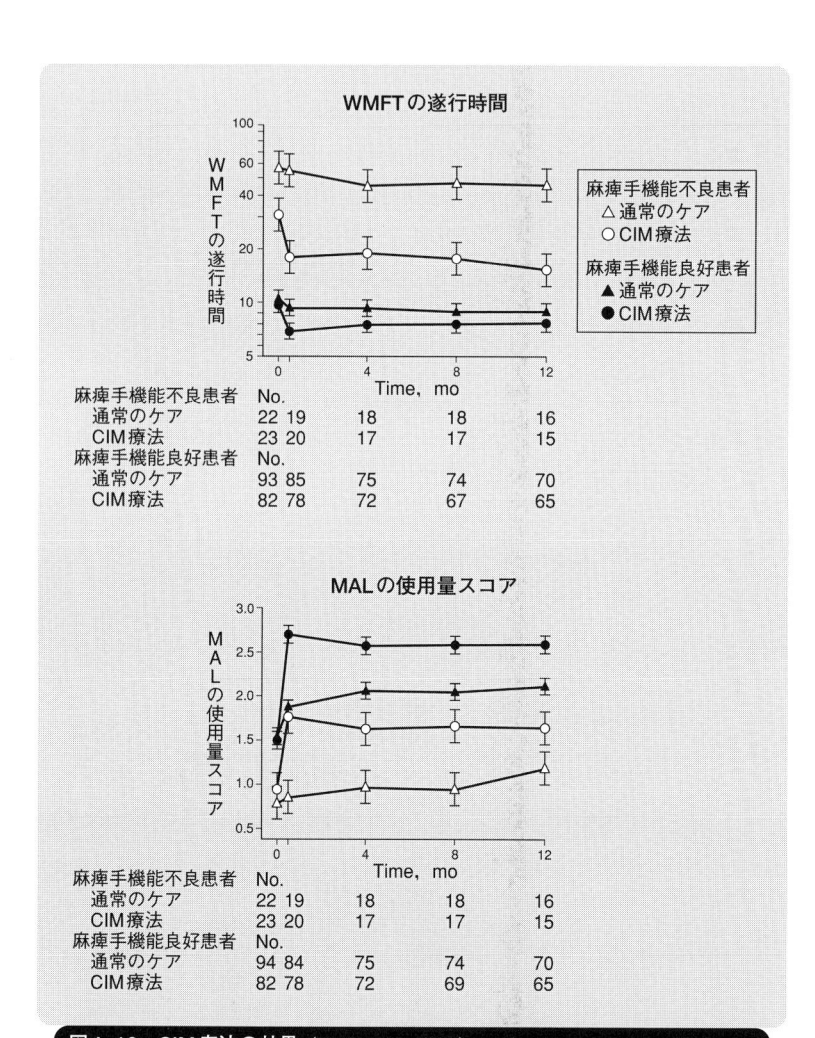

麻痺手機能不良患者
△ 通常のケア
○ CIM療法
麻痺手機能良好患者
▲ 通常のケア
● CIM療法

	No.				
麻痺手機能不良患者					
通常のケア	22	19	18	18	16
CIM療法	23	20	17	17	15
麻痺手機能良好患者					
通常のケア	93	85	75	74	70
CIM療法	82	78	72	67	65

MALの使用量スコア

	No.				
麻痺手機能不良患者					
通常のケア	22	19	18	18	16
CIM療法	23	20	17	17	15
麻痺手機能良好患者					
通常のケア	94	84	75	74	70
CIM療法	82	78	72	69	65

図4-16　CIM療法の効果（Wolf et al., 2006）

最近，発症後3〜9カ月の初発脳卒中患者222例を対象としたCIM療法（CIMT）に対する米国の多施設RCT。2週間のCIM療法が，WMFT（Wolf Motor Function Test；15の課題遂行時間測定と2つの筋力測定テストからなる上肢機能評価）とMAL（Motor Activity Log；麻痺側上肢使用についての系統的インタビュー）で測定した，上肢機能を1年にわたって対照に比較して有意に改善した。麻痺手の機能不良・良好は手関節と手指の伸展能力にもとづく亜群。

わせて，実際の能力よりやや難易度の高い課題を与えるような手の練習後の機能改善と病変半球の一次運動野内の運動地図の変化との関連を示唆する。

　最近，発症後3〜9カ月の初発脳卒中患者222例を対象とした，CIM療法に対する米国の多施設RCT（EXCITE study：http://www.excite.emory.edu/）の結果が発表された（Wolf et al., 2006）。2週間のCIM療法（起きている時間の90％）が，ウォルフ運動機能テスト（WMFT；15の課題遂行時間測定と2つの筋力測定テストからなる上肢機能評価）と運動活動日誌（MAL；麻痺側上肢使用についての系統的インタビュー）で測定した，上肢機能を1年にわたって対照に比較して有意に改善した（図4-16）。問題点としては，対象患者の上肢機能が上述のように，かなり保たれている必要があることで，RCT参加のためにスクリーニングされた患者3,626例のうち，実に9割以上が除外された。

▶ 脳卒中後の歩行機能回復の脳内機構——fNIRSによる健常者の歩行時の脳活動の評価

　脳卒中後の上肢の機能回復に比較して，下肢や歩行の機能回復の脳内機構に関する報告はごく限られていた。歩行は，測定に安静が必要なPETやfMRIで調べることに適していないことによる。筆者らは近赤外線光を用いたスペクトロスコピー（NIRS：near-infrared spectroscopy）による機能画像（fNIRS）を応用し，まず健常者で歩行に関連した大脳皮質活動を，ヘモグロビン酸素化を指標として測定した（図4-17）（Miyai et al., 2001）。NIRSでとらえることができる脳活動に関連した情報は，典型的には酸素化ヘモグロビン（oxyHb）の増加と脱酸素化ヘモグロビン（deoxyHb）の減少である。その時間的変化は局所の脳血流増加と並行し，脳血流増加によるoxyHbの増加が酸素消費を上回ることを反映すると考えられる。一般的にoxyHbの変化のほうがdeoxyHbの変化より大きい。したがってfNIRSで評価される「脳賦活」は神経細胞の興奮の増加や発火の増加といった電気生理学的に定義された脳活動と同義ではない。

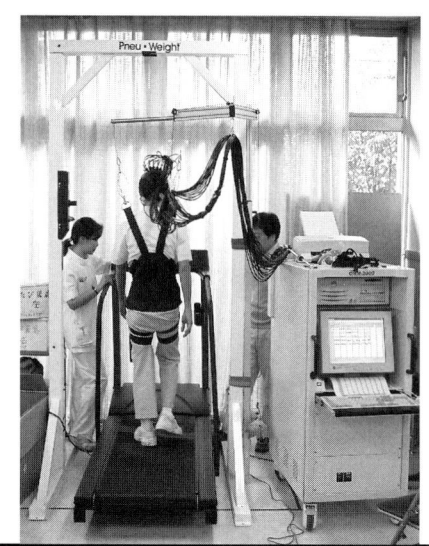

図4-17 fNIRSによる歩行時の脳活動の測定風景(島津製作所OMM2001)

　健常者ではトレッドミル上の歩行(1km/時)に伴い,ほぼ対称的に内側一次感覚運動野中心にoxyHbの増加が見られた。一方,deoxyHbの課題に関連した変化はほとんど見られなかった。次に歩行関連課題中のoxyHb変化の平均を線形補間して得られた機能画像を比較した(**口絵6**)。歩行時,内側一次感覚運動野と補足運動野のoxyHb増加が認められた。立ったまま腕振りのみ行うと,内側感覚—運動野と補足運動野のoxyHbは変化せずに,一次感覚運動野の外側部のoxyHbが増加した。足関節運動では内側一次感覚運動野と補足運動野のoxyHbが増加した。その範囲は歩行と比較すると小さい。歩行の想像時は両側の補足運動野のoxyHbが増加した。なお同一被験者の足関節運動と歩行の想像を課題としたfMRIの結果はNIRS機能画像の所見と類似していた。
　次に,歩行速度が脳活動にどのような影響を与えるか検討するために,トレッドミル速度3km/時と5km/時での歩行,および9km/時での走行時の測定を行った(Suzuki et al., 2004)。歩行・走行の場合,oxyHb値は設定した

トレッドミル速度に達するまで上昇し，その変化量は設定速度が高くなるにつれて前頭連合野，運動前野において増加した（**口絵7**）。一方，内側感覚運動野では，設定速度とoxyHb変化量の間に相関は認められなかった。とくに走行において前頭前野の活動が著明であったが，定常になるまでの速度変化に対応するため，下肢の運動を調節する必要がより大きいことと関連している可能性が高い。

▶ fNIRSによる脳卒中患者の歩行時の脳活動の横断的評価とリハビリテーション介入の即時効果

同様の手法を用いて脳卒中患者の歩行時の脳活動を評価した。片麻痺歩行時のoxyHb増加を指標とした脳賦活の特徴は一次感覚運動野の非対称性な賦活（一次感覚運動野の賦活が病変半球で減少）（**口絵8**）と運動前野や前頭前野など他の皮質領域の賦活である。とくに皮質・皮質下を含む広範な病変による重度麻痺例では，病変半球の運動前野賦活が増加していた（**口絵9**）（Miyai et al., 2002）。歩行機能改善に関する一次運動野以外の運動関連領野の役割は，発症後数カ月で麻痺が残存する内包病変例で，より錐体路損傷が強いと考えられるMRI上錐体路のワーラー変性を認める例はより時間がかかるものの，認めない例と同程度に回復すること（Miyai et al., 1998d）や病変容積よりも内包損傷以外に加わった病変部位が機能予後に関連すること（Miyai et al., 1997；2000）からも支持される。また，中大脳動脈領域の広範な脳梗塞で運動前野に病変がおよぶと，移動に関する機能予後が不良であることから（Miyai et al., 1999），歩行改善におけるこの領域の役割は大きいと考えられる。

さらにリハビリテーション介入が即時効果として脳賦活に影響を与えるかどうかを調べるために，トレッドミル歩行中のfNIRS所見を異なる訓練法で比較した。「強制使用」という観点からCIM療法に対応する歩行練習として，BWSTT（Body Weight Supported Treadmill Training）がある（Hesse et al., 1994；Visintin et al., 1998）。ジャケットを装着して体重支持装置で体重の一

部を免荷し，トレッドミル上で歩行を行うものである（図4-17も参照）。この練習法の有効性を規定する因子としてはBWS（Body Weight Support），トレッドミル速度，麻痺肢の補助方法などが考えられる。BWSにより感覚運動野活動はむしろ低下し，より努力の少ない自動的な歩行運動と歩行制御の皮質から脊髄を含む皮質下への相対的シフトとの関連が示唆される（**口絵10**）（Miyai et al., 2002）。トレッドミル速度の段階的増加（Pohl et al., 2002）も歩行の自動化を促進するようである。歩行をトレッドミル上で速い速度で継続すると運動関連領野のoxyHbが低下してくる（Suzuki et al., 2004）。骨盤―股関節からの感覚刺激は足部の筋活動を誘発するため，臨床的には歩行時に骨盤の後傾や回旋を補助すると麻痺側下肢の振り出しが可能になる（促通手技）。そこで促通手技による股関節からの感覚運動刺激による左右の下肢間の協調運動（interlimb coordination）の改善が大脳皮質の活動に影響を与えるかどうか検討した。実際，促通手技を用いると，足部をもって機械的に振り出しを助ける場合に比べ，感覚運動野の賦活がより対称的になり，病変側の運動前野に賦活も増強した（Miyai et al., 2002）。このことは，歩行時の下肢の両側の協調には脊髄より上位レベルの制御も必要であるという考えと矛盾しない。たとえば，体重免荷下（70％）で一側下肢のみでステッピングを行うと健常者ではステッピングを行っていない反対側下肢でもリズミックな筋活動がみられるが，完全脊髄損傷患者では反対側下肢の筋活動がみられない（Dietz et al., 2002）。

▶ **fNIRSによる脳卒中患者の歩行時の脳活動の縦断的評価**

　次にリハビリテーションの長期効果として歩行機能改善と脳賦活パターンの変化の関連づけが可能かどうかを検討した（Miyai et al., 2003）。脳卒中8例（男5人／女3人，右麻痺4／左麻痺4，平均57歳，平均発症後3カ月）で約3カ月の入院リハビリテーション前後でトレッドミル歩行（0.2km/時）時のfNIRS所見を比較した。リハビリテーション後に歩行のパラメータ（ケーデンスや麻痺肢振り出し）や下肢麻痺の改善がみられたが，同時に感覚運

動野賦活が対称的となり，病変側運動前野賦活が有意に増加した。さらに，感覚運動野の賦活の対称性の指標であるoxyHb変化の側性指数の改善と歩行時の下肢振り出しの対称性の指標としての振り出し時間の側性指数の改善が有意に相関していた（Miyai et al., 2003）。これらより脳卒中患者の歩行改善は，感覚運動野の対称的賦活と運動前野賦活増加と関連することが示唆される。また，歩行訓練のテクニックの一つである促通手技により得られた，即時効果としての脳賦活パターンは歩行機能回復に好影響をおよぼす可能性があることも示された（Miyai et al., 2002）。これらの知見から，大脳半球病変による片麻痺歩行の改善には，皮質下の梗塞などある程度錐体路も保存されている場合は，感覚運動野の活動の対称化，中大脳動脈領域の広範な脳梗塞で一次運動野およびその下降路の損傷が大きい場合は運動前野活動の増加が関連すること，体重免荷やトレッドミル速度の段階的増加により，自動的な歩行が可能になると感覚運動野の活動はむしろ低下し，脊髄を含む皮質下レベルの制御が重要であることが考えられる（口絵10）。

▶ 脳卒中後の運動機能回復と運動学習──日常生活における運動学習とは

　たとえば子供が補助輪をはずして自転車に乗る練習をする場面を考えていただきたい。はじめは父親に荷台などをもってもらいながら転倒しないように支えてもらうわけである。父親は「前を見て」「バランスをとって」などのアドバイスを行うが，実際にどのようにバランスをとるのかは言葉では表せず，子供は試行錯誤でこうすればバランスがとれるということを身体で覚えていく。その後，10年以上も自転車に乗る機会がなくても，ほとんど練習しなくてもまた自転車に乗れてしまう。同様のことが水泳の場合にもいえる。学童時に覚えた平泳ぎは，成人してからもその間の経験にかかわらずある程度うまく行うことができる。すなわち，運動学習の主要な側面は練習により運動技能が向上することで，ある運動の速度や正確性が繰返しとともに改善するという点から評価ができる。さらに運動学習にはいくつかの段階があり，運動技能の獲得だけでなくその保持も重要な要素であることがわかる。

▶ **ドヨンとアンガーライダーの運動学習の修正モデル**

　他章で詳述されているように，ドヨンとアンガーライダーの運動学習の修正モデル（Doyon & Benali, 2005）によると，運動学習には連続的運動学習（motor sequence learning）と適応的運動学習（adaptation learning）がある。連続的運動学習は運動遂行能力に関する適応的運動学習は環境変化に対する代償能力である。日常生活動作の学習に関しては，前者の範疇に入るものが大部分で，後者はロボットアームやマウスでカーソルを動かす課題で，力や方向が変化させたときの適応が相当する。学習の段階として初期の早い学習（fast learning），後期の遅い学習（slow learning），および保持（retention）がある。初期には運動技能は一回のセッション内の繰返しで改善がみられ，最終的には長期間練習をしなくてもその技能が保持されるようになる。近年の脳機能画像の成果から，それぞれの学習の性質と段階により，関与する神経基盤が異なることが明らかになってきた。学習の初期には，共通して線条体，小脳，運動野および前頭前野，頭頂葉，辺縁系が関与する。学習が進むにつれ，運動系列学習では連合野から皮質―線条体系へ，運動適応では皮質―小脳系へシフトすると考えられる（図4-18）。すなわち運動系列学習では，後期に該当する運動が自動的に遂行可能になると皮質―基底核系と皮質―小脳系との解離が生じ，前者が優位になる。一方，運動適応の課題では学習初期には皮質―基底核系と皮質―小脳系の領域間の交互作用がみられるが，後期には小脳や頭頂葉の活動が主体になる。さらに基底核や小脳の内部でも運動学習に伴い，それぞれ線条体の前部（連合領域）から後部（感覚運動領域）へ，小脳皮質から歯状核への活動のシフトが生じることも明らかになってきた。基底核のドーパミンニューロンは報酬期待のエラー，小脳への登上線維は感覚運動のエラーに対応した学習に関連していると考えられている（Doyon & Benali, 2005）。

▶ **運動学習と機能回復に伴う脳活動の変化の類似性**

　運動学習に伴う脳活動変化と前述した脳損傷後の運動機能回復に伴う脳活

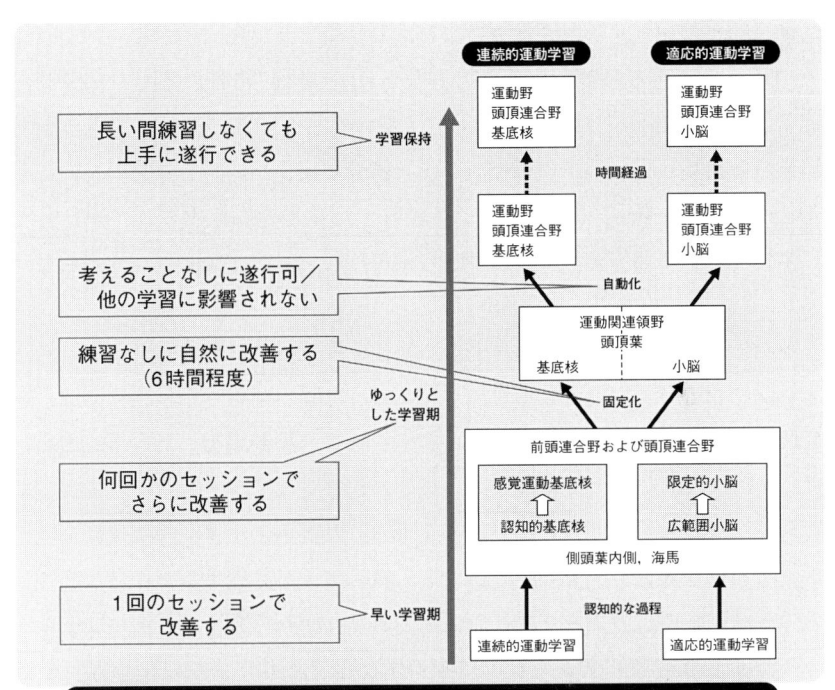

図4-18 運動学習のモデル（Doyon & Ungerleider, 2002の修正モデル）
（Doyon & Benali, 2005 より改変）

運動学習には連続的運動学習と適応的運動学習があり，前者は運動遂行能力の向上，後者は環境変化に対する代償能力の向上である。学習の段階として早い学習，遅い学習，保持がある。初期には運動技能は1回のセッション内の繰返しで改善がみられ，最終的には長期間練習をしなくてもその技能が保持されるようになる。それぞれの学習の性質と段階により，関与する神経基盤が異なっていると考えられる。学習の初期には，共通して線条体，小脳，運動野および前頭前野，頭頂葉，辺縁系が関与する。学習が進むにつれ，運動系列学習では連合野から皮質-線条体系へ，運動適応では皮質-小脳系へシフトする。

動変化は非常に似ている。運動学習を一次運動野の活動や興奮性という観点からみると，母指の単純な屈曲運動の繰返しはTMSに対する閾値を下げるという一次運動野の興奮性の変化を起こすが，それは数分しか続かない（Butefisch et al., 2000）。しかし，手指の指折り動作をある決められた順番で早く正確に行うことを数週間にわたり訓練をして学習すると，一次運動野の

活動範囲が広がり，それが数カ月にわたり持続した（Karni et al., 1995）。また，ピアノである順番の片手での演奏を1日2時間，5日にわたり練習した健常者では，TMSで対側の頭蓋上で，手の屈筋と伸筋の運動誘発電位が誘発される範囲（運動地図）が拡大した。同様な変化が演奏を運動の想像による「mental practice」（後述）により練習した健常者にもみられたが，とくに学習すべき課題を定めずに演奏を自由に行った対照では変化がみられなかった（Pascual-Leone et al., 1995）。

　運動学習に伴い，運動肢の対側の一次運動野以外の活動も増加する。迷路をペンでなぞっていく課題では，学習に伴って補足運動野や左運動前野，運動肢と同側の小脳前葉，小脳後葉，右歯状核の活動が増加した（van Mier et al., 1998）。学習に伴って活動中心の移動が起こることやどちらの手で課題を行おうが一定の脳領域での活動がみられることから，学習された運動をコードする領域が運動そのものを制御する領域に加えて存在することが示唆される。運動適応の学習でも同様に脳活動のシフトがみられる。クラカワーらは，カーソルを放射状に並んだ標的に動かす課題で，カーソルの移動方向を30度時計方向あるいは反対方向にずらした状態とカーソルの動きに対する移動距離の増幅を変えた状態に対する運動適応を調べた。前者の課題でははじめは前補足運動野が，それ以降の完全な運動適応の状態では右腹側運動前野や右頭頂葉後部，左小脳外側が活動し，前頭葉から頭頂葉への活動のシフトがみられた。増幅の変化に対する運動適応では早期には両側被殻と左小脳が活動し，後期には新しく活動する場所はなく，より自動的な過程を反映して皮質下のみの活動増加がみられた（Krakauer et al., 2004）。このような変化は脳損傷後の運動課題の変化で一次運動野や小脳以外の皮質・皮質下領域の活動がみられることと類似している。

▶ **運動機能回復に運動学習が関連するか**

　運動麻痺からの「狭義」の機能回復は，ある課題の遂行時に，損傷前と同じ筋群を用いた運動を脳の非損傷部分が制御することである。しかし実際に

は，代償的な筋群を用いて，課題を遂行していることも多い。たとえば，目の前にある目標物をとるために麻痺側の腕を伸展する場合（到達運動），不十分な肘関節伸展を代償するために，同時に肩を前方に転位するなどである。通常の機能評価スケールでは代償と機能回復の区別ができないという場合もあり，代償による脳活動変化が機能的再構成と間違われる可能性がある。しかし，ある一つの動作が行えるようになるにはそれが代償であれ，機能回復であれ，とくに移乗動作など，麻痺側，非麻痺側を含めた一連の動作の場合，それらの動作の遂行に関する運動学習が必要であることに違いはない。したがって脳損傷後の機能回復では麻痺の回復と麻痺が残存した状態の上下肢をADLに使用するための運動学習が平行して起こると考えるのが妥当であろう。

同時に，運動学習と運動機能回復には類似した点が多い。課題指向性，繰返し，両側性，リズム，運動想像による「mental practice」などの運動学習の原則は脳卒中後の機能回復を促進することが示唆されていることや前述したように手の機能改善に伴って一次運動野の当該領域が拡大することなどが挙げられる。臨床的にも，課題指向型の練習量に依存して，その練習した課題の遂行能力が改善することが知られており（Kwakkel et al., 1999），リハビリテーションにおいて介入量を確保することが強調される根拠の一つになっている。

▶ 脳卒中患者の運動学習能力

片麻痺患者の運動学習に障害があるかどうかは，もともと運動遂行に問題のある状態で学習障害の存在を示すのが難しいこともあり，ほとんど検討されていない。また，運動学習の種類やその段階によって役割を果たす脳内部位が変化することから，病変部位によって影響を受ける運動学習の側面が異なる可能性がある。麻痺側上肢でロボットアームを操作して到達運動を行うとき，かけられる外力への運動適応を調べた研究では，運動学習そのものは障害されていないものの，麻痺に関連して上肢の予測的制御を行うことに遅れがみられた（Takahashi et al., 2003）。非麻痺側上肢の運動は，通常の握力

や指タッピングなどでは異常が指摘されないことも多いが，協調動作などを詳細に調べると正常とはいえないことがわかる。たとえば，手関節によるハンドル操作でモニター上のカーソルの標的への移動の軌跡を調べると，方向，距離とも対照より成績は劣る。主に手関節の動き（屈曲・伸展，回内・回外）に関わる複数の筋収縮のタイミング異常がみられた（Yarosh et al., 2004）。運動学習の課題では，非麻痺側上肢でロボットアームをもって，フィードバック画面を見ながら一定のスピードで水平に肘伸展と屈曲を繰り返す課題では，エラーは多いものの，運動技能の初期の獲得，保持とも対照と差はなかった（Winstein et al., 1999）。

　筆者らは回転板を用いた連続的運動学習に関連した脳活動変化をfNIRSで調べた。回転板は肩，肘を主体とした運動制御の学習をみる課題である。回転板課題中（30秒×8回のターゲットへの接触時間を測定）の脳活動を，fNIRSで測定し，同時に上肢の筋電図測定と2次元動作解析を行った。健常者の成績は繰返しとともに向上し，6～7回目には成績はプラトーに達した（図4-19）。oxyHb（酸素化ヘモグロビン）増加を指標とした脳活動中心は，前補足運動野から補足運動野付近へシフトした（Hatakenaka et al., 2007）。一方，非麻痺手を用いた脳卒中患者の成績は向上するものの対照に比べ低く，プラトー化は遅延した。しかし脳活動のシフトは対照に比べ不明確であった（口絵11）。両者で筋電図と上肢の軌跡解析の変化は大きな差がみられず，同様の筋群を用いた回転板追跡のストラテジーが次第に効率化していくと考えられた。前頭前野領域は新しい課題への適応や注意集中などの足場としての役割を学習初期に果たすことが知られており（Kelly & Garavan, 2005），この研究の所見とも矛盾しない。また，前補足運動野は，動いている標的に手の動きを合わせる，視運動連関に重要な役割を果たすことも知られている（Sakai et al., 1999）。学習による運動の自動化に伴い，フィードフォワードな内部モデルが構築され，補足運動野に活動が推移していった可能性が示唆される。脳卒中患者では初期の練習ではそのような自動化には至らず，前頭前野活動の減少がみられなかったと思われる。fNIRSでは大脳基底核や小脳

A. 回転板課題中のfNIRS測定風景

B. 回転板課題の成績

健常者10人の右上肢での成績

左片麻痺を呈した脳卒中患者8人での成績

接触時間(秒)

回転板課題の繰返し

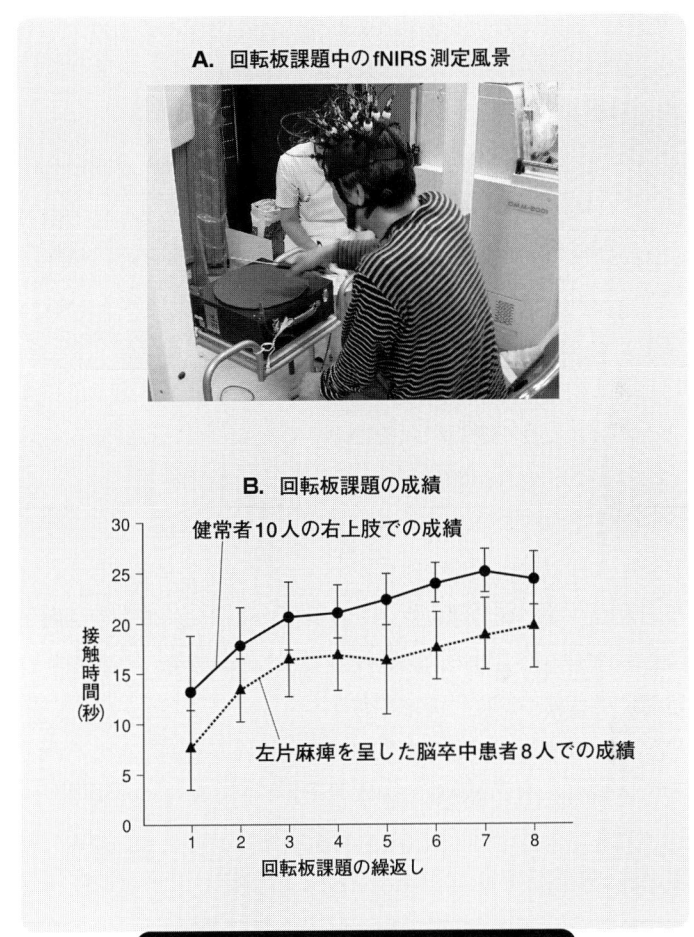

図4-19　回転板課題を用いた運動学習の評価

の評価はできないが，前頭葉皮質と大脳基底核はいくつかの並行したループを形成していることが知られており，前補足運動野や補足運動野の活動はそれらのループの活動性を反映している可能性が高い。すなわち，脳卒中患者の非麻痺側上肢を用いた課題の運動学習は保たれているものの，健常者に比べて視運動連関に依存する学習初期の状態が遷延することが示唆された。い

わゆる「身体でおぼえる」ことによる繰返しが必要であると考えられる．

▶ 運動学習を考えたリハビリテーションとは

　運動学習の原則のうち，少なくとも課題指向型のADL練習量を確保することの重要性は近年，十分に認識されてきた．すなわち，わが国でも平成18年度から，1日2時間までであったリハビリテーションの医療保険のカバーが脳卒中発症後180日までは3時間に増加した．しかしそれ以外のことは，リハビリテーション介入の方法論にあまり取り上げられていない．たとえば，ある課題をまとめて繰返し練習するよりも休憩を入れて分散することや課題に変化をもたせたほうが学習の保持がよいことなどは比較的取り組みやすい．具体的には，ある一定の距離に置かれた同じものを把持して持ち上げる課題よりも，さまざまな距離に置いたさまざまな大きさのものを，さまざまなスピードで持ち上げる課題構成のほうが，一定の時よりもそのときの達成度は低いかもしれないが，後の保持はより良好である．いくつかの課題がある場合，それぞれをまとめて行い，次に進むよりも，無作為にバラバラの順番で行うほうが，学習効率が高いなどである．

　さて，健常者の場合はある運動課題を自身が繰り返すことでそれを獲得することが可能であるが，運動麻痺の存在する，とくに麻痺が重度で，目的とした課題が遂行できない場合は，患肢の動きを補助したり，補正したりするための感覚運動刺激やフィードバックを与える必要も生じる．このような観点からは，マサチューセッツ工科大学が開発したロボット（MIT-MANUS）の補助による上肢機能訓練が，介入の再現性や定量性がヒトによるものより優れていることから参考になる（図4-20）．コンピュータ画面のターゲットに沿った患側上肢の運動を麻痺が重度の場合はロボットが補助し，軽度の場合は運動に抵抗を加えることもできる．ただし，ロボット介入の主体は麻痺側の手指機能でなく肩と肘である．当初はロボットアームを動かしての到達運動の課題では，その最短の軌跡からのずれに比例して一定の硬さで力を加えるというパラダイムであり，実際に肩，肘の運動機能が有意に改善した

A. 練習風景

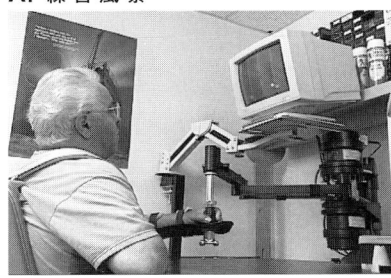

B. コンピュータ画面の例

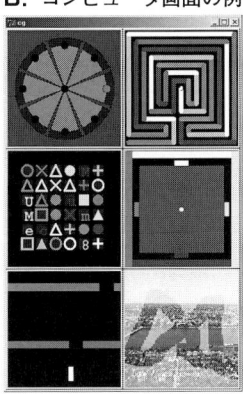

C. 脳卒中患者96例（ロボット56例，対照40名）に対する RCTの結果（Volpe et al., 2000）

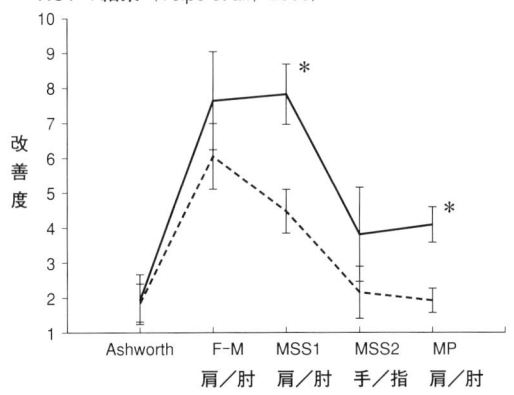

肩/肘　肩/肘　手/指　肩/肘

| 図4-20　ロボット補助による上肢機能訓練（MIT-MANUS） |
B. 到達運動，迷路課題，ピンポン，絵消しなどをロボットアームを用いて行う。C. *$p<0.05$，介入の主体の肩肘のMSS（Motor Status Score）と筋力MP（motor power）に改善がみられる。F-Mはフーゲルマイヤースケール（Fugl-Meyer scale），Ashworthはアッシュワース痙性スケールのこと。

表4-3 ロボット補助による上肢機能訓練の訓練パラダイム

	PBPT*(段階的訓練)	感覚運動訓練（原型）
全般的特徴	段階的	固定，反復
相互作用	軌跡にそって仮想の溝を設定し，軌跡がずれると側壁の堅さと跳ね返りで修正する。その堅さは患者の到達運動が改善するにつれ，小さくなっていく。	軌跡の最短距離からのずれに比例してロボットから力が加わる。堅さは一定。
持続的モニター	①運動開始できる能力，②速度，③目標達成度，協調性，④動作範囲。	なし。
結果の反映	到達運動の熟達度を垂直な棒で表示。	なし。
転　帰	より少ない繰返し（12,000回）でより良好。	18,000回の繰返しで良好。

*PBPT（Performance-Based Progressive Therapy）：運動能力の変化を反映した段階的訓練の内容が量の効果を上回ることが示唆される。

(Aisen et al., 1997；Volpe et al., 2000)。最近は同様のロボットを用いて，異なった段階的なパラダイムで訓練を実施した。すなわち患側上肢の到達運動を到達運動の軌跡からずれを補正する仮想の溝の硬さを運動技能向上に応じて小さくし，成績を患者にフィードバックする（knowledge of results）と，以前より少ない繰返しにもかかわらず，後者でより機能改善が大きいことが示唆された（**表4-3**）(Hogan et al., 2006)。すなわちリハビリテーションの方法論を考えるうえで，単なる運動の繰返しから，課題指向型練習の反復を経て，練習の文脈（コンテキスト）を重要視する視点（量より質・内容）が生まれてきた。

▶ 運動の想像による練習（mental practice）

　麻痺を有する患者が自ら麻痺肢を動かすことが十分にあるいはまったくできないこともあり，たとえできたとしても常に療法士やロボットなどの補助

が得られるとも限らない。運動麻痺が重度である場合，療法士が行う他動的な関節可動域訓練により，大脳に固有知覚の入力をもたらすことは可能である。しかし，健常者での実験によると他動的運動だけでは運動遂行能力は改善せず，大脳皮質運動野の活動も変化しない（Lotze et al., 2003）。したがって脳が何らかの形で随意的な運動命令を発動するような課題のほうが運動学習には有用である可能性が高い。このような観点から運動想像による「mental practice」が注目されている。「mental practice」はある技能の習得を意図して運動の想像を繰返し行う練習でスポーツ分野では以前より導入されていた。運動の想像時には実際の運動と同様，運動関連領域（とくに運動前野）の賦活がみられ，一次運動野の興奮性も増加する。一次運動野の活動に関しては，課題の種類や解析法（全脳vs関心領域設定）などによって，結果が一致しないが，少なくとも想像のほうが運動より活動は少ない（Sharma et al., 2006）。学習の効率は実際に運動するよりも一般的に劣るとされるが，脳卒中患者に対する効果を調べたいくつかの小規模なRCTの結果は肯定的であった（Sharma et al., 2006）。また，鏡に映した非麻痺側上肢の運動を見ることにより，麻痺側上肢の運動が行われているような視覚入力を供給するミラーセラピーも，運動障害や疼痛に対する介入として検討されつつある（Altschuler et al., 1999）。

▶ 学習した運動を定着させる

　運動学習には，いったん獲得した運動技能の経時的な低下を押さえて定着させる（consolidation）という側面も重要である。臨床的にも脳卒中患者のリハビリテーションの過程でいったん可能になったADL動作が何日か練習しないうちにできなくなることも経験する。運動技能の定着を起こすためには，練習間の間隔も重要であるらしい。運動学習の定着は24時間後に再学習したほうが，より早くより完全になる（Krakauer & Shadmehr, 2006）。さらに運動学習には，練習しなくても運動スキルが向上する（off-line learning）という側面もある。とくに睡眠が，運動学習の定着に関連しているこ

とが明らかになってきた（Huber et al., 2004；2006；Fisher et al., 2005）。

▶ 運動機能回復や運動学習の促進

　これまでは，基本的に運動麻痺を有する患者が随意的に練習を行い，機能回復や運動学習が起こることとその脳内機構について論じてきたが，最後に機能回復や運動学習に関連した脳内機構を外部から修飾してさらに機能回復や運動学習を促進しようという試みを紹介する。

(1) リハビリテーションと脳刺激との併用

　左右の大脳半球の機能的なバランスは相互の大脳半球間抑制により維持されていると考えられる。たとえば健常者が手指の運動をする場合，指を動かす直前にその対側の運動野に対する同側の運動野からの抑制が減少する。ところが一側性の大脳半球病変によりこのバランスに変化が起こる。すなわち慢性期脳卒中患者では麻痺手の運動時に非病変半球からの抑制が変化せず維持されていた。キューに反応して麻痺指を動かす課題において，その反応時間内（キューから筋電図が発生するまでの時間，健常者では約130ミリ秒）に，病変半球の一次運動野を磁気刺激すると麻痺手の運動誘発電位が誘発される。さらに病変半球刺激の20ミリ秒前に非病変半球を刺激すると脳梁を介しての半球間抑制の状態を麻痺手の運動誘発電位の大きさの変化を指標として知ることができる。健常者では指の運動の直前のタイミングの非病変半球刺激では，病変半球刺激に対する運動誘発電位は抑制から促進に転じたが，脳卒中患者では抑制されたままであった（Murase et al., 2004）。

　したがって，この非病変半球からの抑制を何らかの形で除いてやると運動麻痺の回復が促進されるという仮説が成り立つ。そのためには，病変半球を興奮させる方法と非病変半球を抑制する方法が考えられる。臨床的に試みられているのは，硬膜外の留置電極による閾値下の運動野刺激（Brown et al., 2006）や頭皮上からの刺激である。頭皮上からは経頭蓋直流刺激（tDCS）（Hummel et al., 2005）と連続経頭蓋磁気刺激（rTMS）がある。rTMSでは非病変半球の1ヘルツ程度の低頻度刺激は運動野の興奮性を低下させ，半球

間抑制が低下する結果，病変半球の運動野の興奮性を増加させる。健常者でも指折りの系列動作の速度が，動作を行う同側の大脳半球を低頻度で連続刺激を行うことで改善したという報告もある（Kobayashi et al., 2004）。脳卒中患者でも同様のやり方で有効性を認めた小規模なRCTが蓄積されつつある（Mansur et al., 2005；Takeuchi et al., 2005；Fregni et al., 2006）。逆に病変半球を高頻度で刺激して，運動野の興奮性を増加させるような試みでも有効性が示唆されている（Khedr et al., 2005；Kim et al., 2006）。しかし，まだ未解決な問題も多く，刺激部位（運動野以外の部位を含めて），至適刺激パラメータ，至適な刺激時期（time window）や長期効果などについては今後の問題である。とくに実験的には短期間に得られた改善のみしか評価していないので長期的にみた場合，刺激をしない場合と差があるのかどうかも不明である。

　末梢からの感覚入力を修飾して機能回復を促進することも試みられている。麻痺側の正中神経刺激は麻痺手のピンチ力を短期的に改善した（Conforto et al., 2002）。上肢麻痺は一般に遠位（手指）の障害が近位（肘・肩）より強い。そこで一次運動野内の遠位筋の支配域が拡大するという仮説のもとに，腕神経叢で近位筋をブロックすると，実際に手指訓練効果を改善した（Muellbacher et al., 2002）。あるいは健側手の表面麻酔により，麻痺手の運動機能が改善したことも報告されている（Floel et al., 2004）。

(2) リハビリテーションと薬物の併用

　脳卒中の薬物治療である血栓溶解や神経保護などの至適な治療期間は発症後数時間から数週の範囲に限られて論じられることが多い。しかし，そのような急性期以降も機能回復に伴って脳内ネットワークの機能的再構成が生じることが明らかになってきた以上，機能回復を促進するような再構成を増強する薬物の検討も必要である。すなわち脳の内部環境を薬剤により修飾し，リハビリテーション介入によってもたらされる脳の機能的再構成を促進する試みに関する報告が増加している。フィニーらは一側の感覚運動野損傷を受けたラットの麻痺の回復がアンフェタミン（AMPH；Amphetamine）によ

って促進されることを見出した（Feeney et al., 1982）。この効果はハロペリドールによりブロックされる。またアンフェタミンの投与後，ラットを拘束しておくとこのような運動機能回復の促進作用が失われる（図4-21）。すなわち，薬物とリハビリテーションを併用する（symptom-relevant experience）ことが薬物の機能回復促進効果の発現に重要であると考えられる。アンフェタミンはノルアドレナリンとドーパミン両方の神経伝達を増強するが，機能回復促進作用は主にノルアドレナリン作動性神経伝達の増強により起こると考えられている。たとえば，ノルアドレナリンを損傷された大脳半球の反対側の小脳に注射すると同様の作用が得られる（Feeney, 1998）。一方，ラットで前脳基底部のコリン作動性神経をブロックし，運動感覚野へのコリン性入力を遮断すると運動野損傷後の麻痺の回復や運動皮質のマップの変化もみられない（Conner et al., 2005）。すなわち大脳皮質の機能的再構築には，コリン作動性神経の役割も重要であることが示唆される。臨床的には，ノルアドレナリン，ドーパミン，セロトニン系神経伝達を増強させる薬物の血中，脳内濃度がピークになる時間に合わせてリハビリテーションを併用すると機能回復促進が得られるどうかを検証する（Miyai & Reding, 1998b）ことを目的に，小規模なRCTの結果が蓄積されつつある。アンフェタミン（Crisostomo et al., 1988；Walker-Batson et al., 1995），セロトニン再吸収阻害作用をもつ抗うつ剤（1995；Dam et al., 1996；Miyai & Reding, 1998c），メチルフェニデート（Grade et al., 1998）やドーパミン製剤（Scheidtmann et al., 2001）などである。

　一方，機能回復に悪影響をおよぼす薬剤も存在すると考えられる。脳卒中の診療において神経伝達を修飾するような薬剤として使用される機会が多いのが，向精神薬，抗不安薬，抗てんかん薬などである。このような薬剤や降圧剤であるアルファ2アゴニストやアルファ1拮抗薬は，動物の脳損傷モデルにおいて運動機能回復を遅らせる作用が示されている。臨床上もクロニジン，プラゾシン，ハロペリドール，フェニトイン，フェノバルビタールやベンゾジアゼピン系薬物の使用が運動機能の回復を遅らせる可能性が指摘さ

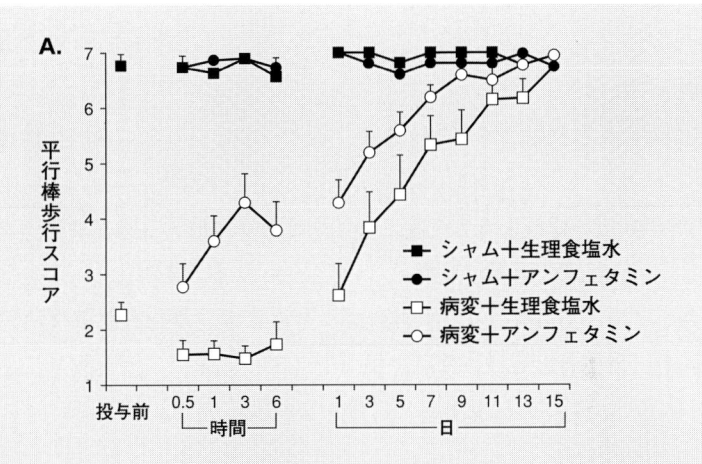

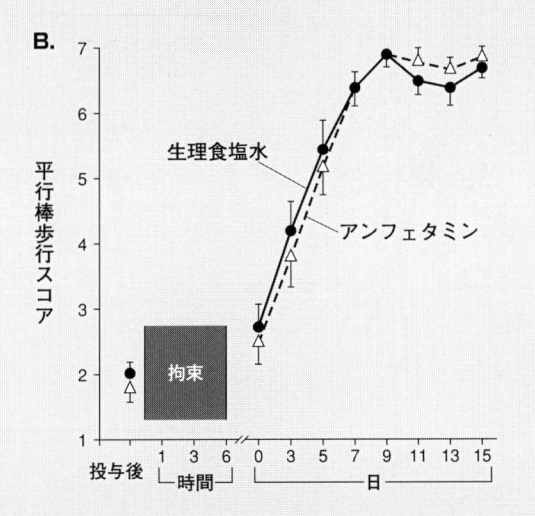

図4-21 アンフェタミン（AMPH）の運動機能回復促進効果（Feeney et al., 1982より改変引用）

ラットの一側感覚運動野損傷モデルにおける歩行機能回復を平行棒歩行スコア（1：歩行不能〜7：正常）の変化で示している。アンフェタミン1回投与の運動機能回復促進効果（A）は，投与後ラットを拘束していると（restraint）消失し（B），薬剤と運動（練習）を組み合わせることが機能回復促進に必須であることを示唆する（アンフェタミン：2mg/kg）。

れている（Goldstein et al., 1995）。

▶ まとめ

機能回復や運動学習を促進する方法論として，それらの脳内機構から見た神経リハビリテーションのストラテジーを**図4-22**にまとめる。病変半球で機能的再構成を修飾する方法論として，豊かな環境・リハビリテーション量確保，課題指向型練習，麻痺手の段階的使用（CIM療法），感覚運動刺激（マニュアル・ロボット），両側練習，運動想像，運動野刺激（TMS：興奮性増強），感覚神経刺激，薬剤併用（モノアミン系，アセチルコリン系）などが挙げられる。非病変半球では豊かな環境・リハビリテーション量確保，

病変半球
- 豊かな環境・リハビリテーション量確保
- 課題指向型練習
- 麻痺手の段階的使用（CIM療法）
- 感覚運動刺激（マニュアル・ロボット）
- 両側練習
- 運動想像
- 運動野刺激（TMS：興奮性増強）
- 感覚神経刺激
- 薬剤併用（モノアミン系・アセチルコリン系）

ブレイン-マシンインタフェース（BMI）

FES（機能的電気刺激），リハビリテーション器機，義肢，環境制御など

麻痺側上下肢

非病変半球
- 豊かな環境・リハビリテーション量確保
- 非麻痺手の使用制限（CIM療法）
- 両側練習
- 運動野刺激（TMS：半球間抑制低下）
- 感覚入力抑制
- 薬剤併用（モノアミン系・アセチルコリン系）

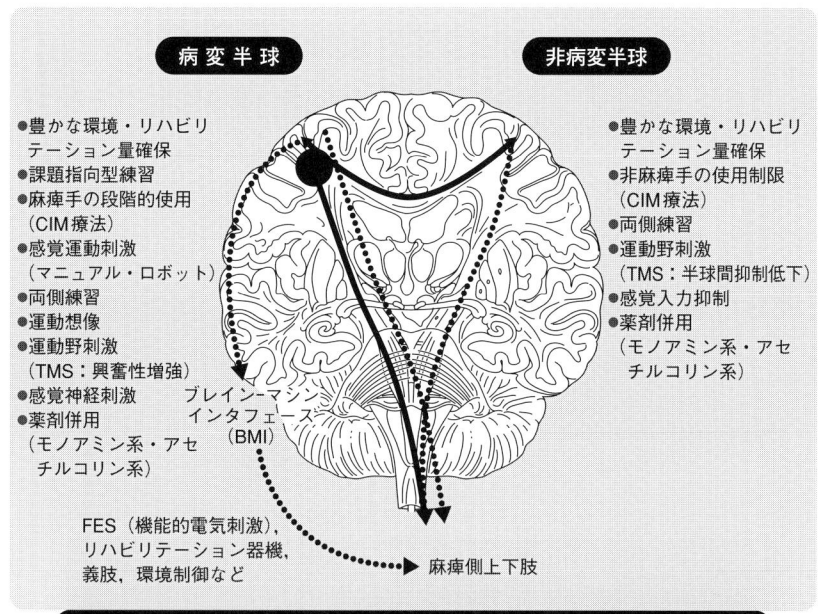

図4-22　機能回復や運動学習の脳内機構から見た神経リハビリテーションのストラテジー

運動野，運動関連領野の機能的再構成を促進するリハビリテーションの方法論についてのまとめ。点線は新たに再構成あるいは代償される神経ネットワークを示す。

非麻痺手の使用制限（CIM療法），両側練習，運動野刺激（TMS：半球間抑制低下），感覚入力抑制，薬剤併用（モノアミン系，アセチルコリン系）などである．さらに近年は脳から生体信号を侵襲的（電極埋め込み，皮質電図（EcoG）など）あるいは非侵襲的（脳波，fMRIなど）などに取り出して，病巣をスキップして脳の外で情報処理（信号のdecode）を行い，それを器械や生体に出力し，コンピュータや義手を動かす，あるいは筋にFES（機能的電気刺激；functional electrical stimulation）を行うというブレイン-マシンインタフェース（BMI；Brain-Machine Interfaces）の研究が展開されている（Lebedev et al., 2006；Hochberg et al., 2006）．

　機能回復や運動学習の脳内機構の理解やテクノロジーの発展に伴い，病変によって連絡が絶たれたネットワークの再構成がさらに効率的に行われ，リハビリテーションとの組合せで機能回復をさらに促進できることも期待できる．従来のリハビリテーションは，経験則を神経生理学的知見に当てはめるのみで臨床と基礎医学に距離があるものであったが，近年は神経科学的な知見からリハビリテーションの方法論を考えるという逆の潮流が現実になりつつあることをご理解いただければ幸いである．

5 運動学習と前頭前野

　これまで，運動学習に脳がどうかかわっているかを説明し，最近の研究成果と新しい考え方を紹介してきた。本章では，運動学習が前頭前野でどのように制御されているかを，まとめとして記した。運動学習も行動学習も，同じように理解できるようになってきたこと，また行動と運動を間違えたとき，どのように修正されるかについて，ACC―NA―LC系が働いていることが最近明らかにされたので，そのことについても記した。最後に筆者の運動・行動の制御の階層モデルを紹介した。

▶ 運動には意図がある

　1章でも述べたが，運動を意図すると，まず前頭前野（PFC）が働いて，感覚系の選択（attentional selection）が行われ，ついで前補足運動野（pre-SMA）が働いて，運動に注意が向けられ，運動皮質脊髄系が働く。運動性皮質（運動前野（PMA），補足運動野（SMA）と一次運動野（M1））が働き，実際の運動になる。一次運動野は体性感覚野と共同して働くことが多いので，体性感覚運動野（SMC）と表記されることが多い。意図された運動は，1つの筋の1回の収縮ではなく，次々と行われる。つまり，順序的（sequential）である。**口絵12**は，順序運動の制御についてアッシュらが提案しているモデルである（Ashe et al., 2006）。3章，4章で説明したドヨンとアンガーライダーのモデルは，運動を認知と順序に分けて（小脳と連合野とを分けて）その関与を強調したモデルである。アッシュモデルは前頭葉，とくに前頭前野を強調したモデルで，運動の順序は前補足運動野に再現されている。多くの

運動は，皮質下構造（大脳基底核他）が働いて，意識に上がらず暗黙的（implicit）に行われるが，繰返し行っていると，新皮質が働くようになって，意識に上がり明示的（explicit）になる。運動の学習をするとき，運動が記憶される。学習を始めたときの運動の記憶は，頭頂連合皮質，ついで，運動性皮質，最後に前頭前皮質に再現されていく。運動学習の初期には，前補足運動野がとくによく働く。運動によって，異なった領域がいくつも働くことになるが，これらの領域の間には，神経連絡がある。ある領域が働くというのは，そこのニューロンが働いて，結合している別の領域のニューロンを働かせるのである。運動は，筋肉細胞が収縮して起こるが，それを駆動するのは，脳幹と脊髄にある運動細胞で，運動細胞を駆動するのは，運動性皮質の大型の錐体細胞である。

　運動の繰返しでは，運動性皮質が働くが，運動への注意，運動の意図があると運動前野も働く。足の運動を例にとり，以下に説明する。**口絵13**は右足の屈曲（約10度〜20度の背屈＝普通にあるときにしている）・伸展（元に戻す）の運動を1秒に1.25回繰り返すときの前頭葉の活動を示す（Sahyoun et al., 2004）。視覚手がかりを与えて，①屈伸運動の準備（preparation）をさせる，②屈伸運動を執行させる，③屈伸運動の起こることを予期（expectation）させる，④実験者が被験者の行う屈曲伸展（消極運動）をさせる。これらの状態は3〜18秒の間で行わせ，全体で12.5分かける。**A**の緑の部分は④の消極運動時と安静時の差の活動である。強い変化が，左の体性感覚運動野と二次体性感覚野（SⅡ）にみられる。皮質下は働いてない。**A**の赤の部分は②の積極運動時と安静時との差の活動である。左右の体性感覚運動野と二次体性感覚運動野，左の補足運動野と左右の帯状運動野（CMA），左右の背尾運動前野（PMdc）と左右の腹吻運動前野（PMvr）に活動があり，皮質下の小脳と被殻にも活動がある。**B**は積極運動と消極運動の差の活動である。体性感覚運動野，補足運動前野と背尾運動前野は，左右とも，積極運動時のほうで大きい。消極運動では主に，左半球が働く。**C**は，運動の準備と積極運動の差の活動であるが，前頭極（PF pole, 10野）と楔前部（precuneus,

7野）が働く。Dは，運動の予期と消極運動の差の活動であるが，楔前部，小脳背側，側頭内側と運動前野（背尾運動前野と腹吻運動前野）に活動がみられる。図示しないが，運動の予期と準備では，補足運動野，前頭極，運動前野，頭頂皮質や楔前部の活動が高い。運動の予期で前頭前野（前頭極）の活動が目立ち，運動の執行では，運動野や運動前野の活動が目立つ。同様のことは，手の運動でもみられる。

　前頭極は，ヒトと大型類人猿（チンパンジー，ゴリラとボノボ）にだけみられる前頭前野の一番前にある構造で，フィネアス・ゲージ（Harlow, 1848）やEVR（Eslinger & Damasio, 1985）では障害されているので，複雑な行動を計画し執行するときに働くと考えられてきた領域である。足関節の繰返し屈曲・伸展の予期でも働いている。最大酸素消費量を増大させるぐらいの速さでジョギングを週に数回，1回に30分で3カ月続けると，前頭極を必須とする課題（ワーキングメモリー課題を遂行中に，ゴー・ノーゴー課題をするブランチング課題）の成績が良くなる（Harada et al., 2004）。今後の研究で，それらの役割が明確にされなければならない。複雑な暗算（De Pisapia et al., 2006）や類推思考や抽象思考（Green et al., 2006；Ramanini & Owen, 2004），複雑な運動遂行（3章参照，坂井，2007）に関係するという報告もある。

▶ 運動の繰返しは前頭葉を強くする

　手や足の繰返し運動の学習は，運動野の運動支配を強化する。運動野の錐体細胞につくシナプスの数を増やし，おそらく錐体細胞の数も増やすだろう。運動野を電気刺激や磁気刺激したとき，手や足の運動野の面積が，ヒトでもサルでも大きくなる。これは運動をしやすくし，力を強くし，器用にすることと関係していると思われる。逆に運動をしないと，シナプスとニューロンの数は減少する。使う，使わないことに依存して，ニューロンとそのシナプスのつながりや数が変わる。

　最近，歩行訓練を続けると，前頭前野のブロードマンの46野にあたる補

足運動野や前帯状皮質（Anterior Cingulated Cortex；ACC）が大きくなることが報告された（Colcombe et al., 2006）。

　60〜79歳の高齢者59名をエアロビック訓練群とストレッチ訓練群に分け，週に1回，1時間の訓練を6カ月行い，その前後でMRI撮影し，最大酸素消費量を測定した。他に20名の若年者を訓練をしないでMRIのみを撮る対照群とした。エアロビック訓練群では，心拍数をはじめは最大心拍数（200－暦年齢）の40〜50％で開始し，順次60〜70％で歩行を続けるようにした。6カ月の訓練のあと，エアロビック訓練群では，最大酸素消費量は16.1％増したが，ストレッチ群では5.3％増していて，両群の差は有意であった（$p<.025$, $t(58)=2.05$）。**口絵14**にエアロビック訓練群で脳容量が有意に増えた領域を示す。**A**（水平軸＋2 mm），**B**（水平軸＋34 mm）と**C**（Y軸＝2 mm）で，一番容量の増えたところは脳の内側面で青色で示した領域で，左右の前部帯状回の背側部，補足運動野（ACC／SMA）とそれに続く中前頭回（MFG）である。ついで大きくなったところは，右の下前頭回の後方部（rIFG）で，3番目に大きくなったのは，左の上側頭葉（lSTL）であった。

黄色で示した領域は，エアロビック訓練群で脳梁の前$\frac{1}{3}$を含む前白質経路（Anterior White Matter tracts；AWM）であった。左右の前頭前野をつないでいる。前帯状皮質の背側部は帯状運動野（CMA）といわれることがある領域で，手で，精密把握をするときに活動することが報告されている（Ehrsson et al., 2000）。足でも指先を使う歩行をすると活動が増すと思われる。補足運動野は，繰返し運動を続けると活動が増す領域である。中前頭回は，ワーキングメモリーや思考に関係しているので，目的を決めて，それを実現するまで覚えているのなら，地面の上を歩き回ることが訓練になると思われる。この報告は，持久運動で脳の容量が大きくなったという最初の報告である。今後，このような報告が増えていくだろう。

▶ 行動と前頭葉

　神経系は，感覚と運動を下から上に向かって制御する感覚と運動のメカニズムである，つまり神経中枢は階層的である，と最初に考えたのは，ジャクソンである（Jackson, 1887）。さらに，神経中枢の最高の部分が「organ of mind」（心の器官）で体の全部分の運動を，間接的に三重に再現していると仮定した。運動の最高のレベルが，「prae-frontal lobe」（前頭前野に相当する）で，運動の中のレベルがフェリエの運動領域と基底核で，運動の最低のレベルが脊髄の前角と側柱である。その後の神経解剖学，大脳生理学，神経生理学，神経科学の研究はジャクソンの仮説を裏づけていったのである。久保田は運動は簡単な行動と考え，行動・運動の階層支配をモデル化した（口絵15）。

　階層支配の最高のレベルにあるのは，前頭極で，ヒトと大型類人猿だけにみられる領域である（Semendeferi et al., 2001）。出生時にこの領域を失ったヒトは社会生活ができない。この領域は副次的な行動を行いながら，主な行動を実行する複雑行動（例：ブランチング課題）を考え実行することに関係している。複雑な思考（類推），独創的な思考も，前頭極の働きである。行うべき行動の計画などは中前頭回の前部（rostral dorsolateral；DL，46野）に保存され，中前頭回の後部（caudal dorsolateral；DL，46野）を介して，運動性皮質を駆動して，筋運動にする。前頭極から運動野までを中前頭回（DL）システム（dorsolateral system）と名づけた。このシステムへの感覚入力は，すべての感覚系から入力するが，複雑になるので省略する。

　DLシステムよりも中心寄りには，過去の記憶を思い出し，他人の見解について考え（theory of mind），将来のことを考えるシステムがあると考えられる。バックナーは最近の中心構造のイメージング技法を用いた研究（Neuroimage）をまとめ，中心構造は，「過去のことを思い出し，現在の環境を理解して（側頭葉内側部および頭頂葉，Medial Temporal and Parietal lobes；MTP）将来どうするかを考え，適応していくシステム」（self-projection system）と考えてはどうかという見解を発表している（Buckner & Carroll, 2007)。このシステムの最高中枢は前頭極である。

　DLシステムの外側にはミラーニューロンシステム（mirror neuron system）があり，他人の行動や運動を真似るときに働いている（Iacoboni & Dapretto, 2006；Iriki, 2006）。感覚入力は，前頭眼窩回と大脳辺縁系に伝えられ，感性，情動が作られる。他人の感情を見て評価したり，真似したりすると，47野，45野が働いて真似られる。真似することや，感性・情動は前頭弁蓋部（44野）と前頭島（Frontal Insula；FI）を経由して前頭極へ伝えられる。感性・情動の評価は扁桃核で行われ，皮質へ伝えられる。

▶ 行動の間違いはどのように修正されるのか

　行動をするときには目標があり，行動の経過が評価（行動のモニター）され，適応的に変わっていくわけで，目的行動が予定どおり正しく行われているか，予定からずれて間違って行われている（エラー認識）かが問題となる。

　行動を間違えたり失敗したりすると，とくによく働く領域が前頭葉にある。前帯状皮質（Anterior Cingulate Cortex；ACC）で，ブロードマンの24野にあたる。慢性ザルが前頭前野を必要とする課題（ワーキングメモリー課題やゴー・ノーゴー課題，ストループ課題など）を行っているとき，サルが間違ったときに働くニューロンが前頭前野でみられる。このニューロンを最初に前頭前野と前帯状皮質にあることを見つけたのは，二木宏明と渡邊正孝である。手がかり刺激があって，一定の時間がたって反応する時間課題（低頻度の分化強化課題，Differential Reinforcement of Low rate；DRL）で反応が遅れて間違えたときに，また正反応をしても報酬をもらわないと，ニューロン活動がみられた。正しく反応したときには活動しないが，反応がないときにみられた（Niki & Watanabe, 1978；1979）。彼らは，これらのニューロンが間違いを検出するのに働くと考え，間違い認識ニューロン（error recognition neuron）と名づけた。

　ヒトの大人では，選択反応課題をして間違えた直後に特異的な脳波活動（間違い負性電位，Error-Related Negativity；ERN, error negativity）のみら

れることが報告されている（1991年頃）。最近の10年間，この電位の研究が行われ，興味深いことが分かっている（勉強したい方は，テイラー（Taylor et al., 2007）の総説を読むことをすすめる）。

前帯状皮質のニューロンが働くと，間違い行動が修正されるメカニズムを説明できる根拠を示した論文が，最近になって報告された（Johnston et al., 2007）。間違い修正のメカニズムを説明する仮説がアストン・ジョーンズら（Aston-Jones & Cohen, 2005）により提案されている。次にその説明をする。

▶ アストン・ジョーンズらのACC―LC―NA仮説――青斑核―ノルアドレナリン系によるパフォーマンスの適応的利得制御

前帯状皮質が働くと青斑核が働いて，課題のパフォーマンス（遂行）が良くなる。図5-1はアストン・ジョーンズとコーエンの総説から引用した（Aston-Jones & Cohen, 2005）。行動を遂行すると，その状態がモニターされ，その状態が前頭眼窩皮質/前帯状皮質（OFC/ACC）に伝えられる。ここの活動はACC経由で青斑核（Locus Coeruleus；LC，英語では「ローカスセラリアス」と発音される）に伝えられる。青斑核は脳幹の橋の吻側，中脳水道の周りの灰白質（periaqueductal grey）にあるニューロン集団（ヒトでは片側に約1万6千個，中型の細胞で，メラニン顆粒を含んでいるので青色をしている）で，伝達物質はノルアドレナリンである。ちなみに，ノルアドレナリン（noradrenalin）はノルエピネフリンと呼ばれることが多い。アドレナリンのNにメチル基がないのがノルアドレナリン（norはN ohne Radikalの意味）である。アドレナリン（adrenaline）は，高峰譲吉が上中啓三の協力により，1900年にニューヨークで牛の副腎から抽出した物質で，最初に発見されたホルモンである（ホルモンという用語が作られたのは1905年）。高峰はすぐに特許をとり，「Adrenaline」という商品名で，止血剤としてパーク・デイビス社から発売されたが，その特許がきれたあと，高峰らと物質分離の競争をしていた，エイベル（Abel, J. J.）がエピネフリン（epinephrine）という用語を提案し，以後米国では，アドレナリンの代わりにエピネフリン

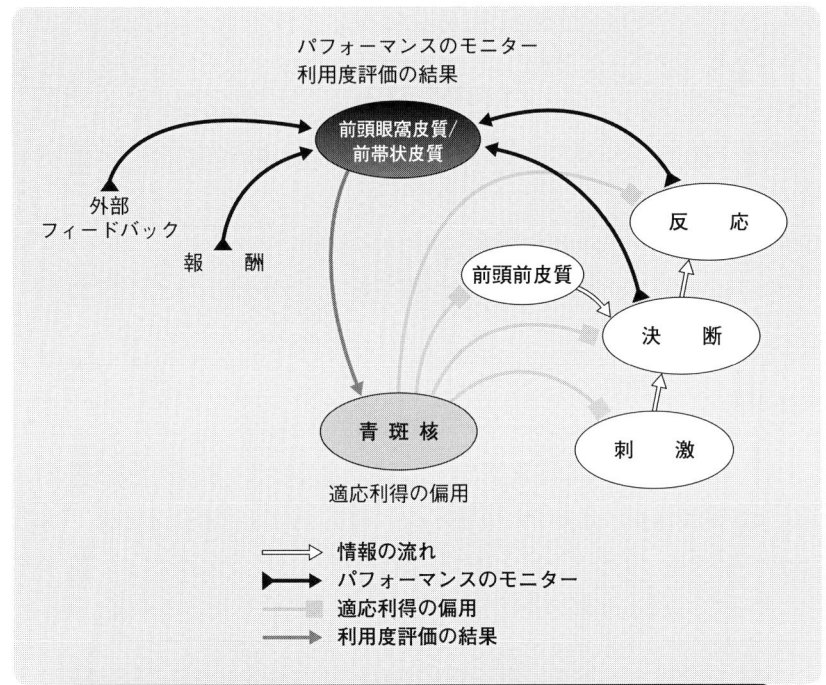

図5-1 パフォーマンスを適応的に調節する統合神経系（アストン・ジョーンズのモデル）(Aston-Jones & Cohen, 2005)

図中の白抜きの要素は課題を執行する経路を表している。高位から制御する前頭前皮質（PFC）が含まれている。黒色の要素は前頭眼窩皮質（OFC）と前帯状皮質（ACC）にあるモニター評価メカニズムを表している。課題執行状態（反応の間違い，内部のコンフリクトやフィードバックも含まれる）に応じて，利用度を変える。その結果，青斑核活動を相動的に駆動し，持続的に変えている。青斑核（LC）は，変えられた活動のために，ノルアドレナリンを分泌して，パフォーマンスを相動的かつ持続的に変える。

という用語が使われていた。ノルアドレナリンは1904年に合成されており，脾臓から抽出して，作用を調べたフォン・オイラー（von Euler, U. S.）は1970年にノーベル生理学賞を受賞している。ちなみに，脳幹にノルアドレナリンのあることは，1954年にフォクト（Vogt, M.）によって発見された。

青斑核からの投射は，広く，脳と脊髄のほとんど全領域に及んでいる（脊髄，脳幹，小脳，視床中継核，扁桃核，終脳基底部や大脳皮質）。シナプス

結合するニューロンには興奮的に働く。

　前帯状皮質—青斑核が働くと，前頭前野のニューロンの活動が一過性（相動的），持続性に賦活され，強い正しい反応をするようになる。手がかり刺激に応じる活動も，決断に関係する活動も，反応に関する活動も，すべて青斑核から賦活される（**図5-1**の適応的利得変用をするシナプス結合）。そして持続的賦活は間違い反応を少なくするように働くのである。このように，アストン・ジョーンズらは考えたのである。

▶ 前帯状皮質の構造と機能について

　大脳半球の正中断面図を見ると，脳の梁である脳梁が見える。その上部を覆っているのが，帯のような隆起をなす帯状皮質（cingulate cortex）である。その上部に溝（帯状溝；cingulate gyrusと呼ばれる脳梁と帯状溝の間の皮質が帯状皮質）がある。ブロードマンの脳地図では，前帯状皮質（Anterior Cingulate Cortex；ACC）が32野で，後帯状皮質（posterior cingulate cortyex；PCC）が24野である。

　前帯状皮質の細胞構造は，皮質表面の運動性皮質とほぼ同じで，非顆粒皮質である。第2層，第4層の顆粒細胞層が欠落しているのに対し第3層，第5層はよく発達している。運動野には第5層の大型の錐体細胞の間にベッツ（Betz）の巨大錐体細胞があるが，前帯状皮質の第5層には，それより大きい錐体型の細胞（フォン・エコノモ細胞；VEN）がある。錐体細胞と違って，大きな基底樹状突起があるだけでフォン・エコノモとコスキナスが記載している（von Economo & Koskinas, 1925）。この細胞がヒトと大型類人猿（チンパンジー，ゴリラ，ボノボ）にだけみられること発見したニムチンスキーら（Nimchinsky et al., 1995）は紡錘細胞と呼んだが，ほかの紡錘（筋紡錘や脳波の紡錘波）と誤解されやすいので，フォン・エコノモ細胞（VEN）と呼ぶことを提案している（Allman et al., 2005）。前帯状皮質のほかに，前頭島にもある。しかし，具体的に何をしているのかはまだ分かっていない。また，この活動を記録した生理学的研究はまだない。

機能としては，以下のことがある。
1. 補足運動野の近い前帯状皮質領域は，精密把握のときに働く。その後の研究の進展としては，精密把握のメンタルイメージでも働くことが示された。前頭連合野の機能を高める握力運動は，精密把握なので，そのことを考慮して，リハビリテーションをする必要がある。握力把握に比べて，精密把握では前頭連合野，運動前野，頭頂連合野の関与が強い。
2. 間違い行動で，脳波のEMAと対応して，fMRIの活動が増すことは，遅延反応やゴー・ノーゴー課題で報告されている。間違えたときだけでなく，痛み，不安，葛藤のときにも働いているが，詳細はページの関係で触れられない。ストループ課題とフランカーのテストでずれた刺激（incongruity）で反応が増す。

▶ ジョンストンらの報告

アストン・ジョーンズのACC―LC―NA仮説で，説明できることをはっきりと示したジョンストンらの報告を紹介する（Johnston et al., 2007）。

図5-2Aは，単一ニューロン活動を記録したサルの前頭前野（PFC）の8野と前帯状皮質（ACC）を示しており，Bはその課題である。サルはディスプレイの中心部を1.2〜4秒の間，点（0.5度×0.5度）を注視（fixation）して，眼球を固定していると，視覚刺激（0.15度）を8度離れた左（または右）のところに見せる。サルはその場所に，0.5秒以内に眼球を矢印のほうへ持っていく（サッケード）（prosaccade）と報酬がもらえる。30回正答が続くと，課題はサッケード課題からアンチサッケード課題に，スイッチされる。サルには変わることは教えない。左の刺激に反対の方向へ眼球を持っていく（アンチサッケード；antisaccade）。30回繰り返すともとのプロサッケード課題に戻る。また，**口絵16**にスイッチのあとの前頭前野と前帯状皮質ニューロン活動を示す。**口絵16**は課題スイッチのあとの前頭前野と前帯状皮質の反応の変化で，**A**の前頭前野の反応（左）は，試行が変わってもほとんど変わらないが，前帯状皮質（右）は，だんだんと低下する（ROC；Receiver

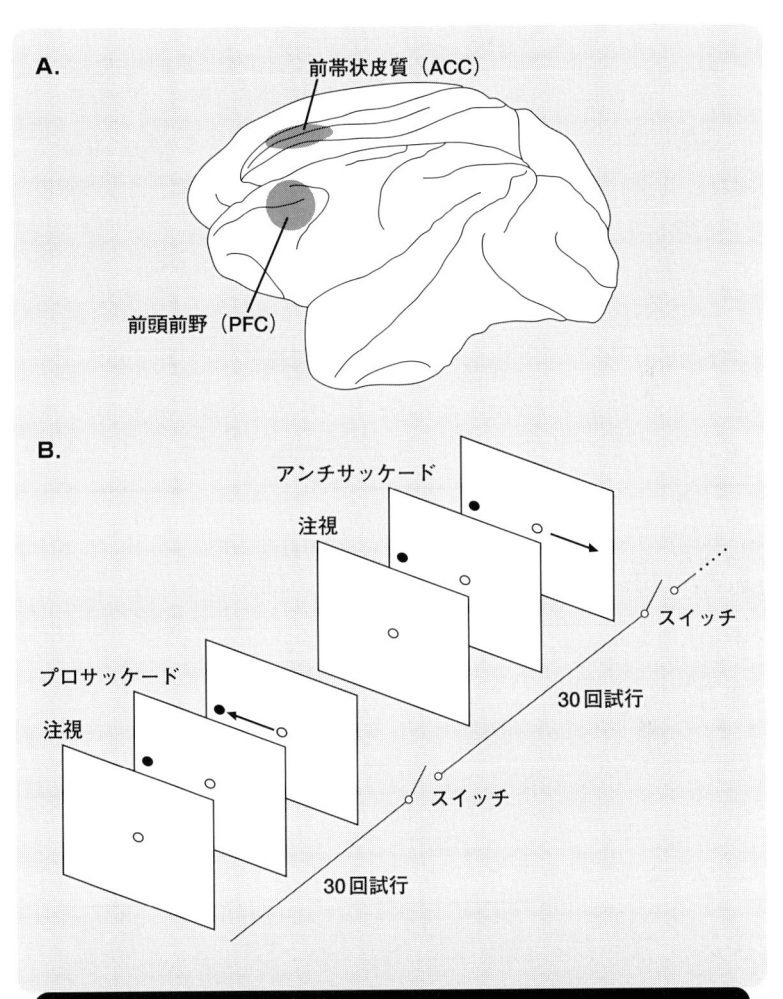

図5-2 脳の領域，課題と行動

A. サルがニューロン活動を記録する場所。B. プロサッケード課題とアンチサッケード課題を交互にするパラダイム。小さい点がスクリーンの中心にまず現れ，サルはそれを注視する。刺激が左か右に矢印の方向に現れる（プロサッケードとアンチサッケード）。サルはしている課題のやり方を，試行の最後に現れる，報酬から学習する。プロサッケードとアンチサッケードは，30回の正答で交代する。

Operating Characteristics活動というのは，全ニューロンの活動の時間的変化を出すための処理法）。Bは，試行をブロックに分けて表示し，前帯状皮質で，スイッチ直後，全ニューロンでの選択性が高いこと（赤線での表示）を示す。横軸は時間，0は刺激開始時点を示し，CはBの変化を集積的（cumulative）に示したものである。課題のスイッチの後，視覚刺激の直前から，刺激中の反応が，前帯状皮質では，だんだんと下がっていくが，前頭前野はほとんど変わらないことを示している。このようにして，反応がうまく切り替えられるのである。

　課題が切り替わったとき，前帯状皮質の活動が増し，試行を繰り返すと正答が起こり，次第に活動が減っていく。こうして，正答率が高くなっていく。

▶ まとめ

　行動を間違えたり，失敗したりすると不安状態が起こったりするが，そのとき脳内では前帯状皮質（ACC）が働いて行動がうまくいくようになり，次第に不安状態も減っていくのである。リハビリテーション治療でも，このようなメカニズムが働いているので知っておくとよいであろう。

引 用 文 献

1章

Brodmann, K. (1909). *Vergleichende Lokalizationslehre der Grosshirnrinde*. Leipzig : Verlag von Johan Ambrosius Barth.

Evarts, E V. (1965). Relation of discharge frequency to conduction velocity in pyramidal tract neurons. *J. Neurophysiololy*, **28**, 216–228.

Frisch, E., & Hitzig, E. (1870). Uber die Elektrische Erregbarkeit des Grosshirns. In A. F. Anat (Ed.), *Physiol. Und wissenscchaftl.* Leipzig : Medizin. pp. 300–332.

Gall, F. J., & Spurzheim, J. (1810–1819). *Anatomie et Physiologie du Systeme Nerveux en General, et du Cerveau en Particulier*. 4 vols and atlas. Paris : Shoell.

Leyton (Gruenbaum), A. S. F., & Sherrington, C. S. (1917). Observations on the excitable cortex of the chimpanzee, orang-utan, and gorilla. *Quarterly J. Experimental Physiology*, **11**, 135–222.

Miyai, I., Tanabe, H. C., Sase, I., Eda, H., Oda, I., Konishi, I., Tsunazawa, Y., Suzuki, T., Yanagida, T., & Kubota, K. (2001). Cortical mapping of gait in humans : A near-infrared spectroscopic topography study. *Neuroimage*, **14**, 1186–1192.

Miyai, I., Yagura, H., Hatakenaka, M., Oda, I., Konishi, I., & Kubota, K. (2003). Longitudinal optical imaging study for locomotor recovery after stroke. *Stroke*, **34**, 2866–2870.

Munk, M. (1881). *Uber die Funktionen der Grosshirnrinde*. Berlin : Verlag von August Hirshwald.

Penfield, W., & Boldrey, E. (1937). Somatic motor and sensory representation in the cerebral cortex of man as studied by electrical stimulation. *Brain*, **60**, 389–443.

Penfield, W., & Welch, K. (1951). The supplementary motor area of the cerebral cortex, a clinical and experimental study. *Archives of Neurology : Psychiatry*, **66**, 289–317.

Raisman, G. (1969). Neuronal plasticity in the septal nuclei of the adult rat. *Brain Research*, **14**, 25–48.

Raisman, G. (2006). Repair of spinal cord injury : Ripples of an incoming tide, or how I spent my first 40 years in research. *Spinal Cord*, 44, 405–413.

Thompson, R. F., Berger, T. W., & Madden IV, J. (1983). Cellular processes of learning and memory in the mammalian CNS. *Annual Review of Neuroscience*, **6**, 447–947.

Woolsey, C. N. (1958). Organization of somatic sensory and motor areas of the cerebral cortex. In H. F. Harlow., & C. N. Wooolsey. (Eds.), *Biological and biochemical bases of behavior*. Madison : Univ. of Wisconsin Press.

2章

Aizawa, H., Inase, M., Mushiake, H., Shima, K., & Tanji, J. (1991). Reorganization of activity in the supplementary motor area associated with motor learning and functional recovery. Experimental Brain Research. *Brain Research*, **84**, 668–671.

Albin, R. L., Young, A. B., & Penney, J. B. (1989). The functional anatomy of basal ganglia disorders. *Trends in Neuroscience*, **12**, 366–375.

Alexander, G. E, DeLong, M. R., & Strick, P. L. (1986). Parallel organization of functionally segregated circuits linking basal ganglia and cortex. *Annual Review of Neuroscience*, **9**, 357–381.

Amiez, C., Joseph, J. P., & Procyk, E. (2005). Anterior cingulate error-related activity is modulated by predicted reward. *European J. Neuroscience*, **21** (12), 3447–3452.
Amodio, D. M., & Frith, C. D. (2006). Meeting of minds : The medial frontal cortex and social cognition. *Nature Reviews Neuroscience*, **7** (4), 268–277.
Andersen, R. A., & Christopher, A. B. (2002). Intentionalmaps in posterjor parietal cortex. *Annual Review of Neuroscience*, **25**, 189–220.
Andersen, R. A., Lawrence, H. S., Bradley, D. C., & Xing, J. (1997). Multimodal representation of space in the posterior parietal cortex and its use in planning movements. *Annual Review of Neuroscience*, **20**, 303–330.
Cisek, P., & Kalaska, J. F. (2004). Neural correlates of mental rehearsal in dorsal premotor cortex. *Nature*, **431**, 993–996.
Chen, L. L., & Wise, S. P. (1995). Neuronal activity in the supplementary eye field during acquisition of conditional oculomotor associations. *J. Neurophysiol*, **73** (3), 1101–1121.
Chen, L. L., & Wise, S. P. (1995). Supplementary eye field contrasted with the frontal eye field during acquisition of conditional oculomotor associations. *J. Neurophysiol*, **73** (3), 1122–1134.
Colby, C, L., & Duhamel, J. R. (1996). Spatial representations for action in parietal cortex. *Brain Research : Cognitive Brain Research*, **5**, 105–115.
Colby , C. L., & Goldberg, M. E. (1999). Space and attention in parietal cortex. *Annual Review of Neuroscience*, **22**, 319–349.
Damasio, A. R. (1994). *Descartes'error*. New York : Putnam.
DeLong, M. R. (1990). Primate models of movement disorders of basal ganglia origin. *Trends in Neuroscience*, **13**, 281–285.
Doya, K. (2000). Complementary roles of basal ganglia and cerebellum in learning and motor control. *Current Opinion in Neurobiology*, **10** (6), 732–739.
Duncan, J. (2001). An adaptive coding model of neural function in prefrontal cortex. *Nature Reviews Neuroscience*, **2**, 820–829.
Eblen, F., & Graybiel, A. M. (1995). Highly restricted origin of prefrontal cortical inputs to striosomes in the macaque monkey. *J. Neuroscience*, **15**, 5999–6013.
Evarts, E. V. (1968). Relation of pyramidal tract activity to force exerted during voluntary movement. *J. Neuroscience*, **31**, 14.
Fujii, N., Mushiake, H., & Tanji, J. (2002). Distribution of eye- and arm-movement-related neuronal activity in the SEF and in the SMA and Pre-SMA of monkeys. *J. Neurophysiol*, **87**, 2158–2166.
船橋新太郎（2005）. 前頭葉の謎を解く　京都大学学術出版社
Funahashi, S., Chafee, M. V., & Goldman-Rakic, P. S. (1993). Prefrontal neuronal activity in rhesus monkeys performing a delayed anti-saccade task. *Nature*, **365**, 753–756.
Fuster, J. M. (1997). *The prefrontal cortex : Anatomy, physiology and neuropsychology of the frontal lobe*. Philadelphia : Lippincott-Raven.
Gallese, V., Fadiga, L., Fogassi, L., & Rizzolatti, G. (1996). Action recognition in the premotor cortex. *Brain*, **119**, 593–609.
Georgopoulos, A. P., Kalaska, J. F., Caminiti, R., & Massey, J. T. (1982). On the relations between the direction of two-dimensional arm movements and cell discharge in primate motor cortex. *J. Neuroscience*, **2**, 1527–1537.
Gerfen, C. R. (1992). The neostriatal mosaic : Multiple levels of compartmental organization. *Trends in Neuroscience*, **15** (4), 133–139.
Gerfen, C. R. (2000). Molecular effects of dopamine on striatal-projection pathways. *Trends*

in Neuroscience, **23**, S64-70.
Goldman-Rakic, P. S. (1987). Circuitry of primate prefrontal cortex and regulation of behavior by representational memory. In F. Plum et al. (Eds.), Handbook of physiology sect. 1 : The nervous system. Vol. V. Higher functions of the brain. Bethesda, MD : American Physiological Society. pp. 313-417.
Graybiel, A. M., Aosaki, T., Flaherty, A. W., & Kimura, M. (1994). The basal ganglia and adaptive motor control. *Science*, **265**, 1826-1831.
Hikosaka, O., Nakahara, H., Rand, M. K., Sakai, K., Lu, X., Nakamura, K., Miyachi, S., & Doya, K. (1999). Parallel neural networks for learning sequential procedures. *Trends in Neuroscience*, **22** (10), 464-471.
Hikosaka, O., Takikawa, Y., & Kawagoe, R. (2000). Role of the basal ganglia in the control of purposive saccadic eye movements. *Physiological Reviews*, **80** (3), 953-978.
Hoshi, E., & Tanji, J. (2000). Integration of target and body-part information in the premotor cortex when planning action. *Nature*, **408**, 466-470.
Hoshi, E., Shima, K., & Tanji, J. (2000). Neuronal activity in the primate prefrontal cortex in the process of motor selection based on two behavioral rules. *J. Neurophysiol*, **83** (4), 2355-2373.
Houk, J. C., Keifer, J., & Barto, A. G. (1993). Distributed motor commands in the limb premotor network. *Trends in Neuroscience*, **16** (1), 27-33.
入來篤史 (2004). 道具を使うサル 医学書院
Isoda, M., & Tanji, J. (2002). Cellular activity in the supplementary eye field during sequential performance of multiple saccades. *J. Neurophysiol*, **88**, 3541-3545.
Isoda, M., & Tanji, J. (2004). Participation of the primate presupplementary motor area in sequencing multiple saccades. *J. Neurophysiol*, **92** (1), 653-659.
Ito, M. (1984). *The cerebellum and neural control*. New York : Raven.
岩村吉晃 (2001). タッチ 医学書院
Kakei, S., Hoffman, D. S., & Strick, P. L. (1999). Muscle and movement representations in the primary motor cortex. *Science*, **285**, 2136.
Kalaska, J. F., & Crammond, D. J. (1992). Cerebral cortical mechanisms of reaching movements. *Science*, **255**, 1517-1523.
Kalaska, J. F., Scott, S. H., Cisek, P., & Sergio, L. E. (1997). Cortical control of reaching movements. *Current Opinion in Neurobiology*, **7**, 849-859.
Kitazawa, S., Kimura, T., & Yin, P. B. (1998). Cerebellar complex spikes encode both destinations and errors in arm movements. *Nature*, **392**, 494-497.
Kringelbach, M. L. (2005). The human orbitofrontal cortex : Linking reward to hedonic experience. *Nature Reviews Neuroscience*, **6**, 691-702.
久保田 競・宮井一郎 (2005). 脳から見たリハビリ治療――脳卒中の麻痺を治す新しいリハビリの考え方 講談社
Kurata, K., & Hoffman, D. S. (1994). Differential effects of muscimol microinjection into dorsal and ventral aspects of the premotor cortex of monkeys. *J. Neurophysiol*, **71**, 1151-1164.
Kurata, K., & Hoshi, E. (1999). Reacquisition deficits in prism adaptation after muscimol microinjection into the ventral premotor cortex of monkeys. *J. Neurophysiology*, **81**, 1927-1938.
Kurata, K., & Hoshi, E. (2002). Movement-related neuronal activity reflecting the transformation of coordinates in the ventral premotor cortex of monkey. *J. Neurophysiology*, **88**, 3118-3132.

Kawato, M. (1999). Internal models for motor control and trajectory planning. *Current Opinion in Neurobiology*, **9**, 718–727.
川人光男 (1996). 脳の計算理論　産業図書
Lashley, K. (1951). In cerebral mechanisms in behavior. In L. A. Jeffres (Eds.), *Cerebral mechanisms in behavior*. New York : Wiley. pp. 112–136.
Martin, T. A., Keating, J. G., Goodkin, H. P., Bastian, A. J., & Thach, W. T. (1996). Throwing while looking through prisms. I. Focal olivocerebellar lesions impair adaptation. *Brain*, **119**, 1183–1198.
Matsumoto, K., Suzuki, W., & Tanaka, K. (2003). The role of the medial prefrontal cortex in achieving goals. *Science*, **301**, 229–232.
Matsumoto, K., & Tanaka, K. (2004). The role of the medial prefrontal cortex in achieving goals. *Current Opinion in Neurobiology*, **14**, 178–185.
Matsuzaka, Y., Aizawa, H., & Tanji, J. (1992). A motor area rostral to the supplementary motor area (presupplementary motor area) in the monkey : Neuronal activity during a learned motor task. *J. Neurophysiol*, **68** (3), 653–6562.
Matsuzaka, Y., Picard, N., & Strick, P. L. (2007). Skill representation in the primary motor cortex after long-term practice. *J. Neurophysiol*, **97**, 1819–1832.
Matsuzaka, Y., & Tanji, J. (1996). Changing directions of forthcoming arm movements : Neuronal activity in the presupplementary and supplementary motor area of monkey cerebral cortex. *J. Neurophysiol*, **76** (4), 2327–2342.
Middleton, F. A., & Strick, P. L. (1998). The cerebellum : An overview. *Trends in Neuroscience*, **21** (9), 367–369.
Miller, E. K. (2000). The prefrontal cortex and cognitive control. *Nature Reviews Neuroscience*, **1**, 59–65.
Miller, E. K., & Cohen, J. D. (2001). An integrative theory of prefrontal cortex function. *Annual Review of Neuroscience*, **24**, 167–202.
Miller, E. K., Nieder, A., Freedman, D. J., & Wallis, J. D. (2003). Neural correlates of categories and concepts. *Current Opinion in Neurobiology*, **13** (2), 198–203.
Mitz, A. R., Godschalk, M., & Wise, S. P. (1991). Learning-dependent neuronal activity in the premotor cortex : Activity during the acquisition of conditional motor associations. *J. Neuroscience*, **11**, 1855–1872.
Murata, A., Fadiga, L., Fogassi, L., Gallese, V., Raos, V., & Rizzolatti, G. (1997). Object representation in the ventral premotor cortex (area F5) of the monkey. *J. Neurophysiol*, **78**, 2226–2230.
Mushiake, H., Inase, M., & Tanji, J. (1990). Selective coding of motor sequence in the supplementary motor area of the monkey cerebral cortex. *Experimental Brain Research*, **82** (1), 208–210.
Mushiake, H., Inase, M., & Tanji, J. (1991). Neuronal activity in the primate premotor, supplementary, and precentral motor cortex during visually guided and internally determined sequential movements. *J. Neurophysiol*, **66** (3), 705–718.
Mushiake, H., Fujii, N., & Tanji, J. (1996). Visually guided saccade versus eye-hand reach : Contrasting neuronal activity in the cortical supplementary and frontal eye fields. *J. Neurophysiol*, **75** (5), 2187–2191.
Mushiake, H., Tanatsugu, Y., & Tanji, J. (1997). Neuronal activity in the ventral part of premotor cortex during target-reach movement is modulated by direction of gaze. *J. Neurophysiol*, **78**, 567–571.
Mushiake, H., Saito, N., Sakamoto, K., Itoyama, Y., & Tanji, J. (2006). Activity in the lateral

prefrontal cortex reflects multiple steps of future events in action plans. *Neuron*, **50** (4), 631-641.

Mushiake, H., & Strick, P. L. (1993). Preferential activity of dentate neurons during limb movements guided by vision. *J. Neurophysiol*, **70** (6), 2660-2664.

Mushiake, H., & Strick, P. L. (1995). Pallidal neuron activity during sequential arm movements. *J. Neurophysiol*, **74** (6), 2754-2758.

Niki, H., & Watanabe, M. (1976). Cingulate unit activity and delayed response. *Brain Research*, **110**, 381-386.

Nudo, R. J. (2006). Mechanisms for recovery of motor function following cortical damage. *Current Opinion in Neurobiology*. **16**, 638-644.

Ochiai, T., Mushiake, H., & Tanji, J. (2002). Effects of image motion in the dorsal premotor cortex during planning of an arm movement. *J. Neurophysiol*, **88**, 2167-2171.

Ochiai, T., Mushiake, H., & Tanji, J. (2004). Involvement of the ventral premotor cortex in controlling image motion of the hand during performance of a target-capturing task. *Cerebral Cortex*, **15**, 929-937.

Olson, C. R. (2003). Brain representation of object-centered space in monkeys and humans. *Annual Review of Neuroscience*, **26**, 331-354.

Paus, T. (2001). Primate anterior cingulate cortex : Where motor control, drive and cognition interface. *Nature Reviews Neuroscience*, **2** (6), 417-424.

Picard, N., & Strick, P. L. (1996). Motor areas of the medial wall : A review of their location and functional activation. *Cerebral Cortex*, **6**, 342-353.

Procyk, E., Tanaka, Y. L., & Joseph, J. P. (2000). Anterior cingulate activity during routine and non-routine sequential behaviors in macaques. *Nature Neuroscience*, **3**, 502-508.

Rizzolatti, G., & Arbib, M. A. (1998). Language within our grasp. *Trends in Neuroscience*, **21**, 188-194.

Rizzolatti, G., Fadiga, L., Gallese, V., & Fogassi, L. (1996a). Premotor cortex and the recognition of motor actions. *Cognitive Brain Research*, **3**, 131-141.

Rizzolatti, G., & Luppino, G. (2001). The cortical motor system. *Neuron*, **31** (6), 889-901.

Rizzolatti, G., Luppino, G., & Matelli, M. (1998). The organization of the cortical motor system : New concepts. *Electroencephalogr Clin Neurophysiol*, **106** (4), 283-296.

Saito, N., Mushiake, H., Sakamoto, K., Itoyama, Y., & Tanji, J. (2005). Representation of immediate and final behavioral goals in the monkey prefrontal cortex during an instructed delay period. *Cerebral Cortex*, **15** (10), 1535-1546.

酒田英夫（2006）. 頭頂葉 医学書院

Samejima, K., Ueda, Y., Doya, K., & Kimura, M. (2005). Representation of action-specific reward values in the striatum. *Science*, **310** (5752), 1337-1340.

Schlag-Rey, M., Amador, N., Sanchez, H., & Schlag, J. (1997). Antisaccade performance predicted by neuronal activity in the supplementary eye field. *Nature*, **390**, 398-401.

Schultz, W. (2000). Multiple reward signals in the brain. *Nature Reviews Neuroscience*, **1**, 199-208.

Shallice, T. (1982). Specific impairments of planning. *Philosophical Transactions of the Royal Society B Biological Sciences*, **298**, 199-209.

Shima, K., Mushiake, H., Saito, N., & Tanji, J. (1996). Role for cells in the presupplementary motor area in updating motor plans. *Proceedings of the National Academy of Sciences of USA*, **93** (16), 8694-8698.

Shima, K., Aya, K., Mushiake, H., Inase, M., Aizawa, H., & Tanji, J. (1991). Two movement-related foci in the primate cingulate cortex observed in signal-triggered and self-paced

forelimb movements. *J. Neurophysiol*, **65** (2), 188-202.
Shima, K., Isoda, M., Mushiake, H., & Tanji, J. (2007). Categorization of behavioral sequences in the prefrontal cortex. *Nature*, **445**, 315-318.
Shima, K., & Tanji, J. (1998). Both supplementary and presupplementary motor areas are crucial for the temporal organization of multiple movements. *J. Neurophysiol*, **80**, 2355-2373.
Shima, K., & Tanji, J. (1998). Role for cingulate motor area cells in voluntary movement selection based on reward. *Science*, **282**, 1335-1338.
Tanji, J. (1996). New concepts of the supplementary motor area. *Current Opinion in Neurobiology*, **6**, 782-787.
丹治　順（1996）. 脳と運動　共立出版
Tanji, J. (2001). Sequential organization of multiple movements : Involvement of cortical motor areas. *Annual Review of Neuroscience*, **24**, 631-651.
Tanji, J., & Hoshi, E. (2001). Behavioral planning in the prefrontal cortex. *Current Opinion in Neurobiology*, **11**, 164-170.
Tanji, J., Okano, K., & Sato, K. C. (1987). Relation of neurons in the nonprimary motor cortex to bilateral hand movement. *Nature*, **327**, 618-620.
Tanji, J., & Shima, K. (1994). Role for supplementary motor area cells in planning several movements ahead. *Nature*, **371** (6496), 413-416.
Thach, W. T., Goodkin, H. P., & Keating, J. G. (1992). The cerebellum and the adaptive coordination of movement. *Annual Review of Neuroscience*, **15**, 403-442.
Tremblay, L., & Schultz, W. (1999). Relative reward preference in primate orbitofrontal cortex. *Nature*, **398**, 704-708.
Wallis, J. D., & Miller, E. K. (2003). From rule to response : Neuronal processes in the premotor and prefrontal cortex. *J. Neurophysiol*, **90**, 1790-1806.
渡邊正孝（2005）. 思考と脳——考える脳のしくみ　サイエンス社
Wise, S. P., Boussaoud, D., Johnson, P. B., & Caminiti, R. (1997). Premotor and parietal cortex : Corticocortical connectivity and combinatorial computations. *Annual Review of Neuroscience*, **20**, 25-42.
Wolpert, D. M., & Ghahramani, Z. (2000). Computational principles of movement neuroscience. *Nature Neuroscience*, **3** , 1212-1217.
Wolpert, D. M., Ghahramani, Z., & Jordan, M. I. (1995). An internal model for sensorimotor integration. *Science*, **269**, 1880-1882.

3章
Aizenstein, H. J., Stenger, V. A., Cochran, J., Clark, K., Johnson, M., Nebes, R. D., & Carter, C. S. (2004). Regional brain activation during concurrent implicit and explicit sequence learning. *Cerebral Cortex*, **14**, 199-208.
Aramaki, Y., Honda, M., Okada, T., & Sadato, N. (2006). Neural correlates of the spontaneous phase transition during bimanual coordination. *Cerebral Cortex*, **16**, 1338-1348.
Arthurs, O. J., & Boniface, S. (2002). How well do we understand the neural origins of the fMRI BOLD signal? *Trends in Neuroscience*, **25** (1), 27-31.
Botvinick, M. M., Cohen, J. D., & Carter, C. S. (2004). Conflict monitoring and anterior cingulate cortex : An update. *Trends in Cognitive Sciences*, **8**, 539-546.
Brodmann, K. (1909). *Vergleichende Lokalizationslehre der Grosshirnrinde*. Leipzig : Verlag von Johan Ambrosius Barth.

Carter, C. S., Braver, T. S., Barch, D. M., Botvinick, M. M., Noll, D., & Cohen, J. D. (1998). Anterior cingulate cortex, error detection, and the online monitoring of performance. *Science*, **280**, 747–749.

Cleeremans, A., Destrebecqz, A., & Boyer, M. (1998). Implicit learning : News from the front. *Trends in Cognitive Sciences*, **2**, 406–416.

Culham, J. C., Cavina-Pratesi, C., & Singhal, A. (2006). The role of parietal cortex in visuomotor control : What have we learned from neuroimaging? *Neuropsychologia*, **44**, 2668–2684.

Debaere, F., Wenderoth, N., Sunaert, S., Van Hecke, P., & Swinnen, S. P. (2003). Internal vs external generation of movements : Differential neural pathways involved in bimanual coordination performed in the presence or absence of augmented visual feedback. *Neuroimage*, **19**, 764–776.

Debaere, F., Wenderoth, N., Sunaert, S., Van Hecke, P., & Swinnen, S. P. (2004). Changes in brain activation during the acquisition of a new bimanual coodination task. *Neuropsychologia*, **42**, 855–867.

Deiber, M. P., Wise, S. P., Honda, M., Catalan, M. J., Grafman, J., & Hallett, M. (1997). Frontal and parietal networks for conditional motor learning : A positron emission tomography study, *J. Neurophysiol*, **78**, 977–991.

Destrebecqz, A., Peigneux, P., Laureys, S., Degueldre, C., Del Fiore, G., Aerts, J., Luxen, A., Van Der Linden, M., Cleeremans, A., & Maquet, P. (2005). The neural correlates of implicit and explicit sequence learning : Interacting networks revealed by the process dissociation procedure. *Learning and Memory*, **12** (5), 480–490.

Destrebecqz, A., Peigneux, P., Laureys, S., Degueldre, C., Del Fiore, G., Aerts, J., Luxen, A., van der Linden, M., Cleeremans, A., & Maquet, P. (2003). Cerebral correlates of explicit sequence learning. *Brain Research : Cognitive Brain Research*, **16**, 391–398.

Doya, K. (2000). Complementary roles of basal ganglia and cerebellum in learning and motor control. *Current Opinion in Neurobiology*, **10** (6), 732–739.

Doyon, J., Laforce, R. Jr., Bouchard, G., Gaudreau, D., Roy, J., Poirier, M., Bedard, P. J., Bedard, F., & Bouchard, J. P. (1998). Role of the striatum, cerebellum and frontal lobes in the in the automatization of a repeated visuomotor sequence of movements. *Neuropsychologia*, **36**, 625–641.

Doyon, J., & Benali, H. (2005). Reorganization and plasticity in the adult brain during learning of motor skills. *Current Opinion in Neurobiology*, **15**, 161–167.

Doyon, J., Owen, A. M., Petrides, M., Sziklas, V., & Evans, A. C. (1996). Functional anatomy of visuomotor skill learning in human subjects examined with positron emission tomography. *European J. Neuroscience*, **8**, 637–648.

Doyon, J., Penhune, V., & Ungerleider, L. G. (2003). Distinct contribution of the cortico-striatal and cortico-cerebellar systems to motor skill learning. *Neuropsychologia*, **41** (3), 252–262.

Doyon, J, Song, A. W., Karni, A., Lalonde, F., Adams, M. M., & Ungerleider, L. G. (2002). Experience-dependent changes in cerebellar contributions to motor sequence learning. *Proceedings of the National Academy of Sciences of USA*, **99**, 1017–1022.

Duncan, J., & Owen, A. M. (2000). Common regions of the human frontal lobe recruited by diverse cognitive demands. *Trends in Neuroscience*, **23**, 475–483.

Duncan, J. (2001). An adaptive coding modelof neural function in prefrontal cortex. *Nature Reviews Neuroscience*, **2**, 820–829.

van Eimeren, T., Wolbers, T., Munchau, A. Buchel, C., Weiller, C., & Siebner, H. R. (2006).

Implementation of visuospatial cues in response selection. *Neuroimage*, **29**, 286–294.

Floyer-Lea, A., & Matthews, P. M. (2004). Changing brain networks for visuomotor control with increased movement automaticity. *J. Neurophysiol*, **92**, 2405–2412.

Frustiger, S. A., Strother, S. C., Anderson, J. R., Sidtis, J. J., Arnold, K. B., & Rottenberg, D. A. (2000). Multivariate predictive relationship between kinematic and functional activation patterns in a PET study of visuomotor learning. *Neuroimage*, **10**, 515–528.

Ghilardi, M. F., Ghez, C., Dhawan, V. M., Moeller, J., Mentis, M., Nakamura, T., Antonini, A., & Eidelberg, D. (2000). Patterns of regional brain activation associated with different forms of motor learning. *Brain Research*, **871**, 127–145.

Grafton, S. T., Hazeltine, E., & Ivry, R. B. (2002). Motor sequence learning with the nondominant hand. *Experimental Brain Research*, **146**, 369–378.

Habib, R., Nyberg, L., & Tulving, E. (2003). Hemispheric asymmetries of memory : The HERA model revisited. *Trends in Cognitive Sciences*, **7** (6), 241–245.

Haruno, M., Kuroda, T., Doya, K., Toyama, K., Kimura, M., Samejima, K., Imamizu, H., & Kawato, M. (2004). A neural correlate of reward-based behavioral learning in caudate nucleus : A functional magnetic resonance imaging study of a stochastic decision task. *J. Neuroscience*, **24** (7), 1660–1665.

Halsband, U., & Freund, H. J. (1990). Premotor cortex and conditional motor learning in man. *Brain*, **113**, 207–222.

Halsband, U., Ito, N., Tanji, J., & Freund, H. J. (1993). The role of premotor cortex and the supplementary motor area in the temporal control of movement in man. *Brain*, **11**, 243–266.

Halsband, U., & Lange, R. K. (2006). Motor learning in man : A review of functional and clinical studies. *J. Physiology Paris*, **99**, 14–24.

Hazeltine, E., Grafton, S. T., & Ivry, R. B. (1997). Attention and stimulus characteristics determine the locus of motor-sequence learning : A PET study. *Brain*, **120**, 123–140.

Hikosaka, O., Nakamura, K., Sakai, K., & Nakahara, H. (2002). Central mechanisms of motor skill learning. *Current Opinion in Neurobiology*, **12**, 217–222.

Hikosaka, O., Sakai, K., Miyauchi, S., Takino, R., Sasaki, Y., & Putz, B. (1996). Activation of human presupplementary motor area in learning of sequential procedures : A functional MRI study. *J. Neurophysiol*, **76** (1), 617–621.

Imamizu, H., Kuroda, T., Miyauchi, S., Yoshioka, T., & Kawato, M. (2003). Modular organization of internal models of tools in the human cerebellum. *Proceedings of the National Academy of Sciences of USA*, **100**, 5461–5466.

Imamizu, H., Miyauchi, S., Tamada, T., Sasaki, Y., Takino, R., Putz, B., Yoshioka, T., & Kawato, M. (2000). Human cerebellar activity reflecting an acquired internal model of a new tool. *Nature*, **403** (6766), 192–195.

Jenkins, D., Brooks, J., Nixon, P. D., Frackowiak, R. S. J., & Passingham, R. E. (1994). Motor sequence learning : A study with positron emission tomography. *J. Neuroscience*, **14**, 3775–3779.

Jueptner, M., Stephan, K. M., Frith, C. D., Brooks, D. J., Frackowiak, R. S., & Passingham , R. E. (1997). Anatomy of motor learning. I. Frontal cortex and attention to action. *J. Neurophysiol*, **77**, 1313–1324.

Jueptner, M., & Weiller, C. (1998). A review of differences between basal ganglia and cerebral control of movements as revealed by functional imaging studies. *Brain*, **121**, 1437–1449.

Karmiloff-Smith, A. (1992). *Beyond modularity : A developmental perspective on cognitive science*. Cambridge, Massachusetts : MIT Press.

Kawashima, R., Tajima, N., Yoshida, H. Okita, , K., Sasaki, T., Schormann, T., Ogawa, A., Fukuda, H., & Zilles, K.(2000). The effect of verbal feedback on motor learning : A PET study. *Neuroimage*, **12** , 690-706.

川人光男(1996). 脳の計算理論 産業図書

Kerns, J. G., Cohen, J. D., MacDonald, A. W. 3rd, Cho, R. Y., Stenger, V. A., & Carter, C. S. (2004) Anterior cingulate conflict monitoring and adjustments in control. *Science*, **303**, 969-970.

Lehericy, S., Benali, H., Van de Moortele, P. F., Pelegrini-Issac, M., Waechter, T., Ugurbil, K., & Doyon, J.(2005). Distinct basal ganglia territories are engaged in early and advanced motor sequence learning. *Proceedings of the National Academy of Sciences of USA*, **102**, 12566-12571.

Logothetis, N. K.(2003). MR imaging in the non-human primate : Studies of function and of dynamic connectivity. *Current Opinion in Neurobiology*, **13** (5), 630-642.

MacDonald, A. W. 3rd, Cohen, J. D., Stenger, V. A., & Carter, C. S.(2000). Dissociating the role of the dorsolateral prefrontal and anterior cingulate cortex in cognitive control. *Science*, **288**, 1835-1838.

Martin, T. A., Keating, J. G., Goodkin, H. P., Bastian, A. J., & Thach, W. T.(1996). Throwing while looking through prisms. I. Focal olivocerebellar lesions impair adaptation. *Brain*, **119**, 1183-1198.

Mars, R. B., Coles, M. G., Grol, M. J., Holroyd, C. B., Niewenhui, S., Hulstein, W., & Toni, I. (2005). Neural dynamics of error processing in medial frontal cortex. *Neuroimage*, **28**, 1007-1013.

van Mier, H., Tempel, L. W., Perlmutter, J. S., Raichle, M. E., & Petersen, S. E.(1999). Changes in brain activity during motor learning measured with PET : Effects of hand of performance and practice, *J. Neurophysiol*, **80**, 2177-2199.

Molinari, M., Leggio, M. G., Solidy, A., Clorra, R., Misciagna, S., Silveri, M. C., & Pertrosoni, L.(1997). Cerebellum and procedural learning : Evidence from focal cerebellar lesions. *Brain*, **120**, 1753-1762.

Mushiake, H., Saito, N., Furusawa, Y., Izumiyama, M., Sakamoto, K., Shamoto, H., Shimizu, H., & Yoshimoto, T.(2002). Orderly activations of human cortical areas during path-planning task. *Neuroreport*, **13** (4), 423-426.

Nezafat, R., Shadmehr, R., & Holcomb, H. H.(2001). Long-term adaptation to dynamics of reaching movements : A PET study. *Experimental Brain Research*, **140**, 66-76.

Picard, N., & Strick, P. L.(1996). Motor areas of the medial wall : A review of their location and functional activation. *Cerebral Cortex*, **6**, 342-353.

Picard, N., & Strick, P. L.(2001). Imaging the premotor areas. *Current Opinion in Neurobiology*, **11** (6), 663-672.

Paus, T.(2001). Primate anterior cingulate cortex : Where motor control, drive and cognition interface. *Nature Reviews Neuroscience*, **2**, 417-424.

Roland, P. E., Larsen, B., Lassen, N. A., & Skinhoj, E.(1980). Supplementary motor area and other cortical areas in organization of voluntary ovements in man. *J. Neurophysiol*, **43**, 118-136.

Ridderinkhof, K. R., Ullsperger, M., Crone, E. A. & Nieuwenhuis, S.(2004). Abstract the role of the medial frontal cortex in cognitive control. *Science*, **306**, 443-447.

Sadato, N., Yonekura, Y., Waki, A., Yamada, H., & Ishii, Y.(1997). Role of the supplementary motor area and the right premotor cortex in the coordination of bimanual finger

movements. *J. Neuroscience*, **17**, 9667–9674.
Sakai, K., Hikosaka, G., Miyauchi, S., Takino, R., Sasaki, Y., & Putz, B. (1998). Transition of brain activations from frontal to parietal areas in visuomotor sequencing learning. *J. Neuroscience*, **18**, 1740–1827.
Schendan, H. E., Searl, M. M., Melrose, R. J., & Stern, C. E. (2003). An FMRI study of the role of the medial temporal lobe in implicit and explicit sequence learning. *Neuron*, **37**, 1013–1025.
Seidler, R. D. (2004). Multiple motor learning experiences enhance motor adaptability. *J. Cognitive Neuroscience*, **16**, 65–73.
Seitz, R. J., Canvan, A. G. M., Yaguez, L., Herzog, H., Tellmann, L., Knorr, U., Huang, Y., & Homberg, V. (1997). Representation of graphomotor trajectories in the human parietal cortex : Evidence for controlled and automatic performance. *European J. Neuroscience*, **9**, 378–389.
Shadmehr, R., & Holcomb, H. H. (1997). Neural correlates of motor memory consolidation. *Science*, **277**, 821–825.
Shibasaki, H., Sadato, N., Lyshkow, H., Yonekura, Y., Honda, M. et al. (1993). Both primary motor cortex and supplementary motor area play an important role in complex finger movement. *Brain*, **116**, 1387–1398.
Stephan, K. M., Binkofski, F., Halsband, U., Dohle, C., Wunderlich, G., Schnitzler, A., Tass, P., Posse, S., Herzog, H., Zilles, K., Seitz, R. J., & Freund, H. J. (1999). The role of ventral medial wall motor areas in bimanual co-ordination. A combined lesion and activation study. *Brain*, **122**, 351–368.
Swinnen, S. P. (2002). Intermanual coordination : From behavioural principles to neural-network interactions. *Nature Reviews Neuroscience*, **3**, 348–359.
Thach, W. T., Goodkin, H. P., & Keating, J. G. (1992). The cerebellum and adaptive coordination of movement. *Annual Review of Neuroscience*, **15**, 403–442.
Toni, I., & Passingham, R. E. (1999). Prefrontal-basal ganglia pathways are involved in learning of arbitrary visuomotor associations : A PET study. *Experimental Brain Research*, **127**, 19–32.
Tulving, E., Kapur, S., Craik, F. I., Moscovitch, M., & Houle, S. (1994). Hemispheric encoding/retrieval asymmetry in episodic memory : Positron emission tomography findings. *Proceedings of the National Academy of Sciences of USA*, **91** (6) : 2016–2020.
van Veen, V., Cohen, J. D., Botvinick, M. M., Stenger, V. A., & Carter, C. S. (2001). Anterior cingulate cortex, conflict monitoring, and levels of processing. *Neuroimage*, **14**, 1302–1308.
Volkmann, J., Schnitzler, A., Witte, O. W., & Freund, H. (1998). Handedness and asymmetry of hand representation in human motor cortex. *J. Neurophysiol*, **79** (4), 2149–2154.
Wolpert, D. M., & Ghahramani, Z. (2000). Computational principles of movement neuroscience. *Nature Neuroscience*, **3**, 1212–1217.
Wood, J. N., & Grafman, J. (2003). Human prefrontal cortex processing representatio perspectives. *Nature Neuroscience*, **4**, 139–147.
Wu, T., Kansaku, K., & Hallett, M. (2004). How self-initiated memorized movements become automatic : A functional MRI study. *J. Neurophysiol*, **91**, 1690–1698.

4章

Aisen, M. L., Krebs, H. I., Hogan, N., McDowell, F., & Volpe, B. T. (1997). The effect of robot-assisted therapy and rehabilitative training on motor recovery following stroke. *Archives of Neurology*, **54**, 443-446.

Altschuler, E. L., Wisdom, S. B., Stone, L., Foster, C., Galasko, D., Llewellyn, D. M., & Ramachandran, V. S. (1999). Rehabilitation of hemiparesis after stroke with a mirror. *The Lancet*, **353**, 2035-2036.

Biernaskie, J., & Corbett, D. (2001). Enriched rehabilitative training promotes improved forelimb motor function and enhanced dendritic growth after focal ischemic injury. *J. Neuroscience*, **21**, 5272-5280.

Biernaskie, J., Chernenko, G., & Corbett, D. (2004). Efficacy of rehabilitative experience declines with time after focal ischemic brain injury. *J. Neuroscience*, **24**, 1245-1254.

Biernaskie, J., Szymanska, A., & Windle, V. (2005). Corbett D. Bi-hemispheric contribution to functional motor recovery of the affected forelimb following focal ischemic brain injury in rats. *European J. Neuroscience*, **21**, 989-999.

Brown, J. A., Lutsep, H. L., Weinand, M., & Cramer, S. C. (2006). Motor cortex stimulation for the enhancement of recovery from stroke : A prospective, multicenter safety study. *J. Neurosurgery*, **58**, 464-473.

Butefisch, C. M., Davis, B. C., Wise, S. P. et al. (2000). Mechanisms of use-dependent plasticity in the human motor cortex. *Proceedings of the National Academy of Sciences of USA*, **97**, 3661-3665.

Brunnstrom, S. (1966). Moter testing procedures in hemiplegia : Based on sequential recovery stages. *Phys Ther*, **46**, 357-375.

Calautti, C., Leroy, F., Guincestre, J. Y., & Baron, J. C. (2001). Dynamics of motor network overactivation after striatocapsular stroke : A longitudinal pet study using a fixed-performance paradigm. *Stroke*, **32**, 2534-2542.

Calautti, C., Serrati, C., & Baron, J. C. (2001b). Effects of age on brain activation during auditory-cued thumb-to-index opposition : A positron emission tomography study. *Stroke*, **32**, 139-146.

Cao, Y., Vikingstad, E. M., Huttenlocher, P. R., Towle, V. L., & Levin, D. N. (1994). Functional magnetic resonance studies of the reorganization of the human hand sensorimotor area after unilateral brain injury in the perinatal period. *Proceedings of the National Academy of Sciences of USA*, **91**, 9612-9616.

Cao, Y., D'Olhaberriague, L., Vikingstad, E. M., Levine, S. R., & Welch, K. M. (1998). Pilot study of functional mri to assess cerebral activation of motor function after poststroke hemiparesis. *Stroke*, **29**, 112-122.

Chollet, F., DiPiero, V., Wise, R. J., Brooks, D. J., Dolan, R. J., & Frackowiak, R. S. (1991). The functional anatomy of motor recovery after stroke in humans : A study with positron emission tomography. *Annals of Neurology*, **29**, 63-71.

Classen, J., Liepert, J., Wise, S. P., Hallett, M., & Cohen, L. G. (1998). Rapid plasticity of human cortical movement representation induced by practice. *J. Neurophysiology*, **79**, 1117-1123.

Conforto, A. B., Kaelin-Lang, A., & Cohen, L. G. (2002). Increase in hand muscle strength of stroke patients after somatosensory stimulation. *Annals of Neurology*, **51**, 122-125.

Conner, J. M., Chiba, A. A., & Tuszynski, M. H. (2005). The basal forebrain cholinergic system is essential for cortical plasticity and functional recovery following brain injury. *Neuron*, **46**, 173-179.

Cramer, S. C., Nelles, G., Benson, R. R., Kaplan, J. D., Parker, R. A. et al. (1997). A functional MRI study of subjects recovered from hemiparetic stroke. *Stroke*, **28**, 2518-2527.

Cramer, S. C., Moore, C. I., Finklestein, S. P., & Rosen, B. R. (2000). A pilot study of somatotopic mapping after cortical infarct. *Stroke*, **31**, 668-671.

Crisostomo, E. A., Duncan, P. W., Propst, M., Dawson, D. V., & Davis, J. N. (1988). Evidence that amphetamine with physical therapy promotes recovery of motor function in stroke patients. *Annals of Neurology*, **23**, 94-97.

Dam, M., Tonin, P., De Boni, A., Pizzolato, G., Casson, S., et al. (1996). Effects of fluoxetine and maprotiline on functional recovery in poststroke hemiplegic patients undergoing rehabilitation therapy. *Stroke*, **27**, 1211-1214.

Dietz, V., Muller, R., & Colombo, G. (2002). Locomotor activity in spinal man : Significance of afferent input from joint and load receptors. Brain, 125, 2626-2634.

Doyon, J., & Benali, H. (2005). Reorganization and plasticity in the adult brain during learning of motor skills. *Current Opinion in Neurobiology*, **15**, 161-167.

Duncan, P. W., Lai, S. M., & Keighley, J. (2000). Defining post-stroke recovery : Implications for design and interpretation of drug trials. *Neuropharmacology*, **39**, 835-841.

Eyre, J. A., Taylor, J. P., Villagra, F., Smith, M., & Miller, S. (2001). Evidence of activity-dependent withdrawal of corticospinal projections during human development. *Neurology*, **57**. 1543-1554.

Feeney, D. M. (1998). Mechanism of Noradrenergic modulation of physical therapy : Effect on functional recovery after cortical injury. In L. B. Goldstein (Eds.), *Restorative neurology : Advances in pharmacotherapy for recovery after stroke*. New York : Futura Publishing Co. pp. 35-78.

Feeney, D. M., Gonzalez, A., & Law, W. A. (1982). Amphetamine, haloperidol, and experience interact to affect rate of recovery after motor cortex injury. *Science*, **217**, 855-857.

Feigenson, J. S., Gitlow, H. S., & Greenberg, S. D. (1992). The disability oriented rehabilitation unit-a major factor influencing stroke outcome. *Stroke*, **10**, 5-8.

Fisher, C. M. (1992). Concerning the mechanism of recovery in stroke hemiplegia. *The Canadian J. Neurological Sciences*, **19**, 57-63.

Fischer, S., Nitschke, M. F., Melchert, U. H., Erdmann, C., & Born, J. (2005). Motor memory consolidation in sleep shapes more effective neuronal representations. *J. Neuroscience*, **25**, 11248-11255.

Floel, A., Nagorsen, U., Werhahn, K. J., Ravindran, S., Birbaumer, N., Knecht, S., & Cohen, L. G. (2004). Influence of somatosensory input on motor function in patients with chronic stroke. *Annals of Neurology*, **56**, 206-212.

Fregni, F., Boggio, P. S., Valle, A. C., Rocha, R. R, Duarte J. F. et al. (2006). A sham-controlled trial of a 5-day course of repetitive transcranial magnetic stimulation of the unaffected hemisphere in stroke patients. *Stroke*, **37**, 2115-2122.

Fridman, E. A., Hanakawa, T., Chung, M., Hummel, F., Leiguarda, R. C., & Cohen, L. G. (2004). Reorganization of the human ipsilesional premotor cortex after stroke. *Brain*, **127**, 747-758.

Fries, W., Danek, A., Scheidtmann, K., & Hamburger, C. (1993). Motor recovery following capsular stroke. Role of descending pathways from multiple motor areas. *Brain*, **116** (Pt 2), 369-382.

Frost, S. B., Barbay, S., Friel, K. M., Plautz, E. J., & Nudo, R. J. (2003). Reorganization of remote cortical regions after ischemic brain injury : A potential substrate for stroke recovery. *J. Neurophysiology*, **89**, 3205-3214.

Fugl-Meyer, A. R., Jaasko, L., Leyman, I., Olsson, S., & Steglind, S. (1975). The post-stroke hemiplegic patient. 1. A method for evaluation of physical performance. Scand. *J. Rehabil Med*, **7**, 13–31.

Ghosh, S., & Porter, R. (1988). Morphology of pyramidal neurones in monkey motor cortex and the synaptic actions of their intracortical axon collaterals. *J. Physiology*, **400**, 593–615.

Goldstein, L. B. (1995). Common drugs may influence motor recovery after stroke. The Sygen In Acute Stroke Study Investigators. *Neurology*, **45**, 865–71.

Grade, C., Redford, B., Chrostowski, J., Toussaint, L., & Blackwell, B. (1998). Methylphenidate in early poststroke recovery : A double-blind, placebo-controlled study. *Archives of Physical Medicine and Rehabilitation*, **79**, 1047–1050.

Hatakenaka, M., Miyai, I., Mihara, M., Sakoda, S., & Kubota, K. (2007). Frontal regions involved in learning of motor skill-a functional nirs study. *Neuroimage*, **34**, 109–116.

Hesse, S., Bertelt, C., Schaffrin, A., Malezic, M., & Mauritz, K. H. (1994). Restoration of gait in nonambulatory hemiparetic patients by treadmill training with partial body-weight support. *Archives of Physical Medicine and Rehabilitation*, **75**, 1087–1093.

Hogan, N., Krebs, H. I., Rohrer, B., Palazzolo, J. J., Dipietro, L., Fasoli, S. E., Stein, J., Hughes, R., Frontera, W. R., Lynch, D., & Volpe, B. T. (2006). Motions or muscles? Some behavioral factors underlying robotic assistance of motor recovery. *J. Rehabilitation Research and Development*, **43**, 605–618.

Hochberg, L. R., Serruya, M. D., Friehs, G. M., Mukand, J. A., Saleh, M., Caplan, A. H., Branner, A., Chen, D., Penn, R. D., & Donoghue, J. P. (2006). Neuronal ensemble control of prosthetic devices by a human with tetraplegia. *Nature*, **442**, 164–171.

Hosokawa, S., Tsuji, S., Uozumi, T., Matsunaga, K., Toda, K., & Ota, S. (1996). Ipsilateral hemiplegia caused by right internal capsule and thalamic hemorrhage : Demonstration of predominant ipsilateral innervation of motor and sensory systems by mri, mep, and sep. *Neurology*, **46**, 1146–1149.

Huber, R., Ghilardi, M. F., Massimini, M., Ferrarelli, F., Riedner, B. A., Peterson, M. J., & Tononi, G. (2006). Arm immobilization causes cortical plastic changes and locally decreases sleep slow wave activity. *Nature Neuroscience*, **9**, 1169–1176.

Huber, R., Ghilardi, M. F., Massimini, M., & Tononi, G. (2004). Local sleep and learning. *Nature*, **430**, 78–81.

Hummel, F., Celnik, P., Giraux, P., Floel, A., Wu, W. H. et al. (2005). Effects of non-invasive cortical stimulation on skilled motor function in chronic stroke. *Brain*, **128**, 490–499.

Humm, J. L., Kozlowski, D. A., Bland, S. T., James, D. C., & Schallert, T. (1999). Use-dependent exaggeration of brain injury : Is glutamate involved? *Experimental Neurology*, **157**, 349–358.

Indredavik, B., Bakke, F., Slordahl, S. A. et al. (1999). Treatment in a combined acute and rehabilitation stroke unit : Which aspects are most important? *Stroke*, **30**, 917–923.

Jaillard, A., Martin, C. D., Garambois, K., Lebas, J. F., & Hommel, M. (2005). Vicarious function within the human primary motor cortex? A longitudinal fMRI stroke study. *Brain*, **128**, 1122–1138.

Johansen-Berg, H., Rushworth, M. F., Bogdanovic, M. D., Kischka, U., Wimalaratna, S., & Matthews, P. M. (2002). The role of ipsilateral premotor cortex in hand movement after stroke. *Proceedings of the National Academy of Sciences of USA*, **99**, 14518–14523.

Johansson, B. B. (2000). Brain plasticity and stroke rehabilitation : The Willis lecture. *Stroke*, **31**, 223–230.

Jones, T. H., Morawetz, R. B., Crowell, R. M., Marcoux, F. W., FitzGibbon, S. J., DeGirolami, U., & Ojemann, R. G. (1981). Thresholds of focal cerebral ischemia in awake monkeys. *J. Neurosurgery*, **54**, 773-782.

Karni, A., Meyer, G., Jezzard, P., Adams, M. M., Turner, R., & Ungerleider, L. G. (1995). Functional mri evidence for adult motor cortex plasticity during motor skill learning. *Nature*, **377**, 155-158.

Kawashima, R., Inoue, K., Sugiura, M., Okada, K., Ogawa, A., & Fukuda, H. (1999). A positron emission tomography study of self-paced finger movements at different frequencies. *J. Neuroscience*, **92**, 107-112.

Keith, R. A., Granger, C. V., Hamilton, B. B., & Sherwn, F. S. (1987). The Functional Independence Measure : A new tool for rehabilitation. In M. G. Eisenberg, & R. C. Grzesiak (Eds.), *Advances in Clinical Rehabilitation*. Vol. 2. New York : Springer. pp. 6-18.

Kelly, A. M., & Garavan, H. (2005). Human functional neuroimaging of brain changes associated with practice. *Cerebral Cortex*, **15**, 1089-1102.

Khedr, E. M., Ahmed, M. A., Fathy, N., & Rothwell, J. C. (2005). Therapeutic trial of repetitive transcranial magnetic stimulation after acute ischemic stroke. *Neurology*, **65**, 466-468.

Kim, Y. H., You, S. H., Ko, M. H., Park, J. W., Lee, K. H. et al. (2006). Repetitive transcranial magnetic stimulation-induced corticomotor excitability and associated motor skill acquisition in chronic stroke. *Stroke*, **37**, 1471-1476.

Kobayashi, M., Hutchinson, S., Theoret, H., Schlaug, G., & Pascual-Leone, A. (2004). Repetitive TMS of the motor cortex improves ipsilateral sequential simple finger movements. *Neurology*, **62**, 91-98.

Kozlowski, D. A., James, D. C., & Schallert, T. (1996). Use-dependent exaggeration of neuronal injury after unilateral sensorimotor cortex lesions. *J. Neuroscience*, **16**, 4776-4786.

Krakauer, J. W., Ghilardi, M. F., Mentis, M. et al. (2004). Differential cortical and subcortical activations in learning rotations and gains for reaching : A PET study. *J. Neurophysiology*, **91**, 924-933.

Krakauer, J. W., & Shadmehr, R. (2006). Consolidation of motor memory. *Trends in Neuroscience*, **29**, 58-64.

Kwakkel, G., Wagenaar, R. C., Twisk, J. W., Lankhorst, G. J., & Koetsier, J. C. (1999). Intensity of leg and arm training after primary middle-cerebral-artery stroke : A randomised trial. *The Lancet*, **354**, 191-196.

Kwakkel, G., van Peppen, R., Wagenaar, R. C. et al. (2004). Effects of augmented exercise therapy time after stroke : a meta-analysis. *Stroke*, **35**, 2529-2539.

Lebedev, M. A., & Nicolelis, M. A. (2006). Brain-machine interfaces : Past, present and future. *Trends in Neuroscience*, **29**, 536-546.

Liepert, J., Bauder, H., Wolfgang, H. R., Miltner, W. H., Taub, E., & Weiller, C. (2000). Treatment-induced cortical reorganization after stroke in humans. *Stroke*, **31**, 1210-1216.

Liu, Y., & Rouiller, E. M. (1999). Mechanisms of recovery of dexterity following unilateral lesion of the sensorimotor cortex in adult monkeys. *Experimental Brain Research*, **128**, 149-159.

Lotze, M., Braun, C., Birbaumer, N., Anders, S., & Cohen, L. G. (2003). Motor learning elicited by voluntary drive. *Brain*, **126**, 866-872.

Mahoney, F. I., & Barthel, D. W. (1965). *Functional evaluation : The Barthel index*. Maryland, MD : St. Med J.
Mansur, C. G., Fregni, F., Boggio, P. S., Riberto, M., Gallucci-Neto, J., Santos, C. M., Wagner, T., Rigonatti, S. P., Marcolin, M. A., & Pascual-Leone, A. (2005). A sham stimulation-controlled trial of rTMS of the unaffected hemisphere in stroke patients. *Neurology*, **64**, 1802-1804.
Marshall, R. S., Perera, G. M., Lazar, R. M., Krakauer, J. W., Constantine, R. C., & DeLaPaz , R. L. (2000). Evolution of cortical activation during recovery from corticospinal tract infarction. *Stroke*, **31**, 656-661.
van Mier, H., Tempel, L. W., Perlmutter, J. S., Raichle, M. E., & Petersen, S. E. (1998). Changes in brain activity during motor learning measured with PET : Effects of hand of performance and practice. *J. Neurophysiology*, **80**, 2177-2199.
Miyai, I., Blau, A. D., Reding, M. J., & Volpe, B. T. (1997). Patients with stroke confined to basal ganglia have diminished response to rehabilitation efforts. *Neurology*, **48**, 95-101.
Miyai, I., & Reding, M. (1998a) Stroke Recovery and Rehabilitation. In M. D. Ginsberg, & J. Bogousslavsky (Eds.), *Cerebrovascular Disease : Pathology, Diagnosis, and Management*. Malden, Massachusetts : Blackwell Scientific Publications. pp. 2043-2056.
Miyai, I., & Reding, M. (1998b). Antidepressant effects on recovery. *In Restorative neurology : Advances in pharmacotherapy for recovery after stroke*. New York : Futura Publishing. pp. 271-286.
Miyai, I., & Reding, M. (1998c). Effects of antidepressants on functional recovery following stroke : A double -blind study. *J. Neurol. Rehabil.*, **12**, 5-13.
Miyai, I., Suzuki, T., Kii, K., Kang, J., & Kubota, K. (1998d). Wallerian degeneration of the pyramidal tract does not affect stroke rehabilitation outcome. *Neurology*, **51**, 1613-1616.
Miyai, I., Suzuki, M., Hatakenaka, M., & Kubota, K. (2006). Effect of body weight support on cortical activation during gait in patients with stroke. *Experimental Brain Research*, **169**, 85-91.
Miyai, I., Suzuki, T., Kang, J., Kubota, K., & Volpe, B. T. (1999). Middle cerebral artery stroke that includes the premotor cortex reduces mobility outcome. *Stroke*, **30**, 1380-1383.
Miyai, I., Suzuki, T., Kang, J., & Volpe, B. T. (2000). Improved functional outcome in patients with hemorrhagic stroke in putamen and thalamus compared with those with stroke restricted to the putamen or thalamus. *Stroke*, **31**, 1365-1369.
Miyai, I., Tanabe, H. C., Sase, I., Eda, H., Oda, I., Konishi, I., Tsunazawa, Y., Suzuki, T., Yanagida, T., & Kubota, K. (2001). Cortical mapping of gait in humans : A near-infrared spectroscopic topography study. *Neuroimage*, **14**, 1186-1192.
Miyai, I., Yagura, H., Hatakenaka, M., Oda, I., Konishi, I., & Kubota, K. (2003). Longitudinal optical imaging study for locomotor recovery after stroke. *Stroke*, **34**, 2866-2870.
Miyai, I., Yagura, H., Oda, I., Konishi, I., Eda, H., Suzuki, T., & Kubota, K. (2002). Premotor cortex is involved in restoration of gait in stroke. *Annals of Neurology*, **52**, 188-194.
Muellbacher, W., Richards, C., Ziemann, U., Wittenberg, G., Weltz, D., Boroojerdi, B., Cohen, L., & Hallett, M. (2002). Improving hand function in chronic stroke. *Annals of Neurology*, **59**, 1278-1282.
Murase, N., Duque, J., Mazzocchio, R., & Cohen, L. G. (2004). Influence of interhemispheric interactions on motor function in chronic stroke. *Annals of Neurology*, **55**, 400-409.
Nudo, R. J., Milliken, G. W., Jenkins, W. M., & Merzenich, M. M. (1996a). Use-dependent alterations of movement representations in primary motor cortex of adult squirrel

monkeys. *J. Neuroscience,* **16**, 785–807.

Nudo, R. J., Wise, B. M., SiFuentes, F., & Milliken, G. W. (1996b). Neural substrates for the effects of rehabilitative training on motor recovery after ischemic infarct. *Science,* **272**, 1791–1794.

Nudo, R. J. (2006). Mechanisms for recovery of motor function following cortical damage. *Current Opinion in Neurobiology,* **16**, 638–644.

Pascual-Leone, A., Nguyet, D., Cohen, L. G., Brasil-Neto, J. P., Cammarota, A., & Hallett, M. (1995). Modulation of muscle responses evoked by transcranial magnetic stimulation during the acquisition of new fine motor skills. *J. Neurophysiology,* **74**, 1037–1045.

Plautz, E. J., Milliken, G. W., & Nudo, R. J. (2000). Effects of repetitive motor training on movement representations in adult squirrel monkeys : Role of use versus learning. *Neurobiology of Learning and Memory,* **74**, 27–55.

Pohl, M., Mehrholz, J., Ritschel, C., & Ruckriem, S. (2002). Speed-dependent treadmill training in ambulatory hemiparetic stroke patients : A randomized controlled trial. *Stroke,* **33**, 553–558.

Sakai, K., Hikosaka, O., Miyauchi, S., Sasaki, Y., Fujimaki, N., & Putz, B. (1999). Presupplementary motor area activation during sequence learning reflects visuo-motor association. *J. Neuroscience,* **19**, RC1.

Schaechter, J. D., Moore, C. I., Connell, B. D., Rosen, B. R., & Dijkhuizen, R. M. (2006). Structural and functional plasticity in the somatosensory cortex of chronic stroke patients. *Brain,* **129**, 2722–2733.

Scheidtmann, K., Fries, W., Muller, F., & Koenig, E. (2001). Effect of levodopa in combination with physiotherapy on functional motor recovery after stroke : A prospective, randomised, double-blind study. *The Lancet,* **358**, 787–790.

Seitz, R. J., Hoflich, P., Binkofski, F., Tellmann, L., Herzog, H., & Freund, H. J. (1998). Role of the premotor cortex in recovery from middle cerebral artery infarction. *Archives of Neurology,* **55**, 1081–1088.

Sharma, N., Pomeroy, V. M., & Baron, J. C. (2006). Motor imagery : A backdoor to the motor system after stroke? *Stroke,* **37**, 1941–1952.

Suzuki, M., Miyai, I., Ono, T., Oda, I., Konishi, I., Kochiyama, T., & Kubota, K. (2004). Prefrontal and premotor cortices are involved in adapting walking and running speed on the treadmill : An optical imaging study. *Neuroimage,* **23**, 1020–1026.

Takahashi, C. D., & Reinkensmeyer, D. J. (2003). Hemiparetic stroke impairs anticipatory control of arm movement. *Experimental Brain Research,* **149**, 131–140.

Takeuchi, N., Chuma, T., Matsuo, Y., Watanabe, I., & Ikoma, K. (2005). Repetitive transcranial magnetic stimulation of contralesional primary motor cortex improves hand function after stroke. *Stroke,* **36**, 2681–2686.

Taub, E., Miller, N. E., Novack, T. A., Cook, E. W. 3rd, Fleming, W. C., Nepomuceno, C. S., Connell, J. S., & Crago, J. E. (1993). Technique to improve chronic motor deficit after stroke. *Archives of Physical Medicen and Rehabilitation,* **74**, 347–354.

Terakawa, H., Abe, K., Nakamura, M., Okazaki, T., Obashi, J., & Yanagihara, T. (2000). Ipsilateral hemiparesis after putaminal hemorrhage due to uncrossed pyramidal tract. *Neurology,* **54**, 1801–1805.

Visintin, M., Barbeau, H., Korner-Bitensky, N., & Mayo, N. E. (1998). A new approach to retrain gait in stroke patients through body weight support and treadmill stimulation. *Stroke,* **29**, 1122–1128.

Volkmar, F. R., & Greenough, W. T. (1972). Rearing complexity affects branching of

dendrites in the visual cortex of the rat. *Science*, **176**, 1145-1147.
Volpe, B. T., Krebs, H. I., Hogan, N., Edelstein, O. L., Diels, C., & Aisen, M. (2000). A novel approach to stroke rehabilitation : Robot-aided sensorimotor stimulation. *Neurology*, **54**, 1938-1944.
Vulliemoz, S., Raineteau, O., & Jabaudon, D. (2005). Reaching beyond the midline : Why are human brains cross wired? *The Lancet Neurology*, **4**, 87-99.
Walker-Batson, D., Smith, P., Curtis, S., Unwin, H., & Greenlee, R. (1995). Amphetamine paired with physical therapy accelerates motor recovery after stroke. Further evidence. *Stroke*, **26**, 2254-2259.
Ward, N. S., Brown, M. M., Thompson, A. J., & Frackowiak, R. S. (2003). Neural correlates of motor recovery after stroke : A longitudinal fMRI study. *Brain*, **126**, 2476-2496.
Weiller, C., Chollet, F., Friston, K. J., Wise, R. J., & Frackowiak, R. S. (1992). Functional reorganization of the brain in recovery from striatocapsular infarction in man. *Annals of Neurology*, **31**, 463-472.
Weiller, C., Ramsay, S. C., Wise, R. J., Friston, K. J., & Frackowiak, R. S. (1993). Individual patterns of functional reorganization in the human cerebral cortex after capsular infarction. *Annals of Neurology*, **33**, 181-189.
Winstein, C. J., Merians, A. S., & Sullivan, K. J. (1999). Motor learning after unilateral brain damage. *Neuropsychologia*, **37**, 975-987.
Wolf, S. L., Winstein, C. J., Miller, J. P., Taub, E., Uswatte, G., Morris, D., Giuliani, C., Light, K. E., & Nichols-Larsen, D. (2006). Effect of constraint-induced movement therapy on upper extremity function 3 to 9 months after stroke : The excite randomized clinical trial. *JAMA*, **296**, 2095-2104.
Yagura, H., Miyai, I., Seike, Y., Suzuki, T., & Yanagihara, T. (2003). Benefit of inpatient multidisciplinary rehabilitation up to 1 year after stroke. *Archives of Physical Medicine and Rehabilitation*, **84**, 1687-1691.
Yagura, H., Miyai, I., Suzuki, T. et al. (2005). Patients with Severe Stroke Benefit Most by Interdisciplinary Rehabilitation Team Approach. *Cerebrovasc, Dis*, **20**, 258-263.
Yarosh, C. A., Hoffman, D. S., & Strick, P. L. (2004). Deficits in movements of the wrist ipsilateral to a stroke in hemiparetic subjects. *J. Neurophysiology*, **92**, 3276-3285.
Yousry, T. A., Schmid, U. D., Alkadhi, H., Schmidt, D., Peraud, A. Buettner, A., & Winkler, P. (1997). Localization of the motor hand area to a knob on the precentral gyrus. A new landmark. *Brain*, **120** (Part 1), 141-157.

5章

Allman, J. M., Watson, K. K., Tetreault, N. A., & Hakeem, A. Y. (2005). Intuition and autism : A possible role for Von Economo neurons. *Trends in Cognitive Sciences*, **9**, 365-373.
Arnsten, A. F. T. (2007). Catecholamine and second messenger influences on prefrontal cortical networks of "Representational Knowledge" : A rational bridge between genetics and the symptoms of mental illness. *Cerebral Cortex*, **13**.
Ashe, J., Lungu, O. V., Basford, A. T., & Lu, X. (2006). Cortical control of motor sequences. *Current Opinion in Neurobiology*, **16**, 213-221.
Aston-Jones, G., & Cohen, J. D. (2005). An integrative theory of locus coeruleus-Norepinephrine function : Adaptive gain and optimal performance. *Annual Review of Neuroscience*, **28**, 403-450.
Buckner, R. L., & Carroll, D. C. (2006). Self-projection and the brain. *Trends in Neuroscience*, **11**, 50-57.

Colcombe, S. J., Erickson, K. I., Scalf, P. E., Kim, J. S., Prakahsh, R., McAuley, E., Elavsky, S., Marquez, D. X., Liang, H. & Kramer, A. F. (2006). Aerobic exercise training increases brain volume in aging humans. *J. Gerontol : Medical Sciences*, **61A**, 1166-1170.

Collette, F., Olivier, L., Van der Linden, M., Laureys, S., Delfiore, G., Luxen, A., & Salmon, E. (2005). Involvement of both prefrontal and inferior parietal cortex in dual-task performance. *Cognitive Brain Research*, **24**, 237-251.

De Pisapia, M., Slomski, J. A., & Braver, T. S. (2006). Functional specializations in lateral prefrontal cortex ssociated with the integration and segregation of information in working memory. *Cerebral Cortex*, **17**, 993-1006.

von Economo, C., & Koskinas, G. N. (1925). *Die Cytoarchitektonik der Hirnrinde des erwachsenen Menschenn*. Vienna : Springer.

Ehrsson, H. H., Fagergren, A., & Forssberg, H. (2000). Differential fronto-parietal activation depending on force used in a precision grip task : An fMRI study. *J. Neurophysiology*, **85**, 2613-2623.

Eslinger, P. J., & Damasio, A. R. (1985). Severe disturbance of higher cognition after bilateral frontal lobe ablation : Patient EVR. *Neurology*, **35**, 1731-1741.

Harlow, J. M. (1848). Passage an iron rod through the head. *Boston Medical and Surgical Journal*, **39**, 506-507.

Green, A. E., Fugelsang, J. A., Kraemer, D. J., Shamosh, N. A., & Dunbar, K. N. (2006). Frontopolar cortex mediates abstract integration in analogy. *Brain Research*, **1096**, 125-137.

Harada, T., Okagawa, S., & Kubota, K. (2004). Jogging improved performance of a behavioral branching task : Implications for prefrontal activation. *J. Neuroscience Research*, **49**, 325-337.

Iacoboni, M., & Dapretto, M. (2006). The mirror neuron system and the consequences of its dysfunction. *Nature Reviews Neuroscience*, **7**, 942-951.

Iriki, A. (2006). The neural origins and implications of imitation, mirror neurons and tool use. *Current Opinion in Neurobiology*, **16**, 660-667.

Jackson, J. H. (1887). Remarks on evolution and dissolution of the nervous system. Journal of medical science. In J. Taylor (Eds.) (1932), *Selected writings of John Hughlings Jackson*. Vol. 2. London : Hodder and Stoughton. pp. 76-91.

Johnston, K., & Everling, S. (2006). Neural activity in monkey prefrontal cortex is modulated by task context and behavioural instruction during delayed-match-to-sample and conditional pro-saccade/anti-saccade tasks. *J. Cognitive Neuroscience*, **18**, 749-765.

Johnston, K., Levin, H. M., Koval, M. J., & Everling, S. (2007). Top-down control-signal dynamics in anterior cingulated and prefrontal cortex neurons following task switching. *Neuron*, **53**, 453-462.

Niki, H., Watanabe, M. (1978). Neuronal correlates of timing behavior in the monkey. In M. Ito et al. (Eds.), *Integrative control functions of the Brain*. Vol. I. Amsterdam : Elsevier. pp. 441-442.

Niki, H., & Watanabe, M. (1979). Prefrontal and cingulated unit acyivity during timing behavior in the monkey. *Brain Research*, **171**, 213-224.

Nimchinsky, E., Vogt, B. A., Morrison, J., & Hof, P. R. (1995). Spindle neurons of the human anterior cingulated cortex. *J. Comparative Neurology*, **355**, 27-37.

Ramanini, N., & Owen, A. M. (2004). Anterior prefrontal cortex : Insights into function from anatomy and neuroimaging. *Nature Reviews Neuroscience*, **5**, 184-194.

Sahyoun, C., Floyer-Lea, A., Johansen-Berg, H., & Matthews, P. M. (2004). Towards an understanding of gait control : Brain activation during the anticipation, preparation and execution of foot movements. *Neuroimage*, **21**, 568–575.

坂井克之（2007）．前頭葉は脳の社長さん？——意思決定とホムンクルス問題　講談社

Taylor, S. F., Stern, E. R., & Gehring, W. J.（2007）. Neural systems for error monitoring : Recent findings and theoretical perspectives. *The Neuroscientist*, **13**, 160–172.

人名索引

▶ ア 行

相澤 寛　41
アストン・ジョーンズ（Aston-Jones, G.）　165, 167
アッシュ（Ashe, J.）　159
アモディオ（Amodio, D. M.）　60
アレキサンダー（Alexander, G. E.）　44, 45
アンガーライダー（Ungerleider, L. G.）　143
アンダーセン（Andersen, R. A.）　19, 21, 22
磯田昌枝　38, 39
伊藤正男　51
今泉 寛　93, 101
ウールシー（Woolsey, C. N.）　6
ヴァンミア（van Mier, L. W.）　77
ウィーゼル（Wiesel, T.）　7
上中啓三　165
ウォルポート（Wolpert, D. M.）　16, 66, 68
ウッディ（Woody, C.）　7
エイベル（Abel, J. J.）　165
エヴァーツ（Evarts, E. V.）　3
エランガー（Erlanger, J.）　6

▶ カ 行

カオ（Cao, Y.）　127

ガッサー（Gasser, H. S.）　6
ガフェン（Gerfen, C. R.）　47, 48
カミロフスミス（Karmiloff-Smith, A.）　73, 74
ガル（Gall, F. J.）　4
ガルバーニ（Galvani, L.）　4
川人光男　16, 53, 66, 67, 93
北澤 茂　52
久保田 競　7, 42, 163
クラカワー（Krakauer, J. W.）　144
蔵田 潔　29, 53
クリアマンズ（Cleeremans, A.）　71
クレイマー（Cramer, S. C.）　127, 134
ゴールドマン・レイキック（Goldman-Rakic, P. S.）　54
コスキナス（Koskinas, G. M.）　167
コレット（Chollett. F.）　126

▶ サ 行

サッチ（Thach, W. T.）　52, 53, 93
鮫島和行　49
嶋 啓節　35, 38, 43
ジャクソン（Jackson, H.）　163
シャドマー（Shadmehr, R.）　79, 88, 91, 151
シャリス（Shallice, T.）　63
シュルツ（Schultz. W.）　49
ジョージョポラス（Georgopoulos, A. P.）　27
ジョンストン（Johnston, K.）　168
ステファン（Stephan, K. M.）　85
スプルツハイム（Spurzheim, J.）　4
セイツ（Seitz, R. J.）　90, 127

▶ タ 行

ダイバー（Deiber, M. P.）　78, 88
高峰譲吉　165
丹治 順　3, 7, 25, 35, 37, 39, 40, 44, 60, 63
チェン（Chen, L. L.）　39, 40
テイラー（Taylor, S. F.）　165
デロング（DeLong, M. R.）　44, 46
銅谷賢治　49, 53, 104
ドヨン（Doyon, J.）　8, 66, 76, 95〜97, 99, 143
トンプソン（Thompson, R. F.）　7

▶ ナ 行

二木宏明　43, 164
ニムチンスキー（Nimchinsky, E.）　167
ヌード（Nudo, R. J.）　11, 42, 121, 131, 135

▶ ハ 行

バックナー（Buckner, R. L.）　163
浜田生馬　7
ハルズバンド（Halsband, U.）　66, 81, 83
ピカード（Picard, N.）　81, 84
彦坂興秀　49, 82, 97
ヒツィッヒ（Hitzig, E.）　4
ヒューベル（Hubel, D.）　7
フィニー（Feeney, D. M.）　153
フィネアス・ゲージ（Feneas Gage）　161
フェリエ（Ferrier, D.）　4, 163
フォクト（Vogt, M.）　166
フォクト夫妻（Vogt, C. & Vogt, E.）　5
フォン・オイラー（von Euler, U.）　165
フォン・エコノモ（von Economo, C.）　167
フスター（Fuster, J. M.）　54
船橋新太郎　54
フランコービヤック（Frackowiak, R. S.）　126
フリッチュ（Fritsch, E.）　4
ブロードマン（Brodmann, K.）　5
ヘイゼルティン（Hazeltine, E.）　82, 91
ベナリ（Benali, H.）　8
ペンフィールド（Penfield, W.）　7, 77
星　英司　56
ボルドレイ（Boldrey, E.）　77

▶ マ 行

宮井一郎　11, 42
ミラー（Miller, E. K.）　55, 59, 63
虫明　元　3, 30, 35, 37, 45, 56
ムンク（Munk, H.）　9, 10

▶ ラ 行

ライスマン（Raisman, G.）　8
ラッシュレイ（Lashley, K.）　23
リゾラッティ（Rizzolatti, G.）　17, 18, 34
ルグロクラーク（LeGros Clark, W.）　8
レスコラ（Rescorla. R. A.）　49
ローズ（Rose, J.）　6

▶ ワ 行

ワード（Ward, N.）　128
ワイズ（Wise, S.）　39, 40
ワイラー（Weiller, C.）　126
ワグナー（Wagner, A. R.）　49
渡邊正孝　55, 164

事項索引

▶ア　行

アクションモニタリング　86
アッシュモデル　160
アップデート　60, 63
アドレナリン　165
アンチサッケード　39, 167
アンフェタミン（AMPH）　153
暗黙的　2, 160
暗黙的知識（手続き的知識）　14, 15, 66, 72, 73
暗黙的な学習　103

一次運動野（M1）　2, 25, 76, 108, 159
一次体性感覚野（SI）　26

ウォルフ運動機能テスト（WMFT）　137
運動学キネマティクス　15
運動学習　7, 66, 67, 73, 104, 142, 144
運動活動日誌（MAL）　137
運動器　14
運動系　14
運動障害　108
運動制御　66
運動性皮質　2, 159, 160
運動生理学　1
運動前野　24, 28, 76, 78, 159
運動地図　121

運動の空間性　15
運動の時間性　15
運動皮質脊髄系　159
運動麻痺　107
運動野　5, 24
運動野再現地図　5
運動野刺激　153
運動野地図　5
運動野の発見　7

エピネフリン　165
エラー　85
遠隔代行　11
延髄　108

遅い学習　142
遅い学習段階　75
オブジェクト中心座標　33
オペラント学習　3

▶カ　行

外側核（歯状核）　50, 91
外側前頭前野　62
外的エラー　86
外的誘導性　85
海馬　99
灰白質　165
海馬采　8
外部座標　16, 28
下オリーブ核　92
学習障害　146
可塑性　7, 8, 42, 104
課題指向型訓練（enriched rehabilitation）　122

片麻痺　108
価値評価　62
カテゴリ化　55, 62
下頭頂小葉　89
体性感覚　19
感覚運動再現機構の研究　6
感覚運動のエラー　144
感覚運動領域　143
感覚系　14
感覚系の選択　159
眼窩部前頭前野　54, 61, 63
眼球運動核　91
関節可動訓練　112
間接経路　46

記憶誘導性　36
基底核　44, 94
企図振戦　51
機能回復　107
機能仮説　93
機能局在　4
機能障害　108
機能代行（vicariation）　120, 122, 125
機能的自立度評価法（FIM）　113
機能的電気刺激（FES）　156
逆動力学　16
逆モデル　34, 53, 67
強化学習　49, 104
強化学習理論　49

事項索引

橋核　92
器用さ　4, 13, 65, 107
教師あり学習　53, 93
協調運動　140
共同運動　113
橋腹側　108
局所破壊　5
近接代行　11

経頭蓋磁気刺激（TMS）　126, 156
経頭蓋直流刺激（tDCS）　152
楔前部　89, 161
血栓溶解療法　125
健全軸索　8

ゴー・ノーゴー課題　164
ゴール　54
効果器非依存的　38
後帯状皮質（PCC）　167
後大脳動脈　108
行動調節過程　86
行動評価過程　86
後部頭頂連合野　89
後方帯状皮質運動野　85
黒質緻密部　44
黒質網様部　44, 94
コグニティブスキル（認知的技能）　65
心の器官（organ of mind）　163
心の理論　60, 88
誤差学習　93
誤差信号　51
骨格筋　1
骨相学　4

固定化　75, 104
コリン作動性神経　154
ゴルジ染色　5
コンフリクトモニター説　86

▶サ　行
再学習　41
再記述　73
再記述化の過程　73, 104
再組織化　39, 104
細胞構築地図　5
作業記憶　54
サッケード　39, 167
座標系　14
酸素化ヘモグロビン（oxy-Hb）　137
視覚応答性　37
視覚後頭野　89
視覚誘導性　36, 45, 79
時間的構造（SEC）　89
視床下核　44
視床核　91
自己中心座標　33
歯状核（外側核）　50, 91
至適な刺激時期（time window）　153
自動化　14, 73, 76, 102, 104, 146
シナプス　8, 161
シナプス結合　2
シナプス接触　8
社会的不利　108
樹状突起　120
順運動学　15
順序学習　58

順序的　159
順序動作　24, 59
順動力学　16
順モデル　23, 34, 53, 67
条件付き連合動作　29
上肢強制使用法（CIM療法）　135, 156
使用に関係した可塑性（use-dependent plasticity）　120
小脳　50, 91
小脳核　92
小脳後葉　144
小脳前葉　144
小脳中間部　50, 91
小脳虫部　50
小脳半球　50, 91
神経回路（神経連絡）　2, 160
神経系　14
神経細胞（ニューロン）　2, 160
神経ネットワーク　125, 128, 134
神経ネットワークの機能的再構築　125
神経リハビリテーション　107
神経連絡（神経回路）　2, 160
随意運動　1, 26
遂行機能　55
推尺異常　52
髄鞘構築地図　5
錐体ニューロン　3
ストループ課題　86, 164,

167
スペクトロスコピー（NIRS） 135

精神盲　9
精神聾　9
青斑核（LC）　165
赤核　92
脊髄　160
脊髄小脳　50
前角細胞　108
宣言的知識（明示的知識）　14, 15, 72
線状体　44, 94
前帯状皮質（ACC）　161, 164, 167
前大脳動脈　108
前庭小脳　50, 91
前庭神経核　50, 91
前庭脊髄核　50, 91
前頭眼窩皮質　61
前頭眼窩皮質/前帯状皮質（OFC/ACC）　165
前頭極　161
前頭前皮質　2, 160
前頭前野（PFC）　2, 54, 62, 76, 88, 159, 167
前頭島（FI）　164, 167
前頭葉　161, 162
前白質経路（AWM）　162
前方帯状皮質運動野　84
前補足運動野（pre-SMA）　2, 24, 37, 82, 159

促通手技　140
側頭連合野　94
ソマティックマーカー　62

▶タ　行
第V層錐体細胞　5, 122
代行作用（restitution）　9, 11
帯状（皮質）運動野（CMA）　7, 42, 76, 84, 160, 162
帯状回　42
帯状溝　24, 76, 84, 167
代償作用　41
苔状線維　50
帯状皮質　167
体性感覚運動野（SMC）　159, 160
体性感覚受容野　19
体性感覚野　89
大脳—基底核ループ（回路）　45
大脳脚　108
大脳皮質　24
大脳皮質—基底核系　95, 104
大脳皮質—小脳系　95, 104
体部位局在　5, 77
多種感覚応答細胞　19
脱酸素化ヘモグロビン（deoxyHb）　137
単一錐体路細胞　3
淡蒼球外節　44
淡蒼球内節　44

遅延反応課題　55
遅延見本合わせ課題　55
チャンキング　72
中位核　50, 91
抽象思考　161
中心溝　5, 24, 76

中心構造　163
中心前回　24
中心傍溝　89
中前頭回（MFG）　162
中前頭回後部　163
中前頭回前部　163
中大脳動脈　108
中脳　108
長期減弱（LTD）　7
長期増強（LIP）　7
直接経路　46

低頻度の分化強化課題（DRL）　164
適応的運動学習　66, 70, 142
適応的学習　16
手続き化　102
手続き化の過程　73
手続き的知識（暗黙的知識）　14, 15, 66, 72, 73

ドーパミン　44, 154
ドーパミンニューロン　144
等価説　4
同側性経路　129
動作の技能性（モータスキル）　65
登上線維　52, 142
到達運動　145
到達運動課題　29
頭頂間溝　89
頭頂間溝近傍　89
頭頂後溝　89
頭頂小葉　89
頭頂葉　17

頭頂連合皮質　2, 160
頭頂連合野　17, 76
疼痛　151
動力学ダイナミクス　15
ドヨンとアンガーライダーの
　　モデル　8, 66, 142, 159
トレッドミル　138

▶ナ　行
内側前頭前野　54, 60, 87
内的エラー　86
内的誘導性　86
内部座標　16, 28
内部モデル　53, 66, 79, 93, 148
内包　108

2次元動作解析　146
二次体性感覚野（SⅡ）　160
二重シナプス　8
日常生活動作（ADL）　107
ニッスル染色　5
ニューロン（神経細胞）　2, 160
ニューロン集団　165
認知学習　104
認知的技能（コグニティブスキル）　65

脳幹　160
脳機能画像研究　128
脳卒中　107
脳卒中ユニット　112
脳賦活　137
脳梁　167

能力障害　108
ノルアドレナリン（ノルエピネフリン）　154, 165

▶ハ　行
パーキンソン病　48
バーテル指数　109, 110, 111
背側運動前野（PMd）　7, 28
背尾運動前野（PMdc）　160
バイモーダル細胞　19
廃用症候群　112
パッチ　47
パッチ構造　62
パフォーマンス（遂行）　72, 165
早い学習　142
早い学習段階　75
半側空間無視　112

被核　44, 95
比較ハザードモデル　113
非交叉運動下降路　129
皮質脊髄路　128
皮質電図（EcoG）　156
皮質内微小刺激　120
尾状核　44, 94
微少電極　3
尾側帯状皮質運動野　43
非病変半球　128
皮膚内微少刺激（ICMS）　11
病変　108
病変半球　128

フィードバック　65
フーゲルマイヤースケール　109
フォン・エコノモ細胞（VEN）　167

複雑な運動遂行　161
腹側運動前野（PMv）　7, 28
腹吻運動前野（PMvr）　160
フラリカーテスト　167
プリズム適応学習　29, 53
プルキンエ細胞　50
ブルンストロームスケール　109
ブレイン-マシンインタフェース（BMI）　157
吻側帯状皮質運動野　42
文脈依存性　39

ベッツの巨大錐体細胞　167
ペンナブラ　124
方向選択性　19

放射冠　108
報酬　63
報酬価値　95
報酬期待　63
報酬期待のエラー　144
報酬予測　49, 95
報酬予測誤差　49
紡錘細胞　167
保持　76, 142
補足運動野（SMA）　2, 7, 24, 35, 76, 81, 159

事項索引

補足眼野　40
ホムンクルス　77

▶マ　行
間違い認識神経細胞　164
間違い負性電位（ERN）　164
マッピング　120
マトリックス　47

ミラー細胞　34
ミラーセラピー　151
ミラーニューロンシステム　164

ムシモール　128
無動症　48

明示的　2，160
明示的な知識（宣言的知識）　14，15，72
明示的な学習　103
メタ解析　84

モータスキル（動作の技能性）　65
網様体脊髄路　129
目標設定　62
モジュール化　104
モニタリング　60，63，103

▶ヤ　行
豊かな環境（enriched environment）　113，120，156

抑制性シナプス　94

▶ラ　行
ランダム比較試験（RCT）　112，137

リハビリテーション　107
リハビリテーション治療　1，11
リマッピング　20
領域　5
領野　5

類推思考　161
ルール化　55，62

連合学習　81
連合学習課題　78
連合領域　143
連続経頭蓋磁気刺激（rTMS）　152
連続的運動学習　66，68〜72，142

▶ワ　行
ワーキングメモリー　162
ワーキングメモリー課題　164
ワーラー変性　139

▶英　字
ACC（前帯状皮質）　161，164，167
ACC―LC―NA仮説　165，167
ADL（日常生活動作）　107
AIP　20
AMPH（アンフェタミン）　153

AWM（前白質経路）　162
BMI（ブレイン-マシンインタフェース）　157
BWS　140
BWSTT　139
CIM療法（上肢強制使用法）　135，156
CMA（帯状運動野）　7，162
deoxyHb（脱酸素化ヘモグロビン）　137
DLシステム（中前頭回システム）　163
DRL（低頻度の分化強化課題）　164
ERN（間違い負性電位）　164
EVR　161
FES（機能的電気刺激）　156
FI（前頭島）　164，167
FIM（機能的自立度評価法）　109
fMRI　65，82
fNIRS　137
GABAアゴニスト　128
ICF（国際生活機能分類）　109
ICIDH（国際障害分類）　108
ICMS（皮膚内微少刺激）　11
ISTL（左上側頭葉）　162
LC（青斑核）　165
LC-NE系　166
LIP　20
MAL（運動活動日誌）

事項索引

137
mental practice　144, 145, 150
MFG（中前頭回）　162
MIP　20
MIT-MANUS　150
MTP（側頭葉内側部および頭頂葉）　163
Neuroimage　163
Neuroimaging　5
NIRS（近赤外線スペクトロスコピー）　137
oxyHb（酸素化ヘモグロビン）　137
OFC/ACC（前頭眼窩皮質/前帯状皮質）　165
PET　65, 82
PMd（背側運動前野）　7,

28
PMdc（背尾運動前野）　160
PMv（腹側運動前野）　7
PMvr（腹吻運動前野）　160
pre-SMA（前補足運動野）　2, 24, 37, 82, 159
PRR　21
RCT（ランダム比較試験）　112, 137
rIFG右下前頭回　162
rTMS（連続経頭蓋磁気刺激）　152
ROC活動　167
SEC（時間的構造）　89
SⅠ（一次体性感覚野）　25
SⅡ（二次体性感覚野）

160
SMA（補足運動野）　2, 7, 24, 76, 81, 159
SMC（体性感覚運動野）　159, 160
tDCS（経頭蓋直流刺激）　152
theory of mind　163
TMS（経頭蓋磁気刺激）　126, 156
VEN（フォン・エコノモ細胞）　167
VIP　19
what経路　18
where経路　19
WMFT（ウォルフ運動機能テスト）　137

執筆者紹介

久保田　競（くぼた　きそう）　　　【編者：まえがき，1章，5章】

　　1932年　　大阪府に生まれる
　　1957年　　東京大学医学部医学科卒業
　　1964年　　東京大学大学院生物系基礎医学修了
　　　　　　　京都大学霊長類研究所所長，日本福祉大学教授を経て
　　現　在　　国際医学技術専門学校副校長
　　　　　　　京都大学名誉教授　医学博士

主要著書

『ランニングと脳』（朝倉書店，1981年）
『赤ちゃん教育』（共著）（リヨン社，1983年）
『手と脳』（紀伊國屋書店，1982年）
『脳を探検する』（講談社，1998年）

虫明　元（むしあけ　はじめ）　　　【2章，3章】

　　1958年　　仙台市に生まれる
　　1983年　　東北大学医学部医学科卒業
　　1987年　　東北大学医学部大学院生理学専攻卒業
　　1989-93年　ニューヨーク州立大学医学部研究員を経て
　　現　在　　東北大学医学部生理学教授　医学博士

主要著書

「問題解決とその神経機構」（『認知科学の新展開2　コミュニケーションと思考』乾　敏郎・安西祐一郎編，岩波書店，2001年）
「前頭前野における行動のゴール表現とゴール変換」（丹治　順との共著）（『神経研究の進歩Vol. 49　No. 4』医学書院，2005年）

宮井　一郎（みやい　いちろう） 【4章】

1959年　大阪府に生まれる
1984年　大阪大学医学部医学科卒業
　　　　米国コーネル大学バークリハビリテーションセンター
　　　　特定医療法人大道会ボバース記念病院を経て
現　在　特定医療法人大道会森之宮病院院長代理　医学博士

主要編著書

『脳から見たリハビリ治療』（共編著）（講談社，2005年）

「Neurobehavioral determinants of interlimb coordination.」（共著）（Kluwer Academic Publishers, 2004年）

「State-of-the-art-imaging in stroke. The present state and implication on future.」（共著）（Nova Science Publisher, 2007年）

ライブラリ 脳の世紀：心のメカニズムを探る 6
学習と脳
——器用さを獲得する脳——

2007年7月25日©	初 版 発 行
2013年4月10日	初版第5刷発行

編著者	久保田　競	発行者	木下　敏孝
著　者	虫明　元	印刷者	山岡　景仁
	宮井一郎	製本者	小高　祥弘

発行所　株式会社　サイエンス社
〒151-0051　東京都渋谷区千駄ヶ谷1丁目3番25号
営業　☎(03) 5474-8500（代）　振替 00170-7-2387
編集　☎(03) 5474-8700（代）
FAX 　☎(03) 5474-8900

印刷　三美印刷　製本　小高製本工業
《検印省略》

本書の内容を無断で複写複製することは，著作者および
出版者の権利を侵害することがありますので，その場合
にはあらかじめ小社あて許諾をお求め下さい．

ISBN978-4-7819-1174-8
PRINTED IN JAPAN

サイエンス社のホームページのご案内
http://www.saiensu.co.jp
ご意見・ご要望は
jinbun@saiensu.co.jp　まで